图解本草纲目 黄帝内经

对症蔬果速查全书

宋敬东 李冈荣 编著

100种蔬果营养和功效全面解析，

1000多种中医对症食疗养生治病法，

让你把疾病“吃”回去，把健康“吃”出来。

天津出版传媒集团

天津科学技术出版社

图书在版编目（CIP）数据

图解本草纲目黄帝内经对症蔬果速查全书 / 宋敬东，李冈荣编著 . —天津：天津科学技术出版社，2013.2（2021.4 重印）

ISBN 978-7-5308-7757-9

Ⅰ . ①图… Ⅱ . ①宋… ②李… Ⅲ . ①蔬菜 – 食物疗法 – 图解②水果 – 食物疗法 – 图解 Ⅳ . ① R247.1-64

中国版本图书馆 CIP 数据核字（2013）第 026340 号

图解本草纲目黄帝内经对症蔬果速查全书
TUJIE BENCAOGANGMU HUANGDINEIJING DUIZHENG SHUGUO SUCHA QUANSHU

责任编辑：孟祥刚
责任印制：兰　毅
出　　版：天津出版传媒集团 / 天津科学技术出版社
地　　址：天津市西康路 35 号
邮　　编：300051
电　　话：（022）23332490
网　　址：www.tjkjcbs.com.cn
发　　行：新华书店经销
印　　刷：北京一鑫印务有限责任公司

开本 720×1020　1/16　印张 16　字数 450 000
2021 年 4 月第 1 版第 2 次印刷
定价：45.00 元

前言

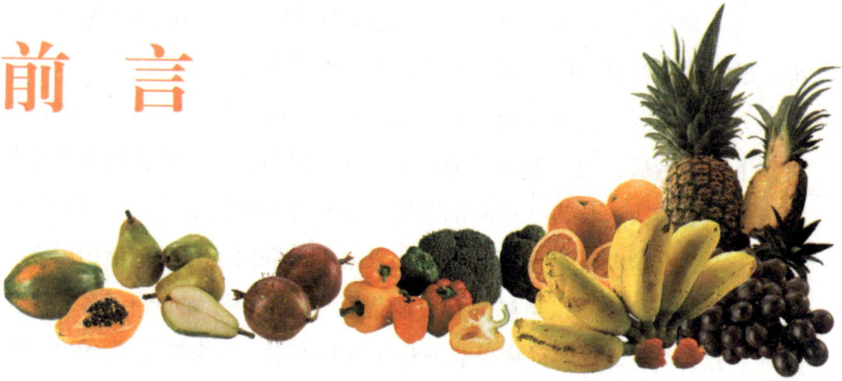

随着生活水平越来越高，人们的饮食结构却越来越不平衡。过度地食肉、过多地烹调加工，使人体对油脂及蛋白质摄取量过多，维生素、矿物质、膳食纤维摄取过少，于是“富贵病”“文明病”甚至各种心脑血管疾病、癌症、代谢疾病等接踵而来，这足以让我们反思。

俗话说：“药补不如食补。”今天，人们越来越关注健康和养生，越来越崇尚用食疗法来代替药物疗法。西方医学之父波克莱斯曾说：“天然的食物是最好的医生。”而我们生活中经常食用的蔬菜水果，其实就是最好的天然补品，常食果蔬有益于健康之说已被许多的长寿者所证实。

人体需要的许多营养都来自蔬菜。日常生活中，成年人每天需要摄入 200 ~ 500 克的蔬菜才能满足身体的需要。蔬菜中含有多种矿物质、维生素和膳食纤维，对人体的生理活动有着重要的作用。膳食纤维可以促进身体的代谢，减少热量的摄取，达到控制体重、促进肠胃蠕动的目的。现代人摄取加工制品太多，因此更应该多吃蔬菜，它除了可延缓食物消化吸收的速度，更能健胃整肠，调理身体。同时，蔬菜中富含的维生素 C 和维生素 A 最为重要。另外，有一些蔬菜含有丰富的钾、钙、钠、铁等碱性矿物质，可以平衡血液中的酸碱值。

水果不仅鲜甜多汁，味美可口，而且有很高的营养价值，每日适当食用一些时令水果，是对膳食的有益补充，可以使营养摄入更加均衡。水果的维生素含量丰富，尤其是维生素 C 的含量比其他种类的食物都要高出很多。水果富含果糖，易于被人体吸收，而且升糖指数比蔗糖要低。水果中脂肪和蛋白质的含量相对较少，但含有丰富的矿物质，如钙、铁、锌、镁等，对人体健康，尤其是儿童的生长发育十分有益。

《本草纲目》吸收了历代本草著作的精华，是到16世纪为止我国最系统、最完整、最科学的一部医药学著作，被誉为“东方药物巨典”。《黄帝内经》是我国医学宝库中现存成书最早的一部医学典籍和养生宝典，它不仅讲到了怎样治病，更重要的是讲到了怎样不得病，怎样使我们在不吃药的情况下就能够健康、长寿。这两部医学巨著早就开始提倡了蔬果的营养与养生价值，本书在这两部著作提到的蔬菜水果中，选取了日常生活中出现频率较高的100种，分为“水果篇”和“蔬菜篇”。书中详细介绍了各种蔬菜、水果的来源、别名。按各种蔬果营养和功效的不同，分为健胃消食、生津止渴、润肺益气、疏肝理气、养心安神、润肠通便、补肾壮骨等各章，供读者根据自己的需要进行选择性的阅读。通过对100种果蔬各组成部分、功效的全面展示，你会惊奇地发现原来蔬果的种子、树皮、茎、叶、花等可以具有中药治病的效果。

在日常生活中，有一部分人们不懂得和不注意怎么吃才能使果蔬中的营养充分吸收于人体中，有些人甚至乱吃、瞎吃，以至于造成身体不适，更有严重者甚至出现误吃果蔬导致食物中毒等现象，针对这种情况，本书详细介绍了每种蔬果的性味归经、营养成分、食用药用部分、用法用量、功能效用、保健应用、食用禁忌等，并介绍了每一种果蔬的营养成分及对人体产生的功效，让你了解在食用过程中要注意的问题，从此不再错误地食用蔬果，让你找到最佳吃法，保证营养的有效吸收利用。

根据不同人的需求，书中还收录了1000多种中医对症食疗养生治病法，与中医的养生之道紧密结合，针对一些常见病（如高血压、感冒、咳嗽等）进行了多方位指导。同时，书中附有300多幅彩色果蔬摄影图片，图文对照，生动形象，手把手教你学会蔬果养生，让对症蔬果帮你找回比财富更珍贵的健康。

Contents

目 录

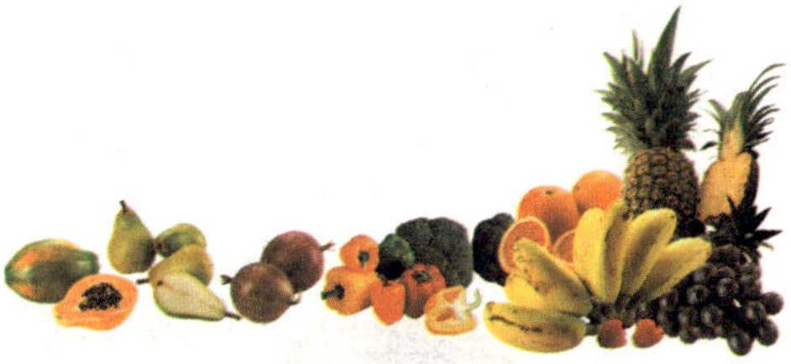

水果篇

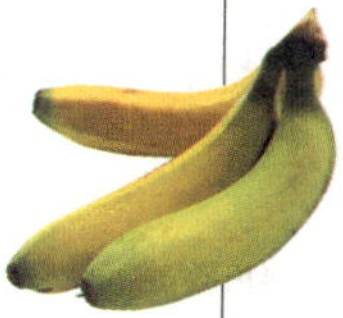

香蕉
润肺滑肠
清热益阴

第一章
健胃消食　开胃下气

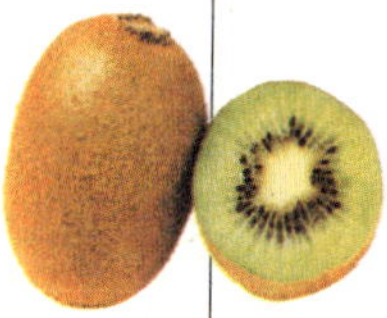

猕猴桃
生津润燥
解热除烦

第二章
生津止渴　清热润燥

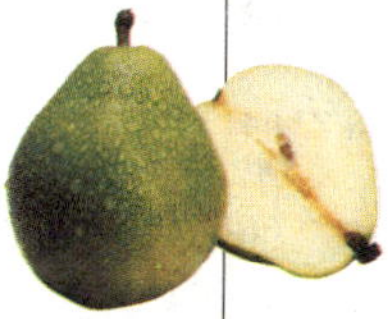

梨
润肺止咳
消痰散结

Contents

目 录

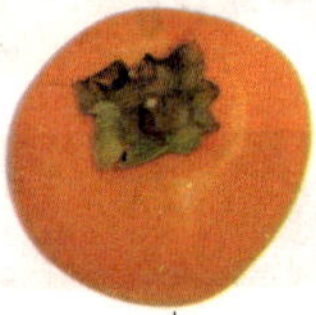

柿
清热润肺
化痰止咳

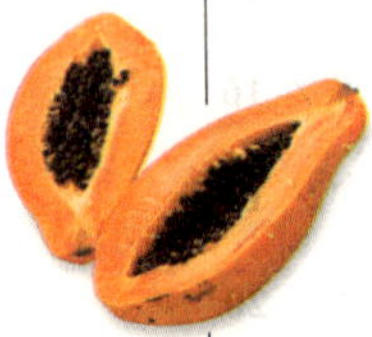

木瓜
健脾益胃
和中祛湿

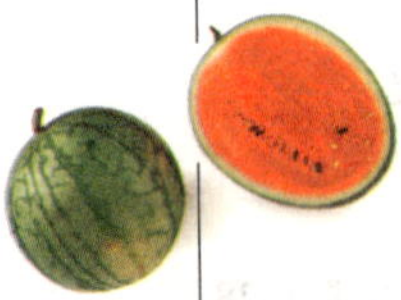

西瓜
除烦止渴
利尿消肿

Contents

目 录

第五章
健脾消积　消食除胀

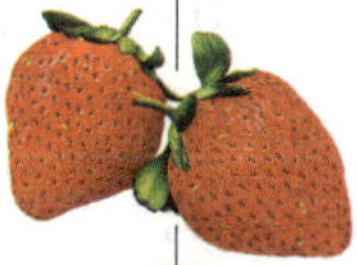

草莓
健胃消食
润肤美颜

第六章
养心安神　清热解烦

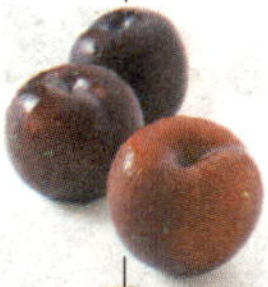

李子
清肝去热
益肝坚肾

第七章
润肠通便　止痢止泻

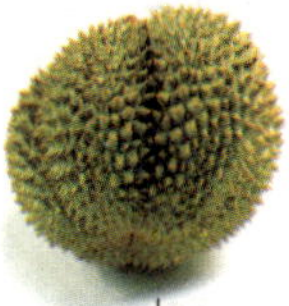

榴莲
壮阳助火
促进体温

Contents

目 录

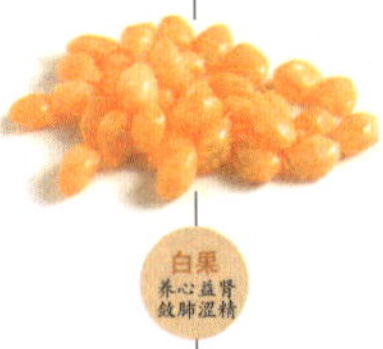

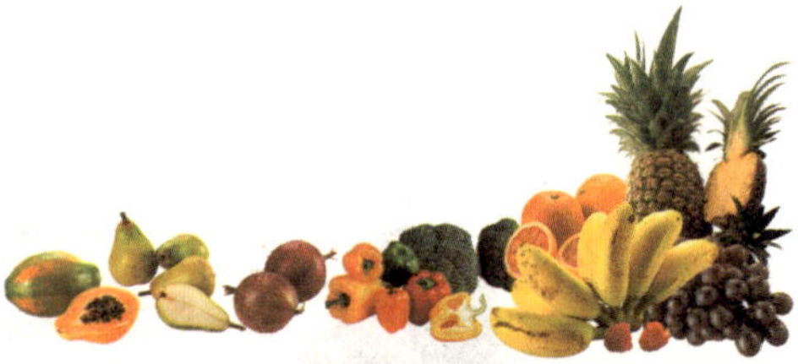

蔬菜篇

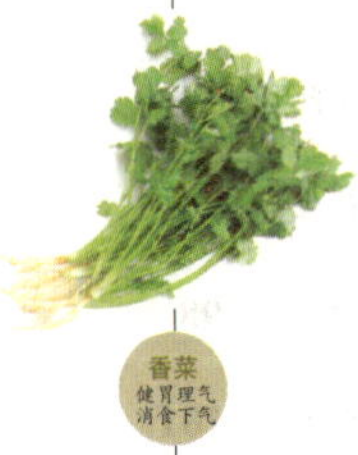

Contents

目　录

第二章
润肺益气　生津止渴

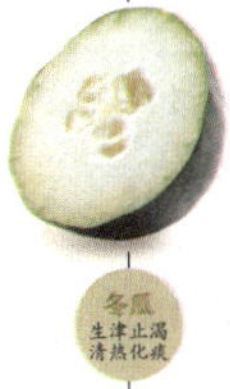

第三章
疏肝理气　破积散结

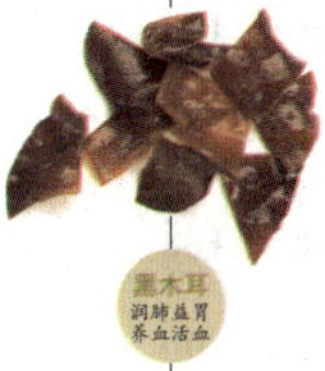

第四章
健脾消积　下气宽中

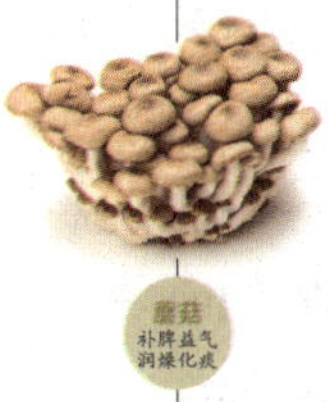

Contents
目　录

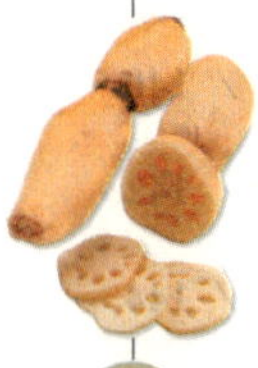

莲藕
清心凉血
开胃消食

第五章
养心安神　清热降火

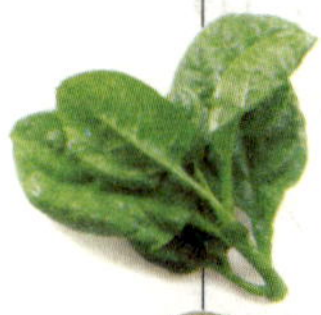

落葵
润肠去燥
解毒消肿

第六章
润肠通便　通利肠胃

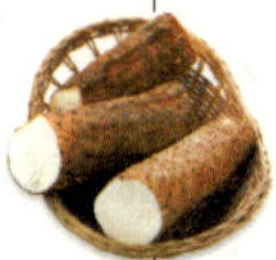

山药
滋肾涩精
强壮筋骨

第七章
补肾益气　强筋壮骨

Contents

目 录

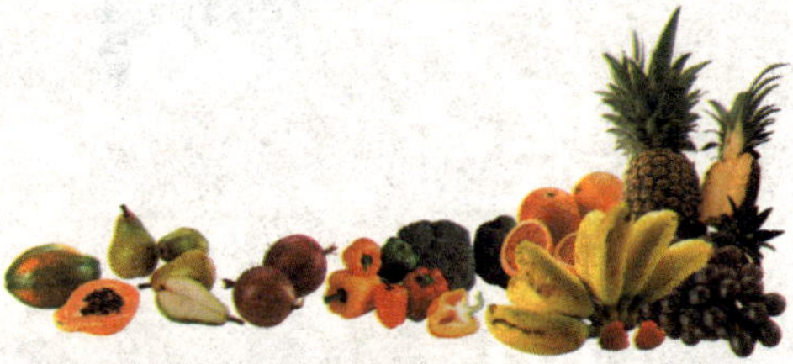

附 录

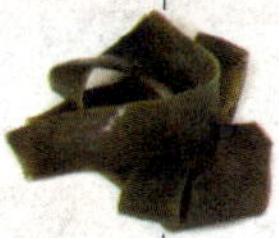

海带
软坚行水
破积去湿

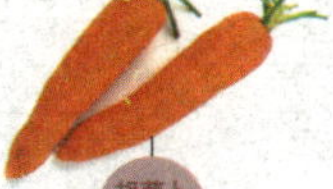

胡萝卜
补脾消滞
补肝明目

水果篇

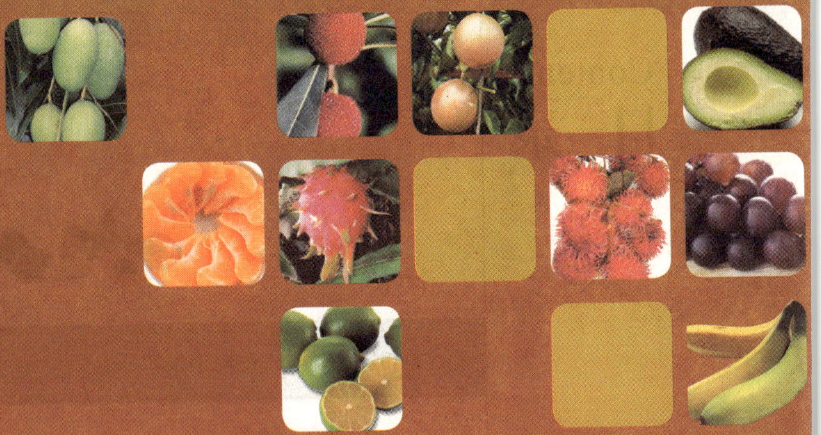

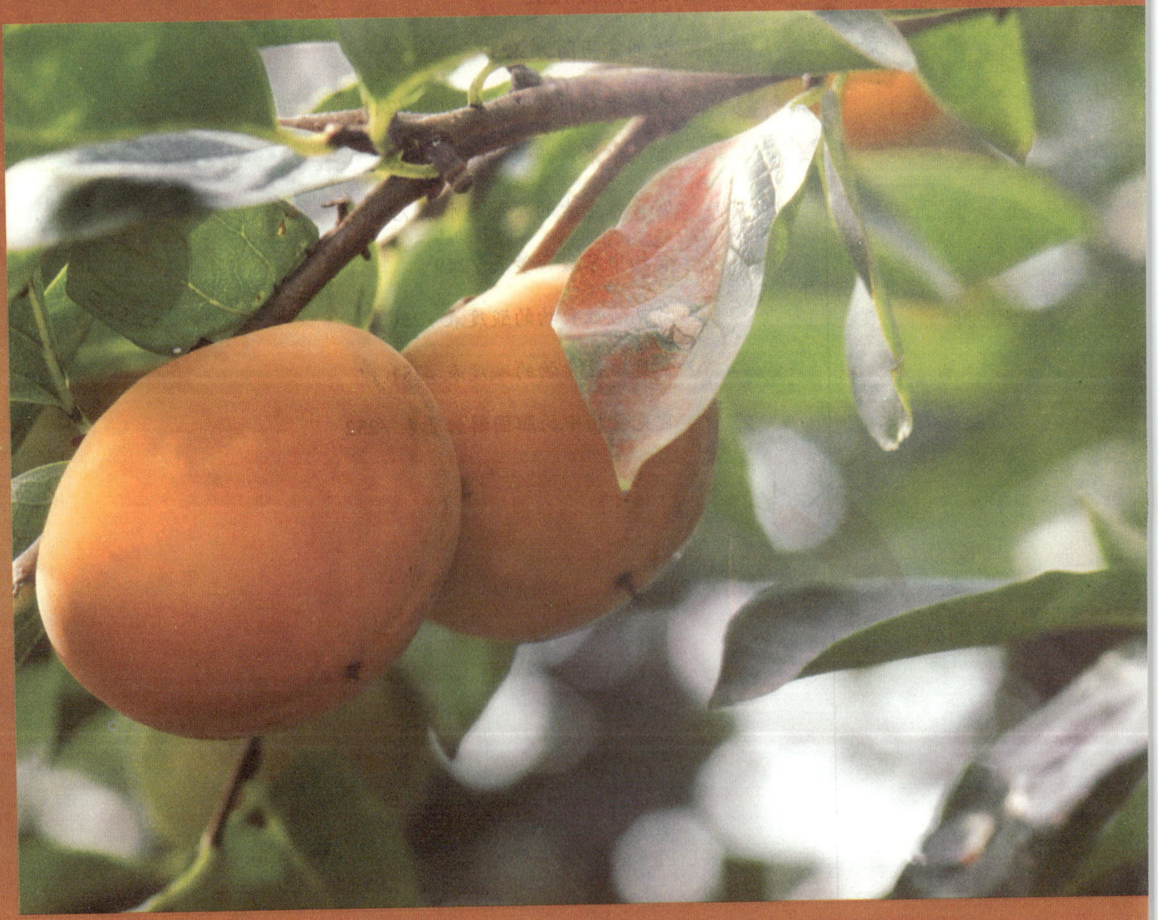

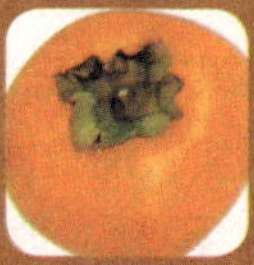
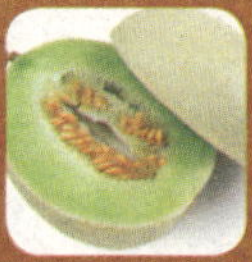
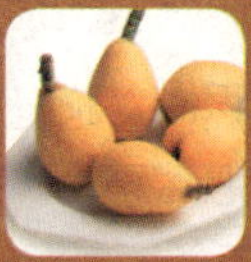
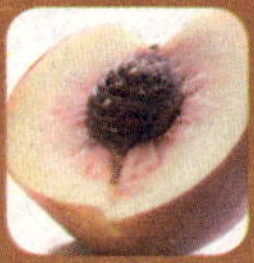
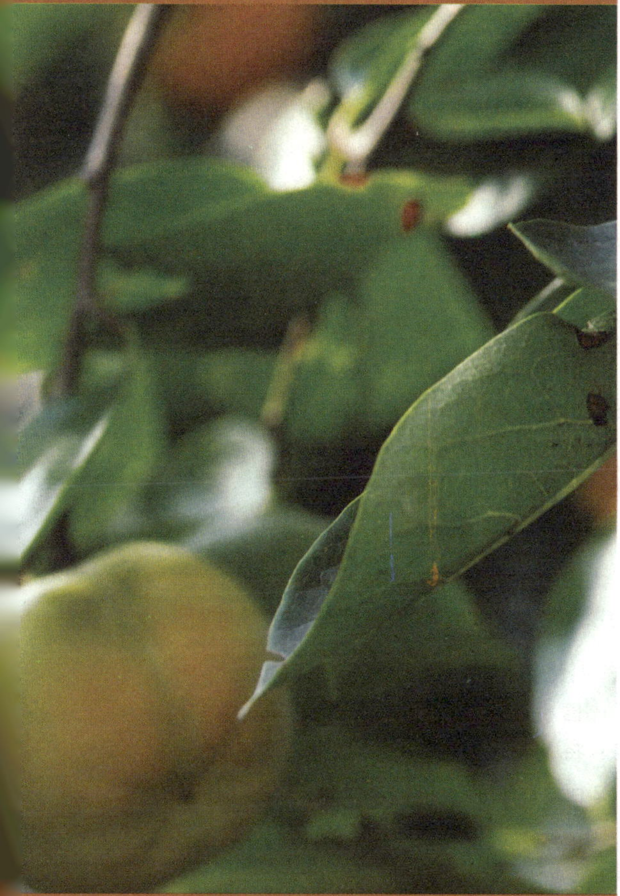

山楂

消食健胃 行气散瘀

科名：蔷薇科（Rosaceae）

英文名：Hawthorn Fruit

学名：Crataegus Pinnatifida Bunge

别名：红果子，棠棣子，大山楂

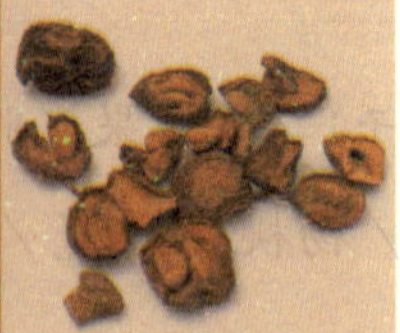

落叶乔木或灌木植物山楂的果实。单叶互生，具长柄，托叶镰形，叶片广卵形或三角状，边缘有齿。伞房花序有3～6朵，顶生，白色。花期5～6月，果期8～10月。

·性味归经·

1.果实：味酸、甘，性微温。入脾、胃、肝经，并入血分。2.叶：味苦，性寒。3.根：味甘，性平。

·营养成分·

山楂果实含苹果酸、柠檬酸、山楂酸、枸橼酸、酒石酸、槲皮素、胡萝卜素、维生素C、鞣质、脂肪、钙、铁、磷。

·热　　量·

每百克63千卡。

养生功效

食用部：果实。

药用部：干燥果实、根、叶、核。

功能效用：果实：消食健胃，行气散瘀。叶：止痒，敛疮，降血压。核：消食，散结，催生。根：消积，祛风，止血。

保健应用：果实：治饮食积滞，脘腹胀痛，泄泻痢疾，经闭，血瘀痛经，产后腹痛，恶露不尽，疝气，睾丸肿痛，高脂血症。叶：治漆疮，溃疡不敛，高血压病。核：治食积不化，睾丸偏坠，难产。根：消积，祛风，止血。治食积，反胃，痢疾，风湿痹痛，咳血，水肿，痔漏。

禁忌：1.生食多食会令人烦燥，慎用。2.胃酸过多者慎用。3.脾胃虚寒、胃中无积滞、消化性溃疡、龋齿、实热便秘等症者不宜用。产妇、瘀血过多者禁用。

山楂的养生厨房

肾盂肾炎

用料：山楂18.8克，茅根30.0克，五根草30.0克。

制用法：水5碗煮成3碗，分3次饮用，连服7天。

呃逆（打嗝）

用料：鲜山楂适量。

制用法：洗净，打汁150毫升，每次服15毫升，每日2次，连服3～5天。

肉积，食滞不化，消化不良

用料：山楂11.3克，陈皮7.5克。

制用法：水3碗煮成2碗，分3次饮用。

又方：山楂18.8克，橘皮15.0克，生姜3片，白糖适量。

制用法：水煎服，连服5剂。

降血脂

用料：山楂18.8克，白糖适量。

制用法：水1碗半煮成1碗，去渣，加白糖冲服。

小儿疳积，消化不良

用料：山楂9.4克，神曲9.4克，麦芽30.0克。

制用法：将3味药入锅中炒焦，研细末，每包3.0克，每次服食1～2包，1日3次。

又方：山楂6.0克，神曲6.0克，麦芽6.0克。

制用法：水煎，日服3次。

脂肪肝

用料：山楂肉15.0克，茯苓30.0克，薏仁56.3克。

制用法：将山楂和茯苓加水煮30分钟，过滤，煎汤再加入薏仁煮至熟，适量常服食。适合夏季饮食。

生产后血瘀腹痛

用料：山楂6.0～12.0克，红糖少许。

制用法：水煎，加红糖调味，空腹时温服。

冠心病

用料：山楂15.0克，荷叶11.3克。

制用法：水煎当茶喝。

胸痛

用料：山楂15.0克，陈皮15.0克，石榴花15.0克。

制用法：水煎，早晚各服1次。

高脂血症

用料：山楂11.3克，菊花11.3克，决明子15.0克。

制用法：水煎代茶喝。

预防中风

用料：山楂片18.8克，草决明15.0克，菊花7.5克，茶叶适量。

制用法：将4味共放入水杯内，沸水冲泡，30分钟后当茶饮。

风热感冒，咽喉肿痛

用料：山楂11.3克，忍冬花30.0克，蜂蜜56.3克。

制用法：将山楂及忍冬花放入锅内，加水1碗，用武火煮3分钟后，将药液过滤碗内，药渣同法再煎1次，两次煎汤混合，待温加蜂蜜拌匀，随时服之。

治则：宜辛凉解表，宣肺清热。

肺热引起的急性喉炎

用料：山楂18.8克，灯称花根30.0克，胖大海11.3克，茶叶5.6克，冰糖30.0克。

制用法：水4碗煎成1碗，第2次煎用水3碗煎成1碗，两次煎汤合并，再加入冰糖溶化，分2～3次服。

肝肾两虚

用料：山楂片225.0克，桂圆肉225.0克，红枣30.0克，红糖37.5克，米酒1000毫升。

制用法：将4味加入米酒1000毫升浸泡，半个月即可服用，每天摇动1～2次，以利药味浸出，每晚睡前服30～50毫升。

慢性胰腺炎

用料：山楂30.0克，荷叶11.3克。

制用法：2味药加适量的水煎汁代茶饮用。

治则：清热解暑，化滞行瘀。

食用保健常识

1. 山楂含的解脂酶、鞣质等成分有促进脂肪类食物消化的作用，亦能增加冠状动脉血流量与降血压，还有轻度降血清胆固醇作用。

2. 山楂中含的三萜类和黄酮成分，有软化血管、降血脂、减肥的功能。黄酮成分还能扩张气管、祛痰平喘、治气管炎。

3. 山楂对痢疾杆菌、大肠杆菌、绿脓杆菌均有抑制作用。

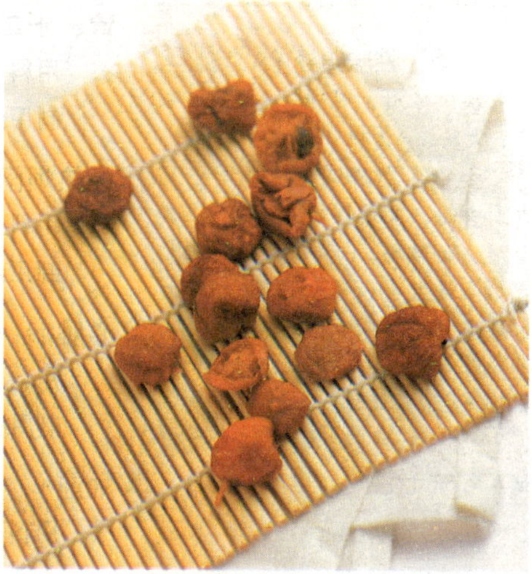

木瓜

健脾益胃
和中祛湿

科名 番木瓜科（Caricaceae）

英文名 Papaya

学名 Carica papaya L

别名 番木瓜，万寿果

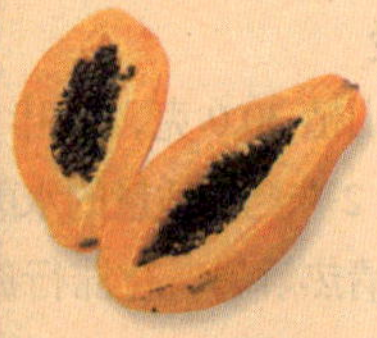

多年生半木性草本植物木瓜的果实。主干直立，圆柱形，质脆，中空，具膜层，全株有白色乳液。叶互生，柄长，叶片掌状分裂，裂片7～11片，长椭圆形，每片裂片均有不规则状羽裂。雌雄异株，伞形花序或圆锥花序，全年开花。浆果倒卵形或长椭圆形。种子多数黑色。

·性味归经·

1. 果实：味甘，性平。入肝、脾、胃、大肠经。2. 叶：味甘，性平。

·营养成分·

木瓜含酶、果含糖分、有机酸、蛋白质、脂肪酶、B族维生素、维生素C、维生素G等。种子含磷脂。未成熟的木瓜果实含木瓜蛋白酶，可分解蛋白质为氨基酸，另含一种脂肪酶能分解脂肪。

·热　量·

每百克52千卡。

养生功效

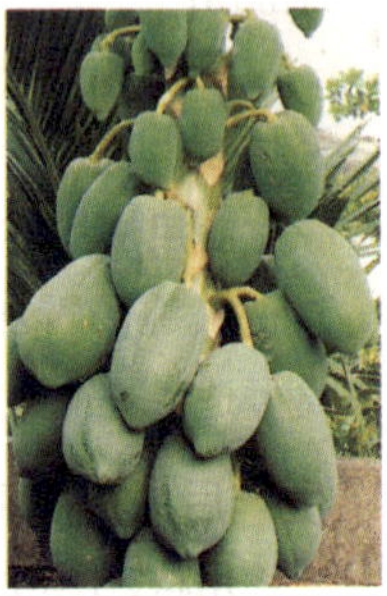

食用部：果实。

药用部：果实，叶，成熟种仁。

用量用法：果实：11.3～18.8克，水煎服或鲜品生食。叶：鲜品捣敷，取汁外涂或研末撒。

功能效用：果实：平肝舒筋，和中祛湿，健脾益胃，通便利尿，清暑解渴，解毒消肿，解酒毒，降血压，助消化。

保健应用：果实：治高血压病，高脂血症，心脏病，消化不良，胃炎，缺乳汁，肢节疼痛，麻木，屈伸不利；消脂肪，舒筋消肿，化湿。

禁忌：1. 木瓜吃多有胀气、腹泻等副作用，勿多食。2. 因木瓜种子含有坠胎成分，孕妇忌服。

木瓜的养生厨房

内伤

用料：木瓜100克，猪瘦肉60克。

制用法：加水适量，煮汤饮用。

缺乳

用料：鲜木瓜187.5克，猪蹄1只。

制用法：共熬汤饮用，每日1次，连饮3天。

胃痛，胃炎

用料：半青熟木瓜112.5克，冰糖适量。

制用法：将木瓜洗净切片，加冰糖炖食。

胃、十二指肠溃疡疼痛

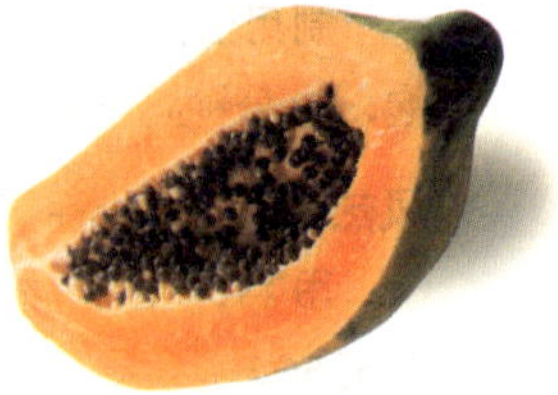

用料：木瓜75.0～150.0克。

制用法：鲜食。

虚热烦闷，干渴，久咳

用料：鲜木瓜300.0～600.0克。

制用法：隔水炖烂服，每日1次。

心脏病，呼吸不畅

用料：木瓜成熟种仁2克。

制用法：晒干，研细末，每次用1克，开水送下，每日2次。

抽筋

用料：木瓜37.5克，补骨脂37.5克，米酒1瓶。

制用法： 共浸酒 10 天，每晚饮 1 小杯。

又方： 木瓜 37.5 克，白芍 30.0 克，牛膝 11.3 克，炙甘草 11.3 克。

制用法： 水煎，分 2 次服。

湿疹，各种癣

用料： 未熟鲜木瓜 1 个，米醋 30 毫升，食盐 30.0 克。

制用法： 先将木瓜洗净捣烂，再加入米醋及食盐拌匀后，榨取汁液，外涂皮肤患处。

助消化，健胃

用料： 木瓜 1 个，菠萝 150.0 克，牛奶 100 毫升，蜂蜜 1 小匙。

制用法： 木瓜、菠萝洗净，木瓜削皮去种子，菠萝削皮去心，加入牛奶和蜂蜜，共放入果汁机中打均匀饮用。

胃阴亏虚引起胃脘隐痛

用料： 木瓜 487.5 克，生姜 30.0 克，米醋 500 毫升。

制用法： 木瓜洗净削皮，切块，生姜洗净切片，共放入瓦罐煲煮吃，早晚各吃 1 次。

治则： 宜养胃止痛。

腰痛

用料： 未成熟木瓜 1 个，白酒适量。

制用法： 木瓜洗净，由蒂旁切开小块，去子，将白酒放入木瓜内，照原样封盖好，放火内煨熟后，取酒内服及外擦。

蛔虫，绦虫

用料： 未成熟木瓜干粉适量。

制用法： 每次 9.0 克，早晨空腹服。

婴儿湿疹

用料： 干燥未成熟木瓜适量。

制用法： 研细粉，撒患处，1 日 2 ~ 3 次。

骨折

用料： 木瓜鲜雄花少许，根 56.3 克，叶 56.3 克，螃蟹 5 只。

制用法： 共捣烂，外敷患处。

足癣

用料： 木瓜 37.5 ~ 75.0 克，甘草 37.5 克。

用法： 加水煎，去渣，待温浸洗脚 5 ~ 10 分钟，1 日 1 次。

造血强精木瓜酒

用料： 木瓜 93.8 克，砂糖 300.0 克，酒 1 升。

制用法： 木瓜洗净，切细，共装入容器内，浸泡 45 天后即可饮用。临睡前喝 1 杯有助睡眠，饭前喝 1 小杯有助消化。

木瓜酒

用料： 未熟透的木瓜 1 ~ 3 个（约 1 千克重），冰糖 187.5 克，酒 3 瓶。

制用法： 木瓜用热水洗干净，置于太阳下晒 3 天，即可使用。浸泡时先将木瓜切开，连皮带种子一起浸泡，置于阴凉处 1 个月左右即可启封使用。本药酒于浸制时不宜加其他药材，不喜欢甜味者可将冰糖减量使用或不用。每日 2 杯，分 2 次饮用。咳者随饮即见效，气喘者宜长久饮之。此外，兼有健胃、养颜、美肌等功效。

又方： 木瓜 37.5 克，山药 15.0 克，地黄 11.3 克，覆盆子 11.3 克，天麻 11.3 克，米酒 1 升，砂糖 300.0 克。

制用法： 共装入浸酒容器内，酒泡 45 天后启封，即可饮用。每日 2 次，每次 1 杯。效用同造血强精木瓜酒，但效果更佳。

食用保健常识

1. 木瓜碱对中枢神经有麻痹作用，中毒主要是呼吸麻痹与心脏阻碍等症状。它对淋巴性白血病具有抗癌活性的作用，还有抗氧化与杀灭寄生虫的作用。

2. 木瓜蛋白酶能助蛋白质分解，可用于消化不良、胃炎等症。

3. 木瓜果实成熟后除了可食用外，对痔疮和便秘均有很好的功效。

柚子

和胃降逆 生津消食

科名 芸香科（Rutaceae）
英文名 Shaddock
学名 Citrus grandis L Osbeck CV Mato Peiyu
别名 麻豆柚，麻豆白柚，文旦柚

常绿小乔木植物柚的果实。单叶互生，长椭圆形，基部阔圆形，锯齿缘。花簇生叶腋或单生，花冠白色。花期春夏间，果期秋冬间。

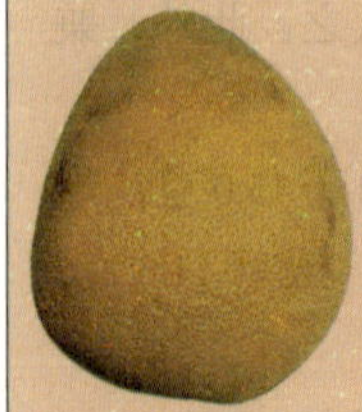

·性味归经·

1. 果肉：味甘、酸，性寒。入脾、胃、肺经。2. 果皮：味辛、甘、苦，性温。入脾、肺、肾经。3. 种子：味苦，性温。4. 根：味辛、苦，性温。5. 叶：味辛、苦，性温。6. 花：味苦，气香。

·营养成分·

果肉含纤维、蛋白质、糖类、钙、钾、磷及B族维生素、维生素C等。

·热　量·

每百克32千卡。

养生功效

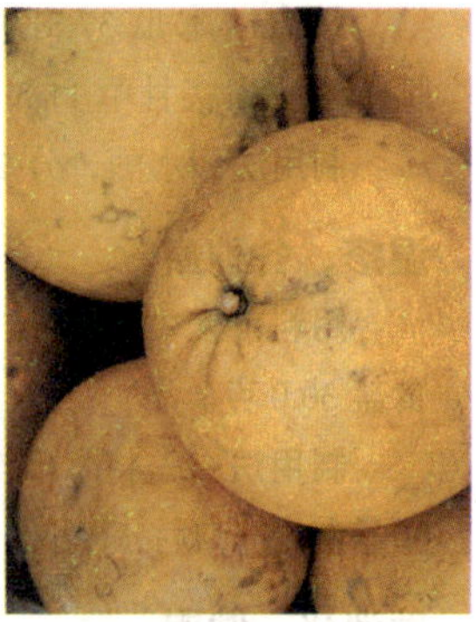

食用部：果肉。

药用部：果皮，种子，根，茎，花，叶。

功能效用：果实：生津止渴，和胃降逆，下气化痰，消食解酒。果皮：宽中理气，消食，化痰，止咳平喘。花：行气止痛，化痰。根：理气止痛，散风寒，消积，解毒。叶：行气止痛，解毒，消肿。

保健应用：果实：治饮食积滞，消化不良，心血管病，动脉硬化，肥胖症，慢性咳嗽，痰多气喘，胃疾病，糖尿病，夜盲症，干眼症；醒酒，降低胆固醇及甘油三酯、血脂、血糖，抗衰老，祛肠胃气。果皮：治气郁胸闷，脘腹冷痛，食积，泻痢，疝气，喘咳。美容，杀虫，煎水沐浴。晒干点燃可去蚊虫。种子：治疝气。花：治胃脘胸膈胀痛。根：治胃脘胀痛，疝气疼痛，风寒咳嗽。叶：治头风痛，寒湿痹痛，食滞腹痛，扁桃体炎，乳痈，中耳炎。

禁忌：1. 血糖低者，不宜生食。2. 新鲜果汁含胰岛成分，小孩少吃。3. 习惯性腹泻、腹痛、贫血等症者，不可多食。4. 柚皮气虚，孕妇忌用。

柚子的养生厨房

小肠疝气

用料：柚子种子15.0克。

制用法：将种子捣烂，加水煎服，早晚各1次。

咳嗽痰多

用料：柚果肉93.8克，蜂蜜30毫升，米酒15毫升。

制用法：共隔水炖烂服。

皮肤过敏，瘙痒

用料：酸柚2个。

制用法：整个切碎，加水煎，外洗患处。同时吃酸柚肉56.3克，早晚各1次。

跌打肿痛

用料：鲜柚皮150.0克，生姜37.5克。

制用法：共洗净，柚片切碎，共捣烂，外敷患处。

酒后口臭，解酒

用料：柚果肉 75.0 克。

制用法：洗净，嚼食。

风湿性关节痛

用料：鲜柚皮 112.5 克，生姜 30.0 克。

制用法：共洗净，柚皮切碎，共捣烂，敷患处。

孕妇口淡流涎

用料：柚果肉 56.3 克。

制用法：1 天吃 2 次。

支气管哮喘，老人慢性咳嗽

用料：柚子 1 个，土公鸡 1 只。

制用法：柚子去皮，土公鸡去毛和杂肠脏，洗净，将柚子果肉放入公鸡肚内，加清水隔水炖熟，饮汤吃肉，半个月服 1 次，连服 3 次。

慢性支气管炎，痰白而稠者

用料：柚子 1 个，公鸡 1 只（约 487.5 克）。

制用法：柚子去皮留肉，公鸡去毛和肠脏，洗净，加适量水共炖熟，饮汤吃肉。

又方：柚子 1 个，冰糖适量。

制用法：取柚皮的内层白瓤，切碎置中，加冰糖适量，隔水蒸烂，早晚各服 1 次。

消化不良引起胃痛

用料：柚皮 37.5 克。

制用法：水 2 杯煎成 1 杯，早晚各服 1 次。

临时性便秘

用料：柚子 1 个。

制用法：去皮，可吃 8 ~ 12 片果肉。

麻疹出初期

用料：鲜柚叶 56.3 克。

制用法：洗净，水煎外洗。

汗斑

用料：未成熟小柚子皮、雄黄各适量。

制用法：柚皮洗净切开，取切面蘸雄黄末，擦患处。

带状疱疹

用料：柚子叶、茶油各适量。

制用法：将柚子叶晒干烧灰为末，用茶油调敷患处，每日 3 次。

宿食停滞不消化

用料：柚皮 11.3 克，山楂肉 9.4 克，鸡内金 9.4 克，砂仁 5.6 克。

制用法：水煎服。

小儿喘咳

用料：柚皮 5.6 克，艾叶 5.6 克，生姜 3 片。

制用法：水煎服。

慢性咳嗽

用料：柚子种子 25 粒，冰糖适量。

制用法：共加水 1 大碗煎服，每日 2 ~ 3 次。

食用保健常识

1. 柚子煎水洗浴能促进皮肤内的血液循环，增加体力，对神经痛及风湿也均有帮助。柚皮干点燃可驱蚊虫。

2. 柚子含的维生素 P 很丰富，有益于心血管病患食用。鲜柚果肉含有胰岛素样成分，有降血糖作用，适合血糖高者食用。

3. 柚子含的柚皮苷与其他黄酮类相似，能抗炎与改变毛细血管通透性，抑制 ADP（二磷酸腺苷）转变为 ATP（三磷酸腺苷），从而阻止毛细管前括约肌的松弛，还可降低血小板的凝集，增进血液浮悬的稳定性及增快血流等。所以，吃柚子对心血管病者有很大的帮助。

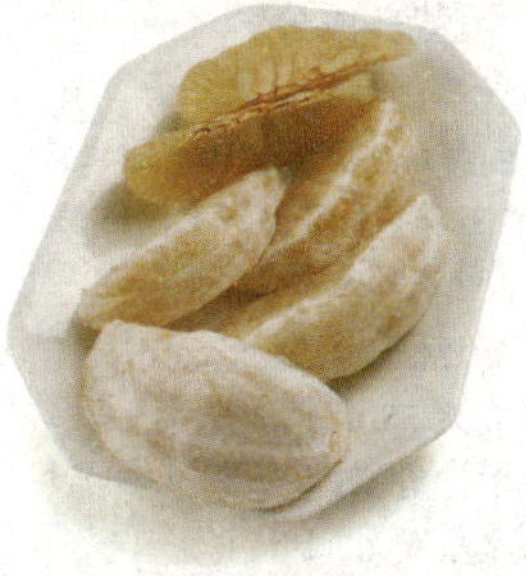

芒果

益胃生津 止渴降逆

- **科名**：漆树科（Anacardiaceae）
- **英文名**：Mango
- **学名**：Mangifera indica
- **别名**：檬果，檨仔

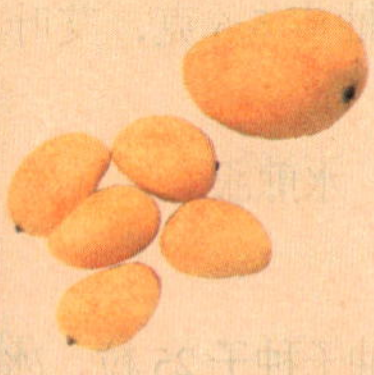

常绿大乔木植物芒果的果实。叶丛生枝端，幼叶常呈紫红色，全缘，长椭圆状披针形，革质。花杂性，圆锥花序顶生。核果通常为椭圆形或倒卵形，略歪斜，熟时黄色。花期春天，果期春末至夏季间。

·性味归经·

1. 果肉：味甘、微酸，性温平。入肺、肝、脾，胃经。2. 核：味甘、苦，性平。入肺、脾经。3. 叶：味甘，性凉。4. 树皮：味甘，性微寒。

·营养成分·

果实含粗纤维、胡萝卜素、蛋白质、糖类、维生素 A、维生素 B_1、维生素 B_2、维生素 C、芒果苷、挥发油及钙、磷、钾等。叶及种子含氢氰酸。

·热　量·

土芒果每百克 55 千卡，芒果干每百克 331 千卡，青芒果每百克 200 千卡，芒果汁每百克 44 千卡。

养生功效

食用部：果实。

药用部：核，树皮，叶，花。

用量用法：果实：生吃，适量。核：7.5 ～ 11.3 克 。树皮：11.3 ～ 37.5 克，水煎服。叶：11.3 ～ 30.0 克，水煎服。

功能效用：果实：益胃生津，止渴降逆。核：行气止痛，消食积。叶：理气消滞，清热止咳。

保健应用：果实：止呕，利尿，清血降压，防癌，消炎，理气健脾，止咳。核：驱虫；治疝气痛，肠寄生虫。叶：治气胀，热滞腹痛，疳积，止血，消肿，止痒。树皮：清暑热，止血，解疮毒。花：消炎；治胃气虚弱，咽干口渴，眩晕呕逆，高血压，动脉硬化，经闭，气逆呕吐，烦热口渴。

禁忌：1. 肾炎患者，慎食芒果。2. 多食可能引起肾炎，慎食。3. 不可与大蒜等辛辣物同食，以免发生发黄病。4. 因为芒果没有没食子鞣质，有涩便作用，所以大便秘结者不宜，需和蜂蜜合用。

芒果的养生厨房

牙龈出血

用料：鲜芒果 1 ～ 2 个。

制用法：洗净去核，吃果肉及果皮，每天 1 次。

湿疹，皮炎

用料：芒果皮 150.0 克。

制用法：水煎浓汁外洗患处，1 日 3 次。

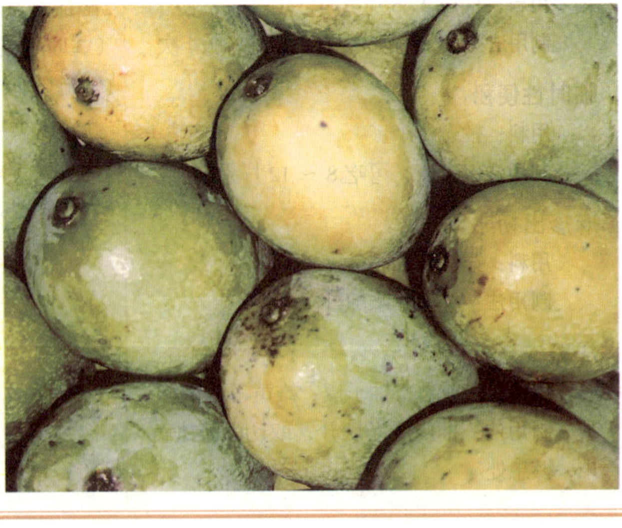

咳嗽痰多，食积不化，胸腹胀闷

用料：鲜芒果1个。

制用法：洗净去核，吃果肉及果皮，1日3次。

浅层肌肉水肿

用料：芒果皮18.8克、核仁30.0克。

制用法：水煎服，每天1次。

睾丸炎，疝痛

用料：芒果核15.0克，龙眼核15.0克，黄芪15.0克，红枣5个。

制用法：将芒果核及龙眼核洗净打烂，装入过滤袋中，封口，再将黄芪，红枣洗净加入，加水共煎服。

胃阴虚，口渴咽燥

用料：鲜芒果1～2个，蜂蜜适量。

制用法：洗净切片，加水煎服。

经闭

用料：芒果片18.8克，红花7.5克，当归7.5克，桃仁7.5克，熟地30.0克，赤芍7.5克。

制用法：水煎，分2次服。

气逆呕吐

用料：芒果片30.0克，生姜5片。

制用法：水煎，2次服。

胸前新伤痛

用料：芒果树二层皮300.0克，猪瘦肉187.5克。

制用法：芒果树皮洗净去粗皮，半酒水炖服，3次可愈。

铁屑入肉

用料：鲜芒果叶适量。

制用法：洗净，捣烂敷之。

枪弹伤

用料：鲜芒果叶适量。

制用法：洗净，煎水外洗。

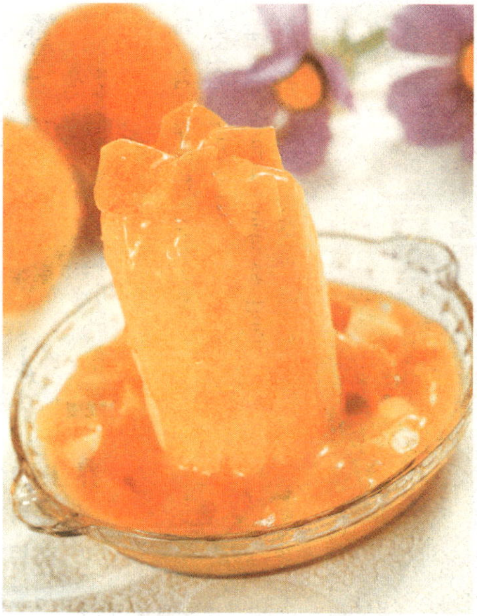

习惯性流鼻血

用料：芒果茎二层皮30.0克，猪瘦肉适量。

制用法：共炖服，早晚各1次。

湿疹瘙痒

用料：鲜芒果叶适量。

制用法：洗净，水煎，外洗或捣敷患处。

食用保健常识

1. 芒果能养阴、健脾开胃、防吐止呕、增进食欲、改善消化不良。

2. 芒果中的芒果甙对慢性气管炎有祛痰止咳作用。富含的维生素A、维生素C可用于治慢性胃炎、消化不良、呕吐等症。此外，还有预防流感和抗肿瘤的作用。

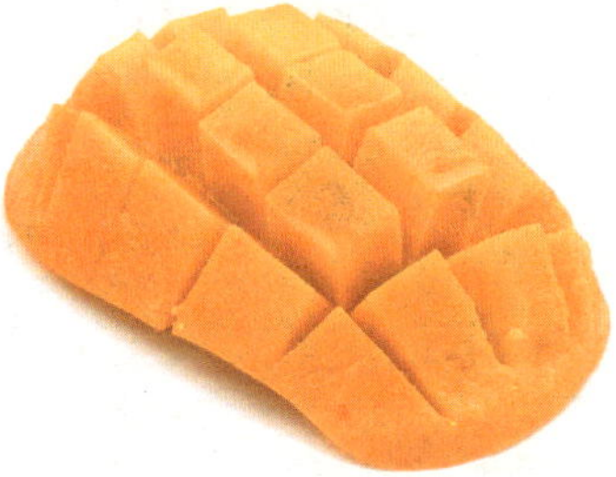

草莓

健胃消食 润肤美颜

- 科名 蔷薇科（Rosaceae）
- 英文名 Strawberry
- 学名 Fragaria ananassa Duch
- 别名 红莓，大草莓

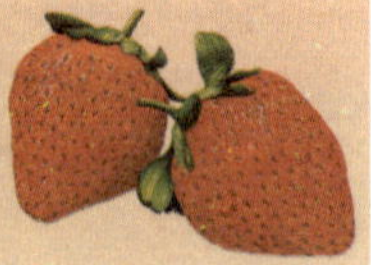

多年生草本植物草莓的果实。叶由根基丛生，三叶复出，具长柄，小叶倒卵形，粗锯齿缘。聚伞花序白色，雌蕊和雄花为多数。果卵形，未成熟果外皮绿色，成熟时鲜红色。每年2～4月盛产期，春夏间开白花，夏秋为果期。

·性味归经·

味甘、微酸，性凉。入胃经。

·营养成分·

草莓富含维生素D，含有蛋白质、脂肪、糖类、胡萝卜素、纤维素、维生素B_1、维生素B_2、维生素C、维生素E、有机酸、钙、磷、铁、钾、锌等成分。

·热　　量·

每百克39千卡。

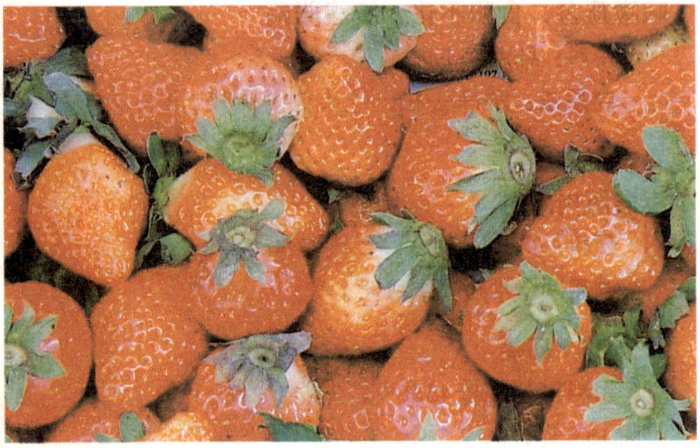

养生功效

食用部：果实。

药用部：果实。

用量用法：适量，做食品食用。

功能效用：清凉止渴，健胃消食，润肤美颜，利尿止泻，清热解暑，润肺生津，健脾，降血压，明目养肝。

保健应用：治便秘，痔疮，高血压病，高胆固醇，高血脂，牙龈出血，再生障碍性贫血，食欲不振，消化不良，肺热咳嗽，咽喉肿痛，口舌生疮，腹泻，糖尿病；抗衰老，抗癌，解口渴，滋养，强壮。

禁忌：肠胃虚寒、泄泻者不宜食用。

草莓的养生厨房

暑热口渴烦躁

用料：草莓37.5克，细冰糖适量。

制用法：共绞汁饮用。

减肥

用料：草莓37.5克，鲜山楂18.8克。

制用法：共打汁饮用。

高血压病，面疱

用料：草莓112.5克，蜂蜜30.0克，冷开水150毫升。

制用法：草莓去蒂，洗净，放入果汁机内，加冷开水，榨汁饮用。

消暑生津，滋阴润肺

用料：草莓93.8克，柠檬汁90毫升，蜂蜜60毫升，冷开水100毫升。

制用法：先将草莓去蒂，洗净，放入果汁机内，再加冷开水，搅拌榨汁，过滤杂质，取汁加柠檬汁、蜂蜜混合搅匀饮用。

肾脏病，小便不利，高血压病

用料：草莓80.0克，香瓜70.0克，冬瓜90.0克。

制用法：草莓去蒂洗净，香瓜洗净，削皮去子，冬瓜洗净，削皮去子，放入果汁机内，榨汁，加入冰块及少许柠檬汁，拌匀饮用。

养颜美容

用料：草莓187.5克，绿豆粉93.8克，白砂糖56.3克。

制用法：草莓洗净去蒂，切碎，同绿豆粉放入锅中，加适量的水，用中火煮滚后，改用文火熬煮30分钟，加白糖搅匀食用。

干咳无痰，日久不愈

用料：鲜草莓56.3克，冰糖37.5克。

制用法：草莓洗净共放入大瓷碗中，加300毫升的水，盖好，隔水蒸熟，分1～2次服。

治则：宜清热润肺，化痰止咳。

高脂血症

用料：草莓93.8克，荷叶15.0克，山楂30.0克，冬瓜皮15.0克，冬瓜子15.0克。

制用法：水煎服，早晚服1次，连服20天。

治则：清热利水，消食降脂。

消化不良，食欲不振，开胃消食

用料：草莓93.8克，山楂30.0克。

制用法：共洗净加水适量，煎汁服，早晚各服1次。

疮疖肿痛

用料：草莓187.5克，红糖150.0克。

制用法：将草莓洗净，捣烂，加红糖调匀，制成红糖草莓膏，外涂患处。

草莓酒

材料：草莓600.0克，砂糖187.5克，米酒3瓶。

作法：草莓洗净，擦干或风干，去蒂，放入容器中，密封，置于阴凉处浸泡2～4个月即可启封，去渣，1天饮服20～50毫升。滋养，强壮，养颜美容。

食用保健常识

1. 草莓含抗坏血酸，抗坏血酸是一种活性很强的还原性物质，参与体内重要的生理氧化还原过程，也是体内新陈代谢不可缺少的物质，有促进细胞间的形成，维护骨骼、肌肉、血管、牙齿的功能。因抗坏血酸加热容易被破坏，所以鲜食草莓可获得大量的抗坏血酸。

2. 新鲜草莓内含丰富的化学物波里芬诺，在人体内能发挥抗毒作用，故能防止肿瘤细胞的形成。

3. 草莓能解酒。其所含的维生素及果胶有改善便秘和防治痔疮、高胆固醇、高血压等效果。

4. 草莓对胃肠疾病、贫血症有良好的疗效，亦能防治动脉硬化、冠心病、脑溢血，抗癌等。其所含的胺类物质，对白血病、再生障碍性贫血等血液病也有辅助治疗作用。

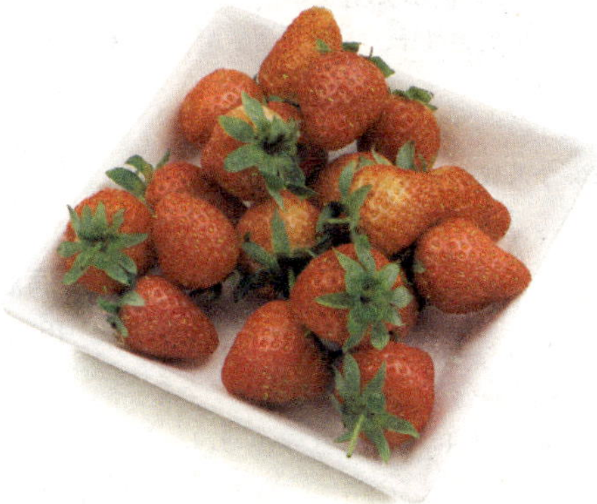

菠萝

消肿利尿 益胃健胃

科名 凤梨科（Bromeliaceae）

英文名 Pineapple

学名 Ananas comosus Merr

别名 旺梨，芏来，波罗，黄梨

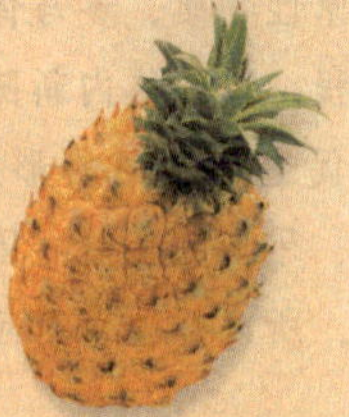

多年生草本植物菠萝的果肉。茎短，叶丛生，多数着生于块茎上，螺旋状轮生，叶剑形，细锯齿缘，表面平滑。4～7月间开花，穗状花序密生小花，粉红色，花轴由叶丛中长出。聚合果柔软肉质，熟后呈黄色。

·性味归经·

味甘、微酸，性平。入脾、胃、肝、肾、肠经。

·营养成分·

果实含果酸、糖类、脂肪、蛋白质、淀粉、有机酸、维生素A、维生素B_1、维生素B_2、维生素C及钙、磷、铁、钾、锰、镁等成分。富含维生素D。

·热　量·

果肉每百克46千卡，汁每百克43千卡。

养生功效

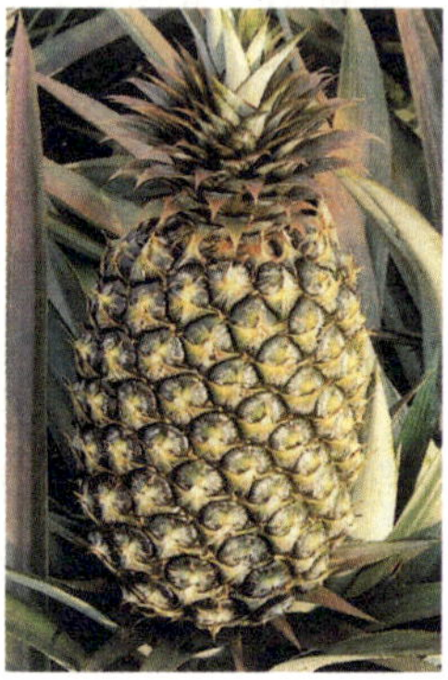

食用部： 果肉，汁。

药用部： 果皮，茎，叶，根，尾蕊。

功能效用： 果肉：生津止渴，清热除烦，消肿利尿，健胃消食，益脾胃，防胃肠癌，解暑，解酒，助消化，降血压。果皮：利尿，止泻，治痢疾。果汁：热咳，支气管炎，咽喉痛。茎：利湿，助消化，治食积腹泻。叶：抗氧化，止泻。

保健应用： 果肉：治高血压，食欲不振，酒醉，倦怠，肾炎，肠炎，热咳，支气管炎，咽喉肿痛，头晕；防暑，助消化。花：治头痛。果蕊：治胃病。茎蕊：治胃痉挛。尾蕊：治肾石病。

禁忌： 1. 过敏体质者食后腹痛、腹泻或发痒，不宜食用。2. 湿疹及疮疖者，忌服。

菠萝的养生厨房

水肿，小便不利

用料： 菠萝果肉225.0克。

制用法： 切片吃，1日2次。

低血压眩晕

用料： 菠萝果肉225.0克，鸡肉75.0克，食用油、食盐、胡椒粉各少许。

制用法： 将菠萝洗净切片，鸡肉切块，加入食用油、食盐、胡椒粉各少许，炒熟吃，2天吃1次。

虚热烦渴

用料： 菠萝果肉225.0克，食盐少许。

制用法： 将菠萝果肉切块放入果汁机，加入冷开水1杯、食盐少许，榨汁饮服。

小儿病后不思饮食，大便秘结

用料： 菠萝果肉262.5克，白糖适量。

制用法： 将菠萝果肉放入淡盐水中浸泡10分钟，然后切成小块，加适量的水煮汤，放入白糖调匀服，每日1剂，连服1星期。

效用： 补脾益胃，润肠通便。

中暑，热病口渴

用料：菠萝1个。

制用法：洗净，削皮，捣烂，绞汁，每服半杯，冷开水冲服。

气管炎咳嗽

用料：菠萝果肉112.5克，蜂蜜30毫升。

制用法：将菠萝果肉切块，加适量的水，用文火与蜂蜜共煎汁，饮汤吃菠萝，早晚各1次。

支气管炎咳嗽

用料：菠萝果肉112.5克，枇杷叶30.0克，蜂蜜30毫升。

制用法：枇杷叶去毛洗净，共加水煎汤饮用。

肠胃不适

用料：菠萝150.0克，胡萝卜克93.8克，豆浆100毫升，蜂蜜1汤匙。

制用法：3味放入果汁机内，加1汤匙蜂蜜打匀饮用。

夏季伤暑腹泻

用料：菠萝叶75.0克。

制用法：洗净，水煎服。

肠炎腹泻

用料：菠萝叶37.5克。

制用法：洗净，水煎服。

肾石症

用料：菠萝尾蕊75.0克，金钱草30.0克，小化石草37.5克，白坤草30.0克，蚶壳草18.8克，石苇18.8克。

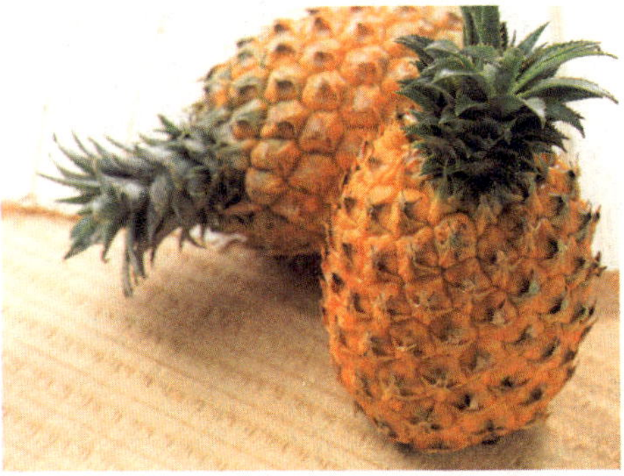

制用法：水8碗煎成3碗，代茶饮，连服7天。

食积不化，急性胃肠炎

用料：菠萝根叶75.0克。

制用法：洗净，加入清水5碗，煎成2碗，分2次服。

肾炎水肿，小便不利

用料：菠萝果皮75.0克，冬瓜皮30.0克，西瓜翠衣18.8克，白茅根30.0克，玉米须18.8克。

制用法：水煎，分2～3次服。

急性肾炎，水肿

用料：菠萝果皮37.5克，白茅根37.5克，车前草30.0克，益母草30.0克，冬瓜皮18.8克。

制用法：水煎，分2～3次服。

预防肝炎，肝硬化

用料：菠萝30.0克，香瓜30.0克，石莲花30.0克，蜂蜜适量。

制用法：菠萝洗净去皮，香瓜洗净去皮及种子，共打汁拌匀调蜂蜜服，1次服完。

食用保健常识

1. 饭后吃菠萝能开胃顺气、去油腻、助消化。它含的菠萝蛋白酶、生物苷能使血凝块消退、制止血凝块形成。对于由血凝块引起的冠状动脉和脑动脉血栓塞引起的心脏病有缓解作用，也是心脏病患者的好食物。

2. 菠萝果皮含的蛋白酶能助蛋白质的消化，而且有消食、止泻、利尿、局部抗炎、消水肿的作用。茎蕊为胆石原料，含抗癌酵素，可用来治胃痉挛。

3. 胃寒者，应煎汤饮用。

4. 菠萝含蛋白酶及生物碱，有些人会有过敏反应，口腔麻感。

柠檬

开胃健脾 消食下气

科名：芸香科（Rutaceae）

英文名：Lemon

学名：Citrus limonia Osbeck

别名：黎檬，宜母果，药果

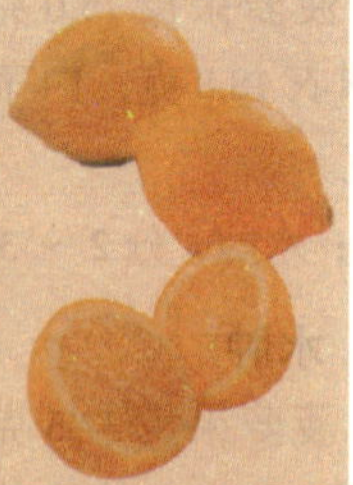

常绿灌木柠檬的果实。有硬棘刺。叶互生，椭圆状矩圆形，先端短尖或钝，钝锯齿缘，具短柄。花单生或簇生于叶腋内，花白色，萼瓣各5个。柑果近球形，先端乳头状突起。花期为冬春间，果期为秋冬间。

·性味归经·

1. 果肉：味酸，性微凉。入肺、胃经。2. 核：味苦，性平。3. 果皮：味酸、辛，性温。4. 叶：味辛、甘，性温。

·营养成分·

果肉含蛋白质、脂肪、膳食纤维、碳水化合物、尼克酸、柠檬酸、苹果酸、烟酸、维生素 B_1、维生素 B_2、维生素C、维生素E及钙、磷、钾、钠、铁、锌、镁、铜等成分。果皮含挥发油、草酸钙、橙皮甙及鞣质。

·热　量·

每百克32千卡。

养生功效

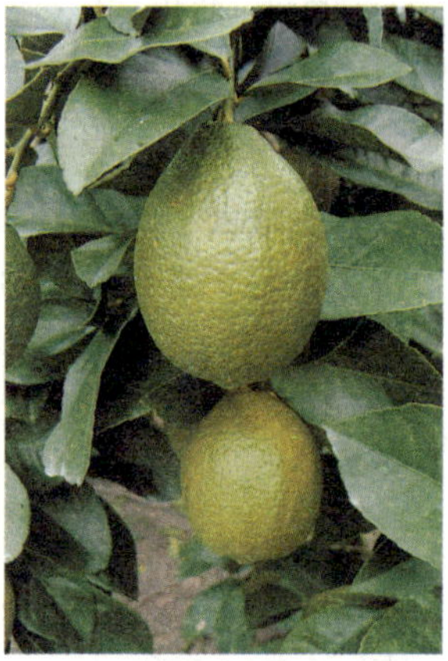

食用部：果汁，果肉。

药用部：核，果皮，叶，花，根。

用量用法：叶：11.3 ~ 15.0克，水煎服。果皮：11.3 ~ 15.0克，水煎服。根：15.0 ~ 30.0克，水煎服。

功能效用：果肉：生津止渴，利肺润喉，开胃健脾，消暑，消食，下气，去痰，降脂，消炎。果皮：行气，和胃，止痛。核：行气止痛。根：行气活血，止痛，止咳。叶：化痰止咳，理气和胃，止泻。

保健应用：果肉：治肺燥痰火，咳喘，腹胀，泄泻，食欲不振，防暑解渴，胸闷心烦，跌打损伤，咽喉炎，高血压病，心血肌梗死。叶：治慢性支气管炎，气滞腹胀，咳喘痰多，泄泻。根：治胃痛，疝气痛，咳嗽，跌打损伤。花：治高血压引起的头晕。果皮：治脾胃气滞，食欲不振，脘腹胀痛。

禁忌：1. 胃寒气滞、腹胀、虚寒喘、痰多等症者，勿食用。2. 伤风感冒发烧、咳嗽者，少食。3. 胃、十二指肠溃疡及胃酸过多者，忌用。

柠檬的养生厨房

高血压病，血浊

用料：柠檬1个，白糖适量。

制用法：将柠檬洗净去皮，加适量开水和白糖共榨汁饮用。

咳嗽痰多

用料：鲜柠檬1个，冰糖适量。

制用法：隔水炖烂服，早晚各1次。

过度劳累乏力

用料：柠檬果核（干品）30.0克，米酒30毫升。

制用法：研细末，每次服3.0克，睡前米酒送服。

饮酒过量，积热口渴

用料：柠檬56.3克，甘蔗225.0克。

制用法：甘蔗洗净去皮，柠檬洗净，共切碎，捣烂绞汁，慢慢服之。

心肌梗死

用料：柠檬1个，马蹄10个。

制用法：水煎，可食可饮，常服有良效。

肺热咳嗽

用料：柠檬汁50毫升，鲜草莓汁50毫升，生梨汁50毫升，蜂蜜15毫升。

制用法：将4味汁液混合调匀，分2次服。

外寒内热所致慢性支气管炎

用料：柠檬叶15.0克，猪肺150.0克，食盐少许。

制用法：将猪肺洗净切块，入柠檬叶煲汤，加食盐调味，饮汤吃猪肺，每日1次。

高血压引起头晕

用料：柠檬花15.0克，旋覆花11.3克。

制用法：水煎，分2次饭后服。

舒筋活血，美容

用料：鲜柠檬4个，苹果1个，米酒1瓶。

制用法：鲜柠檬洗净，削皮切片，苹果洗净，去心切片，共放入浸酒瓶，加米酒1瓶，浸泡90天以上，每次饮用30～60毫升。

脘腹气滞痞胀

用料：柠檬10克，厚朴10克，香附10克。

制用法：水煎服。

乳腺炎

用料：柠檬1～2个。

制用法：榨取汁，湿敷患处。

柠檬酒

用料：表皮新鲜坚硬的柠檬600.0克左右，冰糖375.0克，酒3瓶。

制用法：将柠檬洗净，切成两半，一半带皮切成4片浸制，一半去皮绞出果汁浸造。浸制后储存1个月即可使用，长期储存会使酸味减低，并促香味淡薄。柠檬酒能调和其他饮料使用，也可调和其他单味药酒使用。如调和药酒使用，必须注意用量。在平时饮用柠檬酒用量不限，随时可饮，饭前饮量宜少量，饭后饮量不限，但胃酸过多者少饮较好。能够消除疲劳，养颜，提神，助消化，促进身体健康。

食用保健常识

1. 柠檬对食欲不振、维生素C缺乏症、中暑烦渴、暑热呕吐等均有良效。

2. 柠檬味酸，入肝，开胃健脾、生津止渴，常做夏天清凉饮料。用适量的汁加冷开水及适量的白糖服用，可消暑生津、除烦安神。

3. 柠檬带皮切片，用白糖腌后，泡开水服，对高血压病、心血管疾病也有辅助治疗作用，可常服。

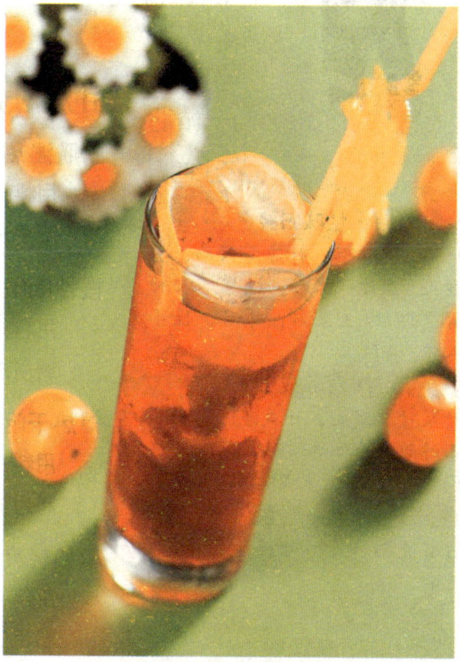

甘蔗

口渴和中 清热生津

科名：禾本科（Gramineae）

英文名：Sugar cane

学名：Sacharum officinarum；Saccharum sinensis Roxb

别名：红甘蔗，食用甘蔗

多年生草本植物甘蔗的茎秆。叶片线状披针形，两面粗糙，细锯齿缘。圆锥花序白色，顶生。花果期夏秋间。

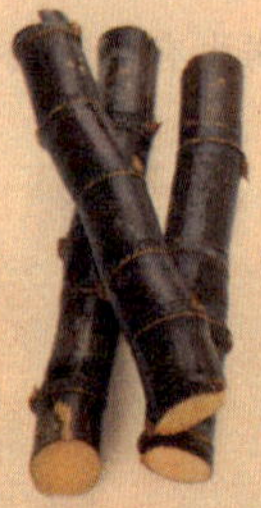

·性味归经·

1. 甘蔗：味甘，性凉。入肺、胃、脾经。2. 汁：味甘，性寒。入肺、胃、脾经。3. 茎秆：味甘，性平。入肺、胃经。

·营养成分·

甘蔗汁含蔗糖、甘氨酸、乌头酸、乙醇酸、蛋白质、维生素 B_1 及钙、磷、铁等成分。未成熟蔗汁含酚类。

·热　　量·

每百克51千卡，甘蔗汁每百克43千卡。

养生功效

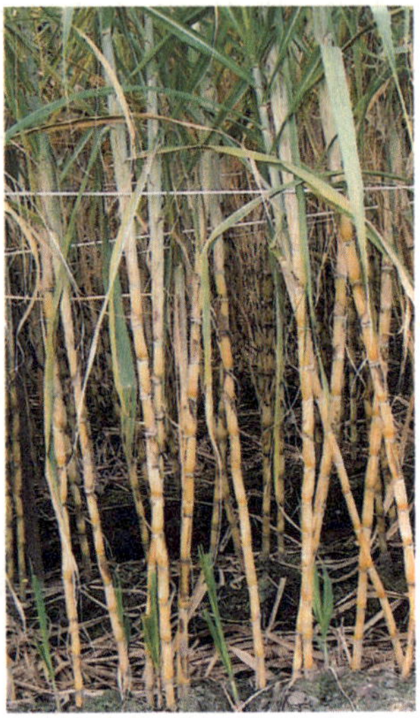

食用部：甘蔗汁。

药用部：茎秆，根，皮。

用量用法：37.5 ~ 112.5克，煎汤或榨汁饮。

功能效用：甘蔗汁：口渴和中，宽胸行水，清热生津，去胃热，除心烦。茎秆：清热生津，下气润燥。

保健应用：甘蔗汁：鲜汁清凉消炎，能泻火热；煎炼成糖，反而甘温，多食助热；煮过的汁则变得滋补，性质相反。治发热口渴，虚热咳嗽，肺热咳嗽，痰喘，咽喉肿痛，反胃，呕吐，支气管炎，大便燥结，小便不利，妊娠水肿，妊娠呕吐，胃炎，津液不足，酒精中毒，尿路感染，咯血，尿血。茎秆：治热病津伤，肺燥咳嗽，心烦口渴，反胃，呕吐，便秘；解酒。根：治高血压。皮：治皮肤瘙痒湿烂，小儿口疳，秃疮，坐板疮。甘蔗渣：治疔肿，秃疮，痈疽。

禁忌：1. 脾胃虚寒、胃肠虚引起寒痛者，少食用。2. 腹中寒滑泻及糖尿病患者，勿食甘蔗汁。

甘蔗的养生厨房

膀胱湿热，小便赤痛

用料：甘蔗500.0克，鲜白茅根30.0克，鲜车前草30.0克。

制用法：水10碗煎成3碗，当茶喝。

慢性咽喉炎

用料：甘蔗250.0克，鲜茅草根30.0克，鲜土豆40.0克。

制用法：水8碗煎成3碗，代茶饮。

胃热干呕，口舌生疮

用料：甘蔗260.0克，蚶壳草40.0克。

制用法：水6碗煎成2碗，早晚各服1次。

孕妇轻度水肿

用料：鲜甘蔗400.0克。

制用法：洗净，水8碗煎成3碗，分3次饮用。

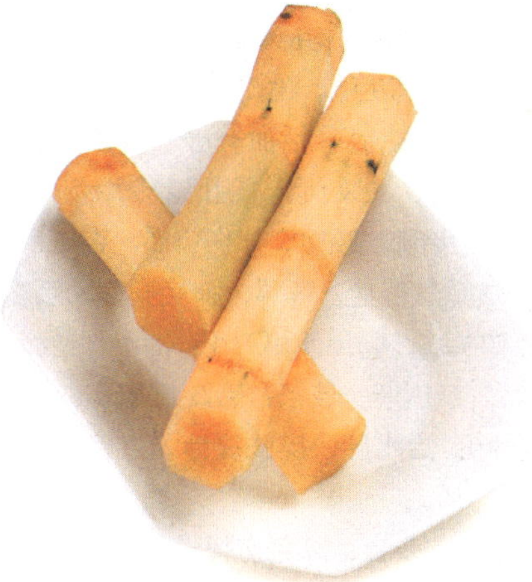

肺燥咳嗽

用料： 甘蔗汁 50 毫升，梨汁 50 毫升。

制用法： 2 味汁混合均匀服用，1 日 2 次。

高血压

用料： 甘蔗根 18.8 克，鼠曲草 18.8 克，香蕉皮 37.5 克。

制用法： 水煎服。

酒后干呕

用料： 甘蔗汁 400 毫升。

制用法： 加沸水调匀，随意饮服。

癌症化疗期间口干烦躁、食欲不振

用料： 甘蔗汁、雪梨汁、葡萄汁各适量。

制用法： 共调匀食用，冷服或温服均可。

癌肿患者饮食不化

用料： 甘蔗汁 112.5 克，鲜白萝卜 112.5 克。

制用法： 白萝卜洗净切碎，加水适量合煮至白萝卜熟烂，去渣，随量服用。

皮肤瘙痒湿烂

用料： 紫甘蔗皮适量，香油适量。

制用法： 甘蔗皮烘干研成细末，将细末调香油涂患处。

发热口干，小便涩

用料： 甘蔗去皮适量。

制用法： 尽量嚼之，咽汁。

胃癌初期、妊娠反应、慢性胃炎等引起的反胃吐或干呕不止

用料： 甘蔗汁半杯，鲜姜汁 1 汤匙。

制用法： 将两种汁液和匀，稍温饮服，1 日 2 次。

食用保健常识

1. 甘蔗鲜食为甘寒之品，取浆汁饮较佳，能消渴除烦，泻火热。风热病患者饮甘蔗汁最好。

2. 甘蔗富含糖分，食后容易被人体吸收，补充能量，增加营养，是清补之食品。

3. 甘蔗茎中的汁液有减轻气喘病的症状，并有祛痰之功效。

4. 食用蔗糖过多，会引起蛀牙及营养问题。

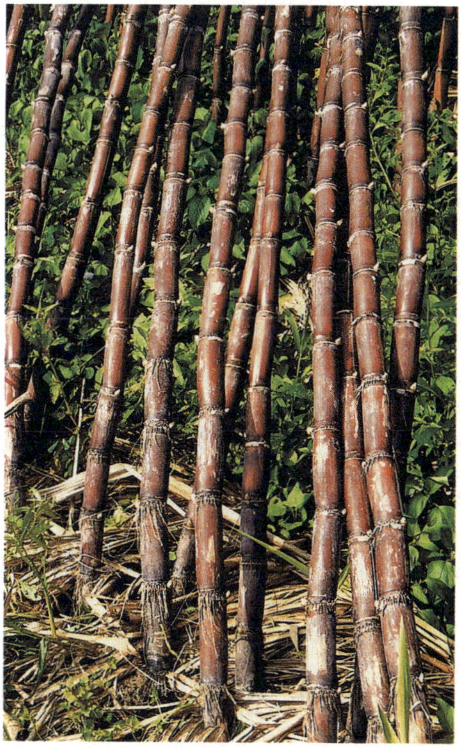

杏

科名：蔷薇科（Rosaceae）

英文名：Apricot fruit

学名：Prunus armeniaca Lam

别名：杏果，杏实，甜梅

润燥定喘 生津止渴

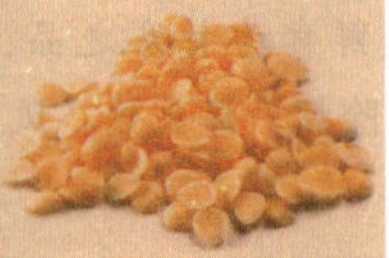

落叶小乔木植物杏或山杏的成熟果实。冬芽簇生，单叶互生，具长柄，叶片宽卵形、圆形、基圆或近心形，端短尖，圆钝锯齿缘。花先叶开放，单生于枝端，花瓣卵形至倒卵形，白色或浅粉红色。核果心状卵圆形。花期3～4月，果期4～6月。

·性味归经·

1. 杏子（果实）：味酸、甘，性温。入肺、心经。2. 杏仁（种子）：味苦，性微温，有小毒。入肺、大肠经。3. 花：味苦，性温。4. 苦杏仁：味辛、苦，性温，有毒。5. 甜杏仁：味辛、甘，性温。入肺、大小肠经。6. 甜杏：味甘、酸，性平。

·营养成分·

甜杏果肉含糖类、蛋白质、胡萝卜素、苹果酸、柠檬酸、尼克酸、维生素 B_1、维生素 B_2、维生素 C 及钙、磷、挥发油等；甜杏仁含苦杏仁甙、蛋白质、脂肪油。苦杏仁含苦杏仁、苦杏仁酶、氨基酸、蛋白质及脂肪油。

养生功效

食用部： 杏子。

药用部： 杏仁，花，枝条，树皮，根，叶。

功能效用： 杏子：润肺定喘，生津止渴。杏仁：降气化痰，止咳平喘，润肠通便。花：活血补虚。枝条：活血散瘀。树皮及根：解毒。叶：祛风利湿，明目。

保健应用： 杏子：治肺热咳嗽，津伤口渴。杏仁：治外感咳嗽喘满，各种咳嗽气喘症，哮喘，肺疾病，风热感冒，声哑，腹胀便秘，偏头痛，肠燥便秘。花：治手脚逆冷，妇女不孕，肢体痹痛，寒热痹。枝条：治跌打损伤。树皮及根：治杏仁中毒。叶：治水肿，皮肤瘙痒，目疾多泪，疮疡，瘰疬。

禁忌： 1. 杏鲜品不宜多食，以免伤脾胃并损齿。2. 食杏后，不宜喝浓茶。3. 阴虚咳嗽、便溏者，忌用杏仁。

杏的养生厨房

寒咳，痰稀泡多

用料： 苦杏仁 9.4 克，生姜 5.6 克，蜜枣 2 枝。

制用法： 水 2 碗煎成 8 分，渣用水 1 碗半煎 6 分，早晚各服 1 次。

咽干

用料： 鲜杏果 3 个。（若无鲜杏果，亦可用杏干。）

制用法： 早晚各食 1 次。

肺燥咳嗽

用料： 苦杏仁 5.6 克，雪梨 1 个。

制用法： 将苦杏仁研细末，雪梨洗净削去皮心，切成块，然后将杏仁末放入雪梨中，隔水炖 30 分钟后，早晚各服 1 次。

老人便秘

用料： 甜杏仁 15.0 克，大米 30.0 克，白糖 30.0 克。

制用法： 甜杏仁洗净去皮，加水少许，共磨成糊状煮熟食之，早晚各 1 次。

肺经燥热，咳嗽咽干

用料： 杏肉蜜饯 10 个。

制用法： 沸开水浸泡服。

胃阴虚，口干

用料： 杏肉蜜饯 8 个。

制用法：沸开水浸泡服。

风热感冒

用料：杏仁9.4克，牛蒡子9.4克，桑叶9.4克，桔梗9.4克，菊花9.4克。

制用法：水2碗煎成1碗，第2次煎以水碗半煎成8分，早晚各服1次，连服数天。

伤风咳嗽，感冒咳嗽

用料：杏仁9.4克，白萝卜112.5克，生姜3片。

制用法：白萝卜洗净去皮，共煎水服，连服数日。

声音嘶哑

用料：杏仁3.8克。

制用法：水煎代茶。

效用：祛痰润肺。

肺癌食疗

用料：杏仁9.4克，鲜藕30.0克。

制用法：水煎，每日1次。

又方：甜杏仁15.0克，桑白皮15.0克，猪肺半只。

制用法：猪肺洗净，切片，共煲熟，喝汤吃猪肺。

腹胀便秘

用料：杏仁11.3克，青皮7.5克，瓜蒌仁15.0克。

制用法：水煎服。

喉痒咳嗽，痰中带血

用料：杏仁11.3克，桑叶15.0克，麦冬30.0克，贝母11.3克，茯苓30.0克。

制用法：共水煎，分2次服。

小儿脐烂

用料：杏仁适量。

制用法：洗净去皮，研末敷患处。

癣

用料：杏仁15.0克，醋225.0克。

制用法：杏仁打碎，混合加热后，备用。每天涂患处2次，每涂2天停2天，至愈止。

哮喘

用料：杏仁15.0克，麻黄15.0克，甘草5.6克，豆腐243.8克。

制用法：加水适量，共煮60分钟，去渣，喝汤吃豆腐，早晚各服1次。

偏头痛

用料：杏仁11.3克，鸭公青15.0克，荷叶18.8克。

制用法：共水煎，分2次服。

热咳不止

用料：杏仁11.3克，冰糖5.6克。

制用法：将杏仁研成末，冰糖化成水，调匀后分3次服。

食用保健常识

1. 杏含的成分对患肺结核、痰咳、浮肿等病者大有益处，杏仁所含的脂肪油有润肠通便作用。

2. 杏仁所含的苦杏仁苷，在体内慢慢分解，逐渐产生氢氰酸，对呼吸中枢起作用，使呼吸活动趋于安静从而达到平喘、镇咳之功能。

3. 杏性味酸甜，性温，多汁、爽口，富含多种氨基酸、维生素、胡萝卜素及矿物质，对肺燥咳嗽、胃热津伤、口渴、贫血、抗癌、止咳、止喘等都适用。

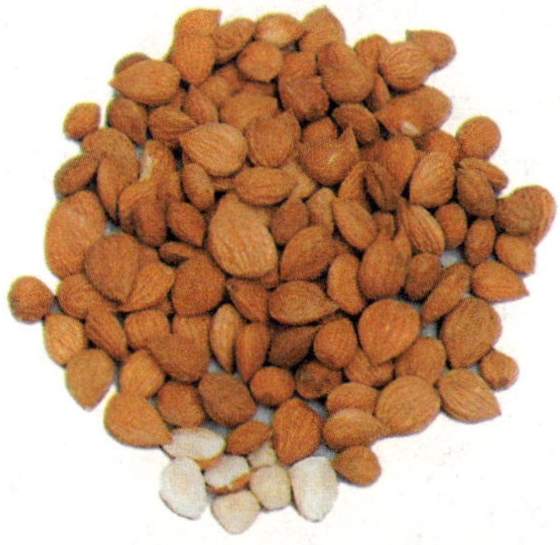

枇杷

清凉生津 润肺下气

- 科名：蔷薇科（Rosaceae）
- 英文名：Loquat
- 学名：*Eriobotrya japonica* Lindl
- 别名：枇杷果

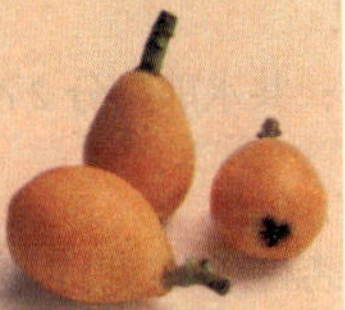

常绿中乔木植物枇杷的果实。单叶互生，革质，柄短，长椭圆形或倒披针状长椭圆形，疏锯齿缘。圆锥花序顶生，花冠淡黄色。果近球形，成熟时黄色。花期秋冬间，果期春夏间。

·性味归经·

1.果实：味甘、微酸，性凉。入脾、肺、肝经。2.花：味淡，性平。3.叶：味苦，性凉。入肺、胃经。4.核：味苦、辛，性平。入肾经。5.根：味苦，性平。6.枇杷树二层皮：味苦，性平。

·营养成分·

枇杷富含维生素B_1。核含脂肪油、苦杏仁甙。果肉含维生素A、B族维生素、维生素C、糖类、苹果酸、柠檬酸、胡萝卜素、蛋白质、脂肪、果胶、膳食纤维、钙、磷、铁、枸橼酸、酒石酸等成分。

·热　量·

每百克32千卡。

养生功效

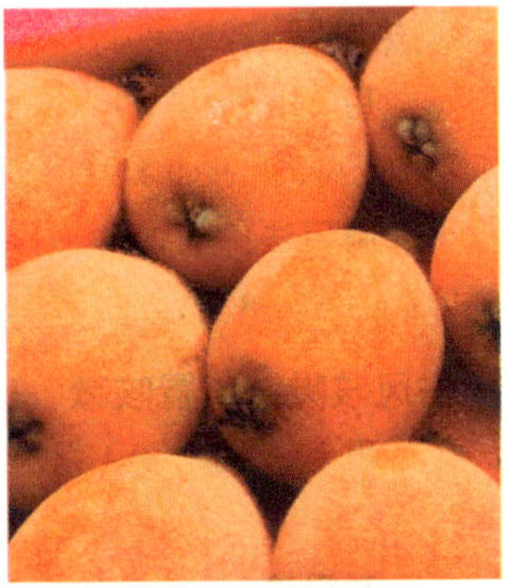

食用部：果实。

药用部：叶，根，花，核，枇杷树二层皮。

功能效用：果实：清凉，生津，止渴，润肺，下气。核：疏肝理气，止咳。叶：润肺止咳，和胃降逆，生津止咳，化痰，止鼻血。根：清肺止咳，镇痛下乳。花：治伤风感冒，咳嗽，寒咳，痰血。

保健应用：果实：治咳嗽吐血，肺热咳嗽，肺燥咳血，虚热肺叶枯萎，胃热口渴，中暑，呕吐，胃肠病，食欲不振，衄血；消除疲劳。叶：治咳嗽，肺热咳嗽，气逆喘息，慢性气管炎，呃逆，呕吐，中暑，跌打损伤，脚气，咳血，衄血。根：治肺虚久咳，吐血，关节痛，肝炎，肺结核咳嗽。枇杷树二层皮：治呕吐，呃逆，久咳，久泻，痈疡肿毒。花：疏风止咳；治头风、鼻流清涕，虚劳久咳，痰中带血。

禁忌：1.小儿脾虚弱者，忌食。2.便溏、腹泻者，不宜食用。3.枇杷多食能助湿生痰，脾虚泄泻者，忌食。4.枇杷内服不宜过量，过量易中毒，甚至死亡。

枇杷的养生厨房

伤风感冒

用料：鲜枇杷37.5克，蜂蜜适量。

制用法：将枇杷洗净去皮，绞汁，调蜂蜜饮用。

急、慢性咽喉炎

用料：鲜枇杷93.8克，冰糖18.8克。

制用法：将枇杷洗净去皮及核，加水适量，炖30分钟后吃枇杷果肉及饮汤，早晚各1次。

老人便秘

用料：枇杷核15.0克，蜂蜜30.0克。

制用法：将枇杷核捣烂，加水1碗半煎8分，去渣，加蜂蜜调服。

又方：枇杷叶18.8克，天门冬11.3克，麦门冬11.3克。

制用法：水煎服。

咽干烦渴，尿赤涩

用料：鲜成熟枇杷果262.5克。

制用法：洗净，去皮及核，早晚各吃1次。

声音嘶哑

用料：鲜枇杷叶30.0克，淡竹叶15.0克（或加岗梅叶18.8克）。

制用法：鲜枇杷叶去毛，共洗净，水煎2次，早晚各服1次。

跌打伤

用料：枇杷根56.3克，牛膝30.0克，酒少许。

制用法：水煎，去渣，加酒服。

咳嗽

用料：枇杷核15.0克，生姜3片。

制用法：枇杷核捣烂，共水煎，早晚各1次。

又方：枇杷13个，冰糖37.5克。

制用法：枇杷洗净，去皮及核，同冰糖放入锅中，加水适量煎汤服。

喘咳不止

用料：枇杷核18.8克，蜂蜜30.0克。

制用法：枇杷核捣烂，加水煎，去渣，加蜂蜜调服。

肺结核，咳嗽

用料：鲜枇杷根56.3克（或加桑白皮、杏仁各11.3克）。

制用法：洗净，切碎，水煎服，早晚各1次。

气管炎

用料：嫩枇杷叶30.0克，款冬花9.4克，甘草5.6克（或加紫苑7.5克）。

制用法：嫩枇杷叶去毛，水煎，早晚各服1次。

胃热，胃受热邪或过食煎炒辛辣食物

用料：枇杷15个（或用枇杷叶加竹茹同用）。

制用法：洗净，用文火水煎，早晚各1次。

伤风感冒，发热，鼻塞，呕吐

用料：枇杷叶7.5克，灯芯草15.0克，山薄荷15.0克，紫苏叶7.5克。

制用法：水煎，分3次服，每服1碗。

风热感冒，咳嗽痰稠

用料：鲜枇杷叶18.8克，鸭公青18.8克，酢浆草37.5克，野菊花15.0克。

制用法：鲜枇杷叶去毛，共水煎，分2次服，连服3～5剂。

胃热呕吐

用料：枇杷叶15.0克，竹茹18.8克，麦门冬11.3克，制半夏7.5克。

制用法：水煎服。

衄血

用料：枇杷叶56.3克。

制用法：去毛，洗净，焙干，研细末，每次7.5克，茶叶泡水送服，1日2次。

小儿吐乳不止

用料：枇杷叶1克，母丁香1克。

制用法：枇杷叶去毛，炒微黄，共研细末，每用少许，涂于乳头上，令小儿吸吮，可制止吐乳。

百日咳，痉咳期，痰多

用料：枇杷叶9.4克，桃仁5粒。

制用法：枇杷叶去毛，共水煎代茶。

食用保健常识

1. 枇杷鲜果肉中含有苦杏仁苷，是抗癌物质，还有适量的有机酸，能刺激消化腺的分泌、增进食欲、助消化、止渴、解暑等。

2. 枇杷含的B族维生素很丰富，有保护视力及滋润皮肤的作用。

梅

利咽生津 敛肺止咳

科　名 蔷薇科（Rosaceae）

英文名 Plums；Prunes；Mume Plant

学　名 Prunus mume

别　名 青梅，梅果，梅实，酸梅，乌梅

落叶小乔木梅的果实。叶互生，广卵形，先端渐尖，基部阔楔形，细锯缘。早春12～1月间在叶前开花，白色或红色、粉红色等，花瓣5个。果期3～5月，核果球形，熟时黄色有毛。

·性味归经·

1. 青梅（未成熟果实）：味酸，性平、微温。2. 白梅（经盐渍而成者）：味酸、涩、咸，性平。3. 乌梅（经熏焙加工而成者）：味酸，性平。入肝、脾、肺、大肠经。4. 梅叶：味酸，性平。5. 梅花：味苦、微甘、微酸，性凉。入肝、胃、肺经。6. 梅核仁：味酸，性平。7. 梅根：味微苦，性平。

·营养成分·

乌梅富含酸质、枸橼酸、苹果酸、琥珀酸等成分。梅未成熟鲜果含苹果酸、柠檬酸、甾醇、三萜、维生素C等成分。成熟果含糖分。梅还含有钙、磷、钾、铁等。

·热　量·

生梅每百克62千卡。

养生功效

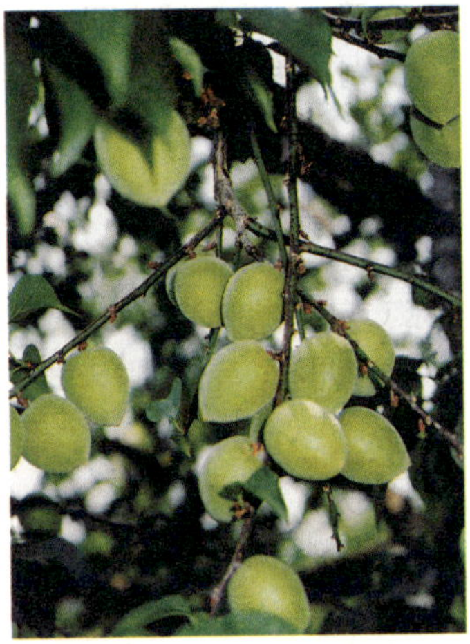

食用部： 果实。

药用部： 花，核仁，根，叶，梗。

功能效用： 青梅：利咽，生津，涩肠止泻，利筋脉。梅核仁：清暑除烦，明目。白梅：利咽生津，涩肠止泻，除痰开噤，消疮止血。乌梅：敛肺止咳，涩肠止泻，止血，生津，安蛔。梅叶：止痢，止血，解毒。梅根：祛风活血，开脾健胃，消积，调和气血。梅花：疏肝解郁，开胃生津，化痰。梅梗：理气。花蕾：舒肝和胃，化痰，清头目，安神定魂，解痘毒。果实：敛肺止咳，涩肠止泻，生津止渴，驱虫。

保健应用： 花蕾：治肝胃气痛，食欲不振，梅核气，头晕，瘰疬。梅根：治胃酸过多，休息痢，下痢，瘰疬，胆囊炎，风痹，骨酸痛，肝风，除烦止咳，风痹，肝肿大。梅叶：治霍乱，休息痢，痢疾，崩漏，月水不止。梅露：治先天性胎毒。梅核仁：治肺炎，肋膜炎，神经衰弱，肝蛭虫病，暑热霍乱，烦热，视物不清。青梅：治咽喉肿痛，喉痹，津伤口渴，筋骨疼痛，泻痢。白梅：治咽喉肿痛，烦渴呕恶，久泻久痢，便血，崩漏，梅核气，痰厥口噤，中风惊痫，痈疽肿毒，外伤出血。乌梅：治久咳不止，久泻久痢，尿血，便血，崩漏，虚热烦渴，疮痈胬肉，蛔厥腹痛。梅花：治肝胃气痛，胸闷，暑热烦渴，食欲不振，妊娠呕吐，瘰疬，结核，痘疹。梅梗：治妇人小产。果实：治干咳无痰，急慢性咽喉炎，胆囊炎，胆结石，久泻不止，胃酸缺乏，暑热烦渴，感冒，气管炎，结肠炎，糖尿病，消化不良，鼻息肉，白癜风，呕吐，盗汗，鸡眼，疟疾，脚癣，湿疹，牛皮癣。

禁忌： 1. 有实邪者，不宜用。2. 多食损牙齿、伤脾胃。3. 失眠者，少食。4. 溃疡病者及胃酸过多者，忌服。

梅的养生厨房

皮肤湿疹

用料： 鲜梅果5粒，五倍子37.5克。

制用法： 将梅果洗净捣烂，加五倍子，水煎外洗患处。

手脚癣

用料： 鲜梅果6粒，安石榴果皮37.5克。

制用法： 将梅果洗净捣烂，同安石榴果皮共煎水，外洗患处，1日数次。

胃酸缺乏，厌食

用料： 鲜梅果2粒，白糖少许。

制用法： 梅果洗净捣烂，加白糖，开水冲服。

制用法： 水煎，分数次服。

肠胃不和，吐泻

用料： 青梅225.0克，米酒1500毫升。

制用法： 浸泡45天，每次饮用30毫升。

白癜风

用料： 乌梅肉56.3克，补骨脂56.3克，白酒适量。

制用法： 共浸泡于白酒中半个月启用，以药酒外擦患处。

风火牙痛

用料： 白梅1～2粒。

制用法： 将1～2粒白梅含口内，再吐出涎水，每日4次。

胆囊炎

用料： 老梅树根100.0克。

制用法： 洗净，水煎，分次服。

菌痢

用料： 乌梅18.8克，莎草根11.3克。

制用法： 乌梅洗净，打碎，水1碗，用文火共煎剩半碗，早晚各服1次。

妇人血崩

用料： 乌梅适量。

制用法： 烧灰研末，用乌梅汤调服。

鸡眼

用料： 乌梅肉适量，醋少许，盐水少许。

制用法： 将乌梅肉捣烂，加入醋，用盐水调匀，贴患处。

脾胃虚损，恶心呕吐，食欲减退

用料： 乌梅适量，冰糖适量。

制用法： 加水适量，共煎，代茶饮。

胃下垂，子宫下垂

用料： 乌梅4粒，黄芪30.0克，党参7.5克，升麻7.5克，小茴香3.8克，五倍子7.5克。

制用法： 水2碗煎成8分碗，空腹温服或分2次服。

鼻咽癌

用料： 乌梅醋1/3杯，蜂蜜1/3杯，冷开水1/3杯。

制用法： 共放入茶杯，做成清凉饮料，经常饮用。

呕吐

用料： 梅花11.3克。

制用法： 洗净，用滚水冲泡当茶饮。

虚火引起的失音

用料： 乌梅5粒。

制用法： 沸水冲泡，含咽。

咽喉梗塞感，肝胃气滞型胃，十二指肠溃疡

用料： 白梅花6.0克，橘饼2个。

制用法： 水煎服。

食用保健常识

1. 梅果肉与汁含较多的钾，食用可利尿。梅含柠檬酸等有机物，能刺激肠胃提高细胞组织的活性、增加肠胃内的酸性、有效抑制细菌的繁殖。

2. 乌梅能使胆囊收缩，促进胆汁分泌、并有抗蛋白过敏的作用。乌梅对大肠杆菌、痢疾杆菌、绿脓杆菌、伤寒杆菌、结核杆菌、霍乱弧菌等均有显著的抗菌作用，对各种皮肤真菌也有抑制作用。

杨梅

生津止渴 和胃消食

科名 杨梅科（Myricaceae）
英文名 Arbutus
学名 Myrica rubra（Lour）Sieb. et zucc
别名 树梅，椴梅，珠红

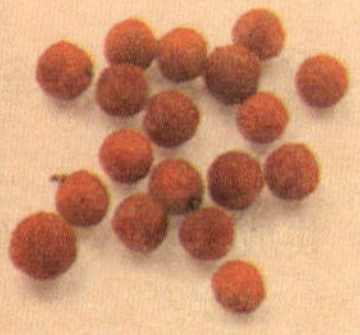

常绿小乔木植物杨梅的果实。单叶互生，长倒卵形或长椭圆形，先端钝尖，基部楔形，两面光滑无毛，全缘或上半部有钝锯齿缘。花雌雄异株，雄花序常数条丛生于叶腋，黄红色，雌花常单生于叶腋。核果球形，熟时红色、暗红色、淡红色或白色，由多数囊状体密生而成，内果皮坚硬。花期春季，果期春夏间。

·性味归经·

1. 果实：味甘、酸，性温。入脾、胃、肝经。2. 树皮：味苦、辛、微涩，性温。3. 叶：味苦、微辛，性温。

·营养成分·

杨梅含糖类、B族维生素、维生素C、葡萄糖、果糖、苹果酸、柠檬酸、草酸及铁质，富含维生素D。

·热　量·

每百克31千卡。

养生功效

食用部：果实。

药用部：果核，根，树皮，叶。

功能效用：果实：生津止渴，和胃消食，清肺润喉，化痰止咳，止呕，祛风热，利尿，解酒，止血。根：理气行血，化瘀。树皮：行气活血，散瘀止痛，止血，解毒，收敛。

保健应用：果实：治烦渴，呕吐，呃逆，胃痛，食欲不振，食积腹痛，饮酒过度，吐泻，腹泻，痢疾，头痛，心胃气痛，咽喉炎，口腔炎。根：治胃痛，疝气，吐血，呕吐，跌打伤。叶：治皮肤湿疹。核仁：治脚气，牙疳。

禁忌：1. 多食伤胃损齿，勿多食。2. 血热火旺者，勿食。3. 脾胃虚寒者，少食。

杨梅的养生厨房

腹痛，吐泻

用料：杨梅250克，白酒1000毫升。

制用法：将杨梅洗净置于白酒中浸泡2天，每次服1小杯。

牙龈发炎红肿痛

用料：杨梅果核适量。

制用法：将果核煅炭，研碎，涂敷患处。

便溏腹泻

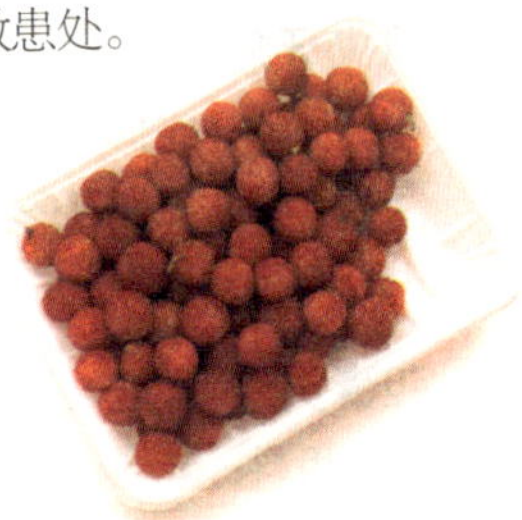

用料：干杨梅37.5克。

制用法：炒炭存性研成细末，每次服3.75克，米汤送下。

中暑腹痛

用料：鲜杨梅225.0克，米酒适量。

制用法：将鲜杨梅洗净，放入瓮中，加米酒淹没杨梅为度，浸泡5天，每服半杯。

痢疾

用料：杨梅18.8克。

制用法：洗净，水煎服。

食用保健常识

杨梅长于生津止渴，而且消食开胃、涩肠、止血，适用于食积、呕吐、呃逆、食欲不振、腹痛、腹泻、痢疾、饮酒过度等症。

百香果

开胃整肠
生津润燥

- **科名** 西番莲科（Passifloraceae）
- **英文名** Passion-fruit
- **学名** Passiflora edulis sims
- **别名** 时计果，大西番莲，鸡蛋果，西番果

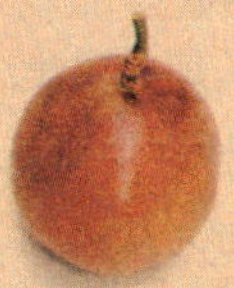

多年生草质藤本植物西番莲属植物百香果的果实。叶互生，黄绿色，掌状三深制，细锯齿缘。春夏间开花，花单生于叶腋，紫红色及白色。浆果卵形，成熟时紫色。夏秋间采成熟果实。

·性味归经·

味甘、微酸，性平、微凉。

·营养成分·

百香果含有游离氨基酸、果糖、葡萄糖、蔗糖、烟酸、苹果酸及维生素 B_1、维生素 B_2、维生素 C 等。

·热　　量·

每百克 66 千卡。

养生功效

食用部：果实。

药用部：全株或全草，根，叶。

功能效用：果实：开胃整肠，止痛，安神，清热润燥，生津解渴。全株：清热润燥，清肝解毒，利尿消肿，消炎，祛痰。

保健应用：果实：治咳嗽，咽痛，嘶哑，便秘，痢疾，失眠，经痛。全株：治肺热咳嗽，声哑，咽痛，热咳，高血压，小便白浊，淋巴结核，结膜炎，阴道炎，骨膜炎，关节炎，痈疮。根：治骨膜炎，关节炎。叶：治风热头痛。

禁忌：1. 百香果胃寒者，勿多吃。2. 煎汤用量 18.8 ～ 37.5 克，单味不宜久服。3. 勿与人参合用。

百香果的养生厨房

肺燥咳嗽

用料：百香果 18.8 克，百合 30.0 克，枇杷叶 15.0 克，饴糖适量。

制用法：将百香果、百合、枇杷叶（去毛）洗净，加水煎 2 次，去渣，加饴糖溶化，分 2 次服。

喉咙有痰

用料：百香果 18.8 克，枇杷叶 11.3 克，桑叶 18.8 克，冰糖适量。

制用法：枇杷叶去毛，共洗净水煎 2 次，2 次煎汤混合后，加冰糖调匀，分 2 次服。

水肿

用料：百香果根 75.0 克，山药 112.5 克，白茅根 30.0 克，番麦须 18.8 克，地骨皮 18.8 克。

制用法：水 8 碗煎成 3 碗，分 3 次温服。

肺热咳嗽

用料：百香果根 37.5 克，枇杷叶 11.3 克，桑叶 18.8 克，狗贴耳 37.5 克（后下煎）。

制用法：枇杷叶去毛，共洗净水煎，早晚各服 1 次。

食用保健常识

百香果果汁有消暑清凉作用。果实甘、酸、凉，能清热、润燥、安神、生津止渴，适当地食用，对咽干、声哑、燥咳、便秘、失眠等症均有帮助。

猕猴桃

生津润燥 解热除烦

- 科名：猕猴桃科（Actinidiaceae）
- 英文名：Kiwi fruit
- 学名：Actinidia
- 别名：藤梨，猴桃，奇异果

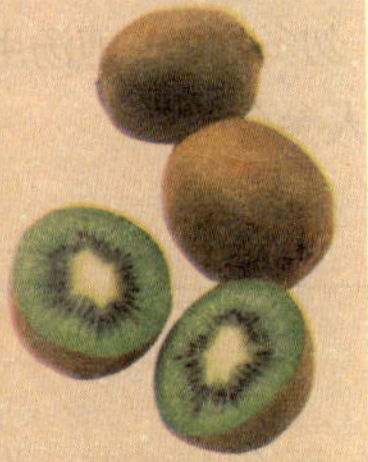

藤本植物猕猴桃的果实。幼枝赤色，同叶柄密生灰棕色柔毛，老枝无毛，髓大，白色，片状。单叶互生，具柄，叶片纸质，圆形、卵圆形或倒卵形。花单生或数朵聚生于叶腋，单性花，雌雄异株或单性花与两性花共存，初开放时乳白色，后变黄色。浆果卵圆形或长圆形，密生棕色长毛，有香气。种子细小，黑色。

·性味归经·

1. 果实：味酸、甘，性寒。入胃、肾、膀胱经、肝经。2. 根皮：味酸、甘，性凉，有小毒。3. 根：味微甘、涩，性凉，有小毒。4. 叶：味甘，性平。

·营养成分·

猕猴桃含蛋白质、脂肪、果酸、糖类、膳食纤维、胡萝卜素、维生素 B_1、维生素 C、钙、钾、铁、镁等成分。猕猴桃所含的维生素 C 比苹果、梨、柑橘较高。并含猕猴碱等。富含维生素 D。

养生功效

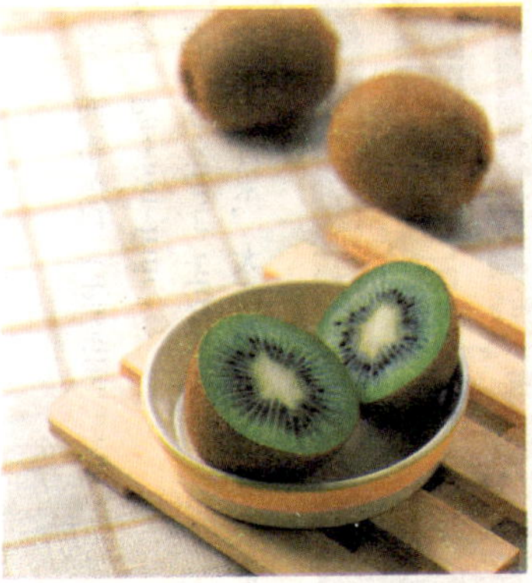

食用部： 果实。

药用部： 干果，根，藤，枝叶，根皮。

用量用法： 猕猴桃：30.0 ~ 56.3 克，水煎服，或生食，或榨汁饮。根：30.0 ~ 56.3 克，水煎服。外用：适量捣敷。藤：15.0 ~ 30.0 克，水煎服，或捣汁服。叶：焙干，研末，撒敷。枝叶：研末或捣敷。

功能效用： 果实：解热除烦，生津润燥，清热止渴，开胃解毒，消炎通淋，利水消肿，强化免疫力。枝叶：清热，解毒，止血。根皮：清热解毒，祛风利湿，活络止痛，散结软坚，催乳，活血消肿，防癌。根：清热，利湿，活血，消肿。叶：止血。

保健应用： 果实：治黄疸型肝炎，肝脾肿大，咽喉肿痛，急性肝炎，脱肛，烦热，食欲不振，乳痛，砂淋，尿路结石，头痛，骨节痛；消渴。叶：治外伤出血。根：治肝炎，痢疾，消化不良，淋浊，水肿，带下，风湿痹痛，跌打损伤，瘰疬，结核，胃肠道肿瘤，乳腺癌。根皮及根：治肝炎，痢疾，风湿关节炎，跌打伤，痈疖肿毒，淋巴结核，丝虫病，水肿，带下，胃癌，乳腺癌。枝叶：治乳痈，风湿关节痛，烫伤，外伤出血。藤：治消化不良，呕吐，黄疸。

禁忌： 1. 脾胃虚寒者。慎服。2. 先兆性流产、月经过多、尿频者，忌用。3. 孕妇，慎服猕猴桃根。

猕猴桃的养生厨房

食欲不振，消化不良

用料： 猕猴桃干果 56.3 克。

制用法： 水煎 2 次，早晚各服 1 次。

说明： 猕猴桃未成熟鲜果用沸水浸烫晒干或烘干后，称为猕猴桃干。

丝虫病

用料： 猕猴桃根 56.3 克，鸡肉汤适量。

制用法： 猕猴桃根洗净，加水 2 碗半煎成 8 分，加入鸡汤调服。

胃癌

用料：猕猴桃根112.5克，半枝莲18.8克，井边草15.0克，水杨梅根112.5克，茅草根15.0克，野葡萄根30.0克。

制用法：水煎，分2次服。

痔疮

用料：猕猴桃干果56.3克。

制用法：水煎服。

黄疸

用料：猕猴桃根30.0克，淡竹叶7.5克，小蓟15.0克，茜草15.0克，羊带来根11.3克。

制用法：水煎服。

疮疖，瘰疬

用料：鲜猕猴桃根皮适量。

制用法：洗净捣烂，外敷患处。

跌打损伤，疖肿

用料：鲜猕猴桃根皮适量。

制用法：捣烂，敷伤患处，1日换药2次，并煎水内服。

胃热干呕

用料：鲜猕猴桃93.8克，生姜7.5克。

制用法：共洗净捣烂，榨汁服。

维生素C缺乏症

用料：鲜猕猴桃37.5～75.0克。

制用法：去外皮吃果肉，每天2次。

肺结核

用料：猕猴桃根37.5克，红枣5枚。

制用法：水煎服。

产后乳汁不足

用料：猕猴桃根75.0克，白糖适量。

制用法：水煎去渣，加白糖调服。

直肠癌，结肠癌

用料：猕猴桃根30.0克，土茯苓30.0克，七叶一枝花11.3克，白茅根30.0克，生地18.8克，薏仁22.5克，熟地18.8克，槐花9.4克。

制用法：水煎，分2次服。

又方：猕猴桃根56.3克，鸡蛋2个，白糖适量。

制用法：猕猴桃根加适量的水浓煎取汁，去渣后，将煎汤煮沸打入鸡蛋2个，加适量的白糖煮成溏心蛋，当点心服食，分2次食，可长期服用。

喉癌

用料：猕猴桃根37.5克，白英30.0克，龙葵37.5克，半枝莲22.5克，蛇莓22.5克。

制用法：水煎，分2次服。

热病烦热

用料：猕猴桃225.0克，米酒1瓶。

制用法：将猕猴桃去皮洗净，装入酒瓮瓶中，倒入酒，上盖密封，每3天搅拌1次，浸泡1个月即可服用，每次饮20毫升，1天2次。

肝癌

用料：鲜猕猴桃根93.8克，猪瘦肉187.5克。

制用法：共炖熟，吃肉饮汤。

肝硬化腹水

用料：猕猴桃30.0克，半边莲30.0克，红枣10枚。

制用法：水煎，分2～3次服。

淋浊，带下

用料：猕猴桃根37.5克，苎麻根37.5克。

制用法：水煎，分2次服。

食用保健常识

猕猴桃有保肝、抗衰老、抗肿瘤作用。果汁能降低血清胆固醇和甘油三酯，具有抗动脉粥样硬化作用，经常适量食用，有益高脂血症及肿瘤患者的身体健康。

白梨

生津润燥 清热化痰

- **科名** 蔷薇科（Rosaceae）
- **英文名** a kind of light skinned pear
- **学名** Pyrus bretschneideri Rehd
- **别名** 西洋梨，沙梨，秋子梨

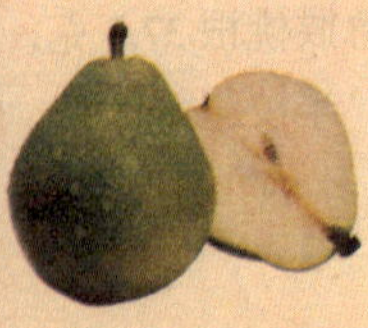

落叶乔木植物白梨的果实。果卵圆形，外皮薄，黄白色，带有斑点，果肉近白色，汁多，味淡甜，内有核数粒。夏季为果实成熟期。

·性味归经·

1. 果实：味甘、微酸，性凉。入肺、胃、心经。2. 果皮：味甘、涩，性凉。3. 根：味甘、淡，性平。

·营养成分·

白梨含蔗糖、果糖、脂肪、蛋白质、胡萝卜素、尼克酸、维生素B_1、维生素B_2、维生素C及钙、磷、铁、有机酸等。

·热　量·

每百克60千卡。

养生功效

食用部：果实。

药用部：果汁，果皮，花，叶，树皮，根，枝。

功能效用：果实：润燥，生津，清热，化痰，清心降火，散结通肠，解酒。果皮：润肺，生津，清热。叶：利水，解毒。根：润肺止咳，理气止痛。

保健应用：果实：治肺热咳嗽，热病津伤烦渴，噎膈，目赤努肉，烫火伤，痰热惊狂，肺热痰稠咳嗽，肺结核，咯血，呕血，便秘；消渴，解酒。皮：治肺热咳嗽，暑热烦渴，吐血，疔疮，发背。叶：治水肿，小便利，毒菌中毒，疮毒。花：祛结热胸膈，去面黑粉滓。枝：治霍乱，心痛，无汗。树皮：解伤时气；治疮癣疥癞，瘟疫，霍乱气冒。根：治肺虚咳嗽，疝气腹痛，止咳嗽。

禁忌：1. 咳嗽无热者不宜，脾虚便溏者慎用。2. 肺寒咳嗽者忌食。

白梨的养生厨房

热病烦渴，止渴

用料：鲜白梨500.0克。

制用法：洗净切块，绞汁饮用，1日2次。

肺结核咳血

用料：白梨膏1汤匙。

制用法：早晚各服1次。

肺热咳嗽痰稠

用料：白梨膏1汤匙。

制用法：早晚各食1汤匙。

大便秘结

用料：鲜白梨300.0克。

制用法：鲜白梨去皮，将白梨果肉1次吃完。

百日咳

用料：秋梨2个，白藕1节。

制用法：先将秋梨洗净去皮及心，白藕洗净，两者切碎，用纱布绞挤汁，代茶频服。

食用保健常识

白梨甘、凉，能清热生津润燥，除烦止渴，主用于热病津伤烦渴、口干舌燥、口渴引饮等症。

番荔枝

清喉润肺 清热解毒

- **科名** 番荔枝科（Annonaceae）
- **英文名** Custard apple Sweet sop
- **学名** Annona squamosa Linn
- **别名** 释迦，佛头果

常绿小乔木植物番荔枝的果肉。树皮灰白色，从根处起分枝。单叶互生二列平展，矩圆形，基端均渐尖，全缘。花单生或2～4朵于叶腋或枝端，绿黄色，下垂。聚合果球形，黄绿色，外皮被白色粉霜，种子椭圆形黑色。花期春夏间，果期夏冬间。

·性味归经·

1. 果实：味甘，性平、入胃、肺经。2. 根：味苦，性寒。3. 叶：味苦、涩，性微寒。

·营养成分·

番荔枝含糖类、蛋白质、B族维生素、维生素C及钙、磷、铁、钾、镁等成分。

·热　量·

每百克104千卡。

养生功效

食用部：果肉。

药用部：未成熟果，种子，种子油，根，树皮，叶，汁。

功能效用：果实：补中，清喉润肺，清热解毒，消肿，杀虫。未成熟果实：收敛。种子、种子油：制杀虫剂毒鱼。叶：收敛涩肠，清热解毒，拔脓解毒，驱虫。根：清热，解毒。树皮：止泻、收敛、强壮。

保健应用：果实：治恶疮肿毒，肠寄生虫，咽喉炎，发烧，腹泻，恶性瘤之化脓药。未成熟果实：治赤痢。汁：治坏血病。叶：治赤痢，小儿脱肛，恶疮肿毒，皮肤痒，疥癣，发烧，腹泻。根：治热毒血痢。树皮：治急性痢疾，赤痢，脊髓骨病。

禁忌：1. 番荔枝含钾量高，肾衰竭者不可食用。2. 含的糖分高，肥胖者及糖尿病者，不宜多食。3. 胃寒者，勿食。4. 孕妇，禁服种子。

番荔枝的养生厨房

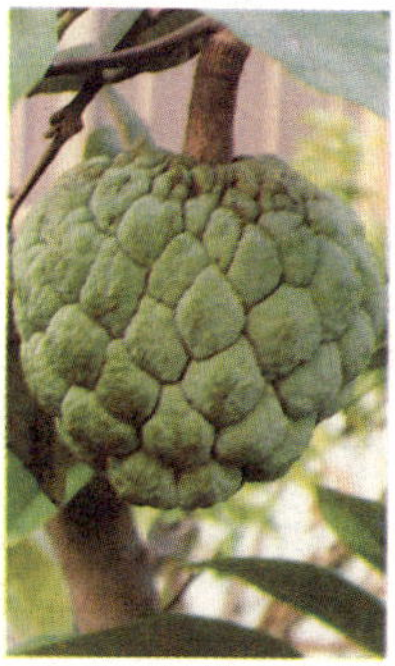

清喉润肺

用料：番荔枝1～2个。

制用法：洗净，吃果肉。

赤痢

用料：番荔枝种子18.8克，凤尾草37.5克，红鸡屎藤37.5克，小飞扬37.5克，乌糖少许。

制用法：水煎去渣，加乌糖调服。

细菌性痢疾

用料：番荔枝根皮37.5克，车前草37.5克，鲜凤尾草75.0克。

制用法：水煎服。

拔脓解毒

用料：番荔枝叶37.5克。

制用法：洗净，加适量水煎服。

食用保健常识

成熟的番荔枝果实除了食用外，还可治疮毒，未成熟的果实及种子也有杀寄生虫作用。

柑（橘子）

润肺生津
理气和中

科名 芸香科（Rutaceae）
英文名 Orange
学名 Citrus reticulata Blanco
别名 橘，柑子，柑橘，椪柑，桶柑，红柑

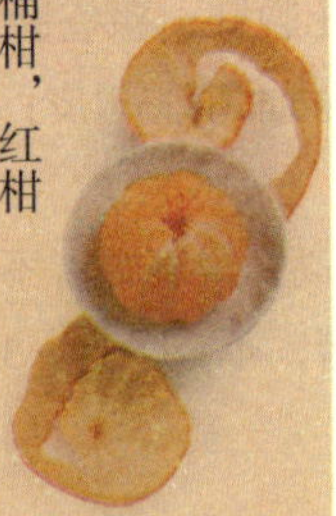

常绿小乔木或灌木，叶互生，叶片长卵状披针形。花黄白色或带淡红色，单生或数朵簇生枝端或叶腋。果近圆形或扁圆形，橙黄色或橙红色，果皮薄易剥离。种子卵圆形，白色，一端尖，数粒至数十粒或无。花期3～4月，果期10～12月。

·性味归经·

1. 果实：味甘、酸，性平。入肺、胃经。2. 叶：味苦、辛，性平。入肝、胃经。3. 橘白（白色内层果皮）：味苦、辛、微甘，性温。入脾、胃经。4. 橘红（外层果皮）：味辛、苦，性温。入肺、脾经。5. 橘络（果皮层筋络）：味甘、苦，性平。入肝、肺、脾经。6. 核（种子）：味苦，性平。入肝、肾经。7. 柑皮（晒干的果皮，中药名称为陈皮）：味辛、苦，性温。入脾、肺经。

·营养成分·

柑果汁含葡萄糖、枸橼酸、有机酸、维生素A、B族维生素、维生素C、胡萝卜素、钙、磷、铁、挥发油等，富含维生素A、维生素D。

养生功效

食用部：果实。

药用部：果皮，叶，橘白，橘红，根，橘络，橘饼，核。

功能效用：果实：润肺生津，理气和胃，解酒，通便。青皮：疏肝止痛，破气消积。叶：疏肝行气，化痰散结。果皮：和胃化湿。橘红：散寒燥湿，理气化痰，宽中健胃。柑皮：理气调中，燥湿化痰，下气止呕。橘饼：宽中下气，消积化痰。橘络：通络，理气，化痰。核：理气，散结，止痛。根：行气止痛。

保健应用：果实：消渴；治呃逆，胸膈结气，肺气肿，慢性咳嗽，老人咳嗽痰多，酒醉解酒，心血管疾病，高血压病，消化不良，食欲不振，便秘，胸肋痛。青皮：治肝气郁滞胁肋胀痛，乳房胀痛，疝气痛，食积胀痛，气积胀痛，气滞血瘀积聚痞块症。叶：治胸胁胀痛，疝气，乳痈，乳房结块。果皮：治湿浊内阻，胸脘痞满，食欲不振。橘红：治风寒咳嗽，痰多气逆，恶心，呕心，胸脘痞胀。橘饼：治饮食积滞，泻痢，咳喘，胸膈满闷。橘络：治经络气滞，久咳胸痛，痰中带血，伤酒口渴。核：治疝气，睾丸肿痛，腰痛，乳痈。柑皮：治脾胃气滞引起的脘腹胀痛，不思饮食，痰湿停滞引起的咳嗽痰多，胸膈不舒。根：治脾胃气滞，脘腹胀满，疝气。

禁忌：1. 脾胃虚弱者妇女生理期及产妇，不可食用。2. 风寒感冒咳嗽者，不宜食用。3. 阴虚燥咳及久嗽气虚者，禁用橘红。4. 体虚者，慎服种子。5. 青橘皮破气力大，破气则伤气，故气虚者不宜用。6. 多食柑，可导致机体功能紊乱，不宜多食。

柑（橘子）的养生厨房

肺气肿

用料：鲜柑1个，红枣5枚。

制用法：将柑洗净，剥开带皮，隔水炖30分钟后，吃柑果肉及红枣。

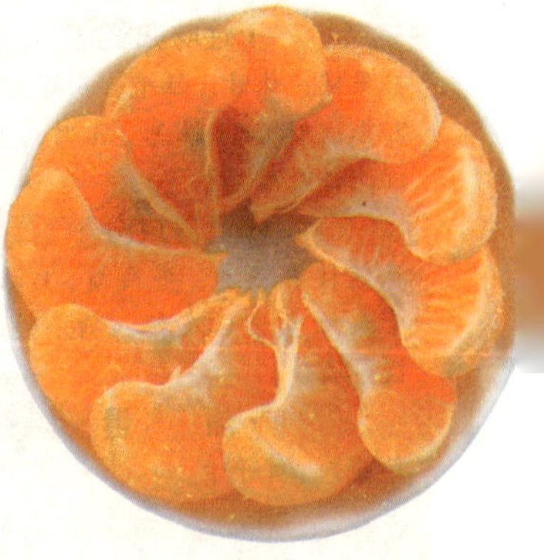

老人咳嗽痰多，慢性咳嗽

用料：鲜柑1个，生姜2片，冰糖18.8克。

制用法：将柑剥开带皮，隔水炖1小时后食用，连皮吃更好。

酒醉解酒

用料：鲜柑2个。

制用法：去皮，放入果汁机内，加开水1杯，榨汁服。

酒醉昏闷烦满，解酒毒

用料：柑皮56.3克，茶叶少许。

制用法：水煎6沸，当茶饮之。

产后乳汁不通，红肿热痛

用料：柑核（种子）15.0克，米酒30毫升。

制用法：将种子捣烂，加米酒及水煎服，早晚各服1次。

脂肪肝

用料：陈皮7.5克，红花7.5克，红枣5枚。

制用法：红枣去核，共放入锅内，加水煎煮，过滤取药液代茶服用。

睾丸肿痛，疝气

用料：柑核（种子）30.0克，小茴香9.4克。

制用法：水煎2次，早晚各服1次。

促进血液循环

用料：生柑皮20克（装入过滤袋中）。

制用法：浸泡于温水里，做柑橘浴。

咳嗽

用料：柑皮3.8～7.5克，砂糖适量。

制用法：放进茶杯中，热开水冲泡饮用。

健胃

用料：柑皮3.8～7.5克，姜末粉、砂糖少许。

制用法：放入杯中，热开水冲服。

咳嗽痰多，痰白而稠

用料：陈皮7.5克，白萝卜225.0克，腊鸭肫1个。

制用法：共煲汤服，1日2次。

效用：燥湿化痰。

气血亏虚，补养气血，健运脾胃

用料：陈皮3.8克，龙眼肉18.8克，芡实11.3克，炒酸枣仁9.4克。

制用法：水煎，早晚各服1次。

高血压，眩晕头重

用料：干橘皮5.6克，茶叶少许。

制用法：水煎代茶，频频饮之。

胃脘胀痛

用料：橘花3.8克，神曲3.8克，红茶3.8克。

制用法：用开水冲泡饮服，1日1剂。

慢性支气管炎，气喘痰多

用料：柑皮7.5克，萝卜子（炒）7.5克，芥菜子（炒）3.8克，甘草7.5克。

制用法：水煎，分2次服。

慢性胃炎

用料：柑皮18.8克，生姜11.3克。

制用法：水煎，分2次服。

小儿咳嗽痰多

用料：柑皮9.4克，紫苏9.4克，白萝卜片15.0克，红糖适量。

制用法：水煎，加红糖，趁热温服。

妊娠恶阻

用料：橘皮15.0克，生姜15.0克，红糖18.8克。

制用法：将橘皮，生姜洗净，加适量的水煮开，加红糖溶化，代茶常饮。

食用保健常识

1. 柑能防治心脏病，强化肝脏的解毒能力，常食柑，对心、肝有保健作用。

2. 柑皮含有柠檬萜、脂肪酸、橙皮苷、挥发油等，是芳香健胃药，能祛痰、行气、消积、止呕、利尿，还可抑制葡萄球菌。

3. 柑皮含的维生素P能维持毛细管的韧性，也可防止血管破裂出血和渗血。

火龙果

消暑止渴 清肺退火

● **科名** 仙人掌科（Cactaceae）

● **英文名** Night–Blooming gereus Night–Blooming Ceveus

● **学名** Hylocereus undatus

● **别名** 红龙果，红仙蜜果，仙人掌果

多年生攀援植物火龙果的果实。茎肉质，呈三角棱状，老茎会木质化，茎长可达10米，棱上凹陷处会长短刺，有芽眼，而分出新枝。花单生，夏至秋间夜晚开花，白色，漏斗状，白天闭合，花萼黄绿色，披针形，开花时向外卷，有芳香味。每年夏季开花数次，果期夏秋间。果实长椭圆形，成熟时红色，果肉有白色、红色，种子黑色。

·性味归经·

1. 果实：味甘、微酸，性凉。2. 花：味甘、苦，性微寒。

·营养成分·

火龙果富含蛋白质、铁、磷、钾、镁、维生素 B_2、维生素 B_3、维生素C等。

·热　量·

每百克50千卡。

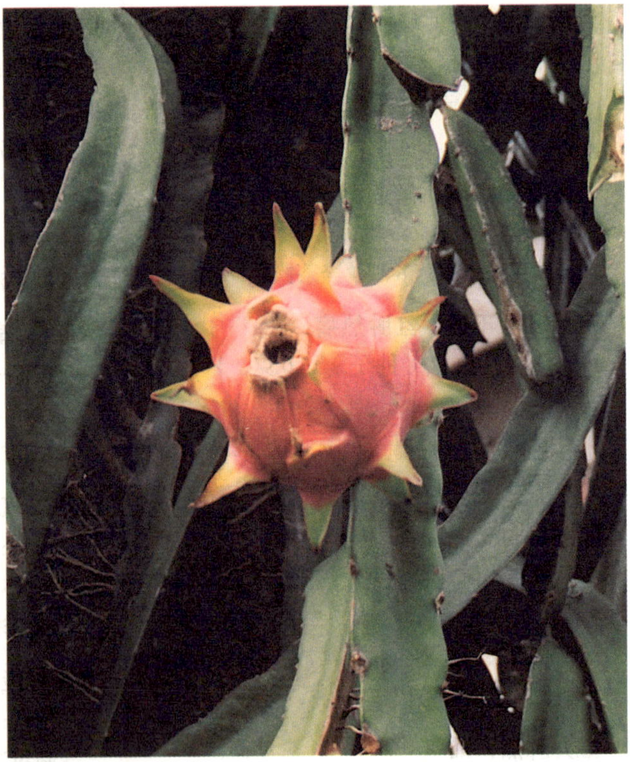

养生功效

食用部： 果实，花。

药用部： 花，鲜茎。

用量用法： 果实：做水果，适量的食用。花：适量的鲜品炖服或与猪瘦肉或排骨共炖食，或合他药同用。外用：鲜花捣烂外敷患处。茎：用鲜品煮汤饮服。外用：鲜品捣汁外敷患处。

功能效用： 果实：消暑止渴，减肥美肤，清肺退火，促进大肠及胃的消化，利尿。花：清血，润肺，止咳。果汁：促进排便，帮助消化，防癌。茎：退火，降压，解毒，舒筋活络。

保健应用： 果肉：用于夏天消暑退火；治消渴症，高血压病，高胆固醇症，肥胖症；健康美白，促进大肠及胃的消化。花：治高血压病，高胆固醇症，糖尿病，血浊，肺炎，支气管炎，肺结核，淋巴结核。茎：治尿酸症，胆固醇过高症，肾炎，高血压病，便秘，腮腺炎，火烫伤。

禁忌： 1. 妇女身体虚冷者，少吃。2. 痢疾者，不宜食用鲜品；胃寒者，少吃。

火龙果的养生厨房

养颜美白

用料： 火龙果1个，哈密瓜半个，蜂蜜半汤匙，冷开水半杯。

制用法： 火龙果切开，剥去外皮，取用果肉，与哈密瓜块肉搅碎打匀，再加入蜂蜜、冷开水共拌打匀后，即可饮用。

肥胖症

用料： 火龙果1个，食盐少许。

制用法： 火龙果切开，剥去外皮，切块，沾少许盐食之。

高血糖症

用料： 火龙果花适量。

制用法： 火龙果花洗净，晒干备用，每次3.0 ~ 5.0克，冲泡开水喝。

原发性高血压病

用料： 火龙果花37.5克，玉米须37.5克，西瓜二层皮18.8克，香蕉皮30.0克。

制用法： 水煎，分2 ~ 3次服。

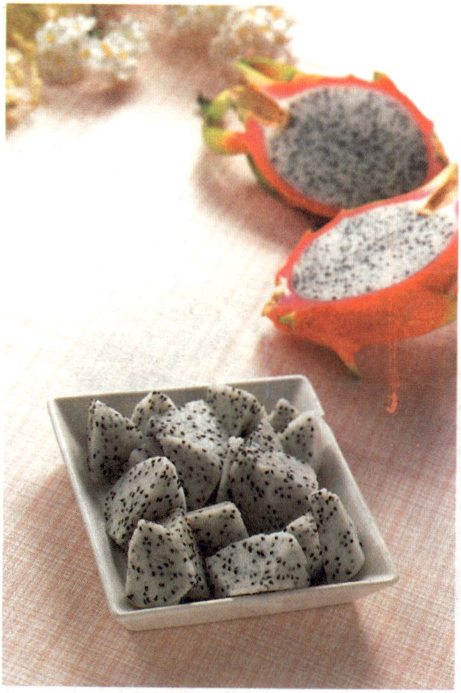

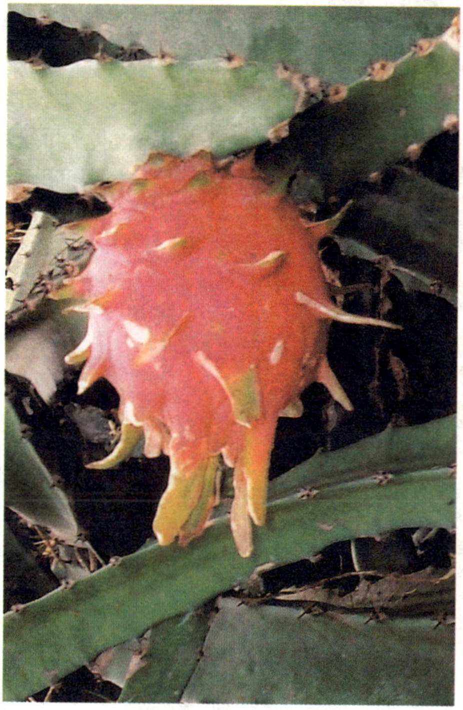

胆固醇增高症

用料： 火龙果干花18.8克，山楂18.8克，麦芽15.0克。

制用法： 水煎2次，早晚各服1次，连服半个月。

高尿酸症

用料： 火龙果鲜茎适量，蜂蜜少许。

制用法： 火龙果鲜茎洗净，切段，榨烂取汁，加蜜调服。

食用保健常识

火龙果花具有清血、润肺止咳作用，可以鲜食或晒干后煮食，经常合理地食用有强身健体功效。其果实能清肺降火、降血压、促进大肠及胃部食物的消化。

胖大海

清肺利咽 解毒清热

科名 无患子科（Sapindaceae）

英文名 Boat-fruited Sterculia Seed

学名 Sterculia scaphi-gera wall

别名 大海，通大海，胡大海，大洞果，安南子

落叶乔木植物胖大海的成熟种子。单叶互生，具长柄，革质卵状椭圆形，基圆端钝或钝尖，全缘。花杂性同株，圆锥花序顶生或腋生，花萼钟状，花瓣星状，蓇葖果1～5个，着生在果梗，呈船形，成熟前开裂。种子梭形或倒卵形，深褐色，有皱纹，光滑无毛。花期11～12月，果期2～3月。

·性味归经·

味甘淡，性凉。入肺、大肠经。

·营养成分·

胖大海含有胖大海素、西黄芪胶黏素、收敛性物质，主要成分含半乳糖、戊糖及阿拉伯糖等，外层皮含有胶素。

·热　量·

每百克31千卡。

养生功效

食用部：果实。

药用部：成熟种子。

用量用法：水煎服或沸水冲泡汁服，用2～5枚。大剂量可用至10枚，一般用1～2枚。

功能效用：清肺利咽，润肠通便，解毒，开肺气，清肺热。本品水浸出液有缓泻作用，亦有利尿，镇痛作用。种仁缓泻作用较强。

禁忌：脾虚腹泻、肺寒痰饮者，不宜食用。

胖大海的养生厨房

急性扁桃体炎

用料：胖大海3～5枚，或加冰糖适量。

制用法：沸开水冲泡，每4小时1次。

扁桃体炎肿痛

用料：胖大海18.8克。

制用法：炖服。

肺热喑哑

用料：胖大海11.3克，蝉衣3.8克，冰糖18.8克。

制用法：水煎服。

又方：胖大海3枚，麦门冬5.6克，款冬花5.6克，蝉蜕3.0克。

制用法：水煎服。

慢性咽喉炎

用料：胖大海7.5克，生甘草11.3克，菊花11.3克。

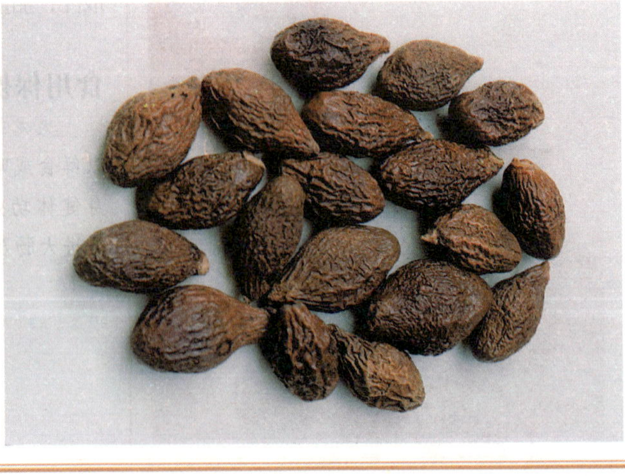

制用法：水煎服。

热结便秘

用料：胖大海3～5枚。

制用法：水煎，分2次服。

肺热咳嗽，咽喉肿痛

用料：胖大海3～5枚。

制用法：水煎，分2～3次服。

肺热咳嗽，血燥便秘

用料：罗汉果1个，胖大海2枚，蜂蜜少许。

制用法：罗汉果洗净，打碎，连壳放入茶杯内，胖大海、蜂蜜同放入茶杯，再将沸水倒入，杯盖盖好浸泡3～5分钟后饮用，常饮。

禁忌：胃寒痛者忌服。

喉咙痛

用料：胖大海3枚，生橄榄10个，冰糖37.5克。

制用法：加适量水煎服。

治则：开肺气，清肺热，利咽喉。

肺热急性喉炎

用料：胖大海30.0克，白甘草30.0克，甘蔗皮30.0克，梨皮30.0克，西瓜皮30.0克。

制用法：水6碗煎成2碗，分2～3次服。

效用：清热解毒，利咽消肿。

猩红热

用料：胖大海1枚，蜂蜜15.0克。

制用法：将胖大海洗净，放入杯中，加入蜂蜜，沸水冲泡，盖上盖，5分钟后，再将蜂蜜搅匀即可饮服。

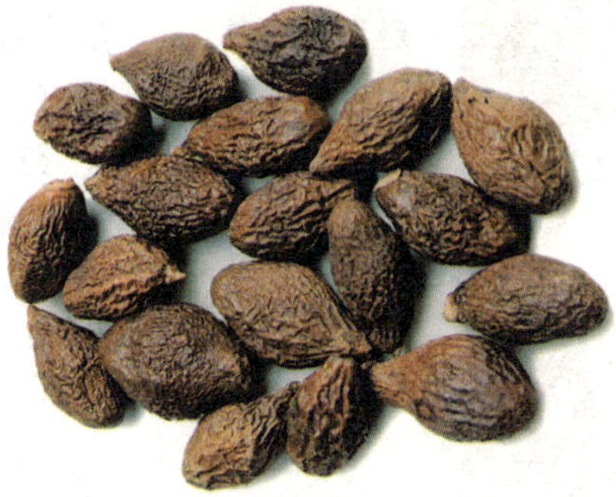

感冒失音

用料：胖大海3枚，麻黄3.0克，甘草3.0克。

制用法：开水冲泡饮用，1日2次。

外感引起干咳失音，咽喉肿痛，牙龈肿痛

用料：胖大海5枚，甘草3.8克。

制用法：炖茶饮服，老幼患者可加冰糖少许。

大便便血，因热便血，大便干燥出血

用料：胖大海3～10枚，冰糖18.8克。

制用法：胖大海用开水泡发，去核，加冰糖调服。

急性扁桃体炎

用料：胖大海11.3克，板蓝根7.5克，麦门冬7.5克，甘草3.8克。

制用法：泡水当茶喝。

食用保健常识

1. 胖大海性味甘、淡、凉。质轻，善于宣肺气，利咽喉，泻火解毒。对风热外袭、肺热引起的干咳无痰、咽喉肿痛、声哑有较好的疗效。

2. 胖大海外皮软，种仁的水溶提取物有利尿镇痛作用。

梨

科名 蔷薇科（Rosaceae）

英文名 Pear

学名 Pyrus serotin Pyrus communi

别名 梨子，水梨

润肺止咳 消痰散结

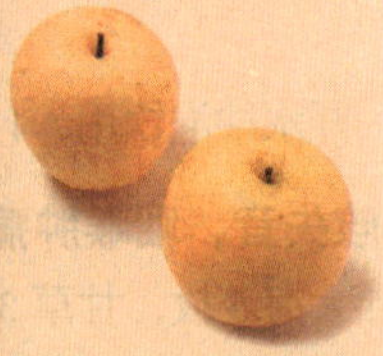

落叶乔木植物梨的果实。小枝光滑或幼枝有毛。叶革质，具柄，卵状长椭圆形，细锯齿缘。伞形总状花序6～8朵，花白色，萼瓣各5个。梨果近球形，盛产于夏秋间。

·性味归经·

1. 果实：味甘，性凉。入肺、胃、心经。2. 根：味甘淡，性平。

·营养成分·

果实含苹果酸、柠檬酸、葡萄糖、蔗糖、维生素A、维生素B_1、维生素B_2、维生素C、膳食纤维、灰分、钙、磷、铁、钾、蛋白质等成分。富含维生素B_1、维生素B_2、维生素D。

·热　量·

每百克41千卡。

养生功效

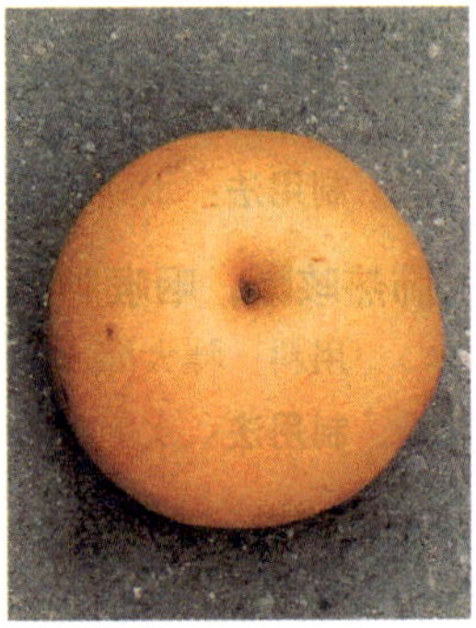

食用部： 果实。

药用部： 果皮，根，叶。

用量用法： 果实：生食或捣汁服。根：37.5 ～ 75.0克，水煎服。叶：37.5 ～ 56.3克，水煎服。

功能效用： 果实：润肺止热咳，生津止渴，清心降火，消痰，散结，通肠，促进食欲，助消化，解热，通便利尿，降血压，降胆固醇。根：润肺止咳，理气止痛。叶：利水，解毒。

保健应用： 果实：治咳嗽，咽痛，痢疾，伤津烦渴，噎嗝，痰热惊狂，高血压，中风不语，温病小儿疳热，高胆固醇，肾脏病，伤口愈合，疮疡，增强白血球活性。根：治咳嗽，疝气腹痛。叶：治食菌中毒，小儿疝气，霍乱吐泻，心痛。

禁忌： 1. 风寒咳嗽及腹泻者，慎食。2. 脾胃虚寒者、产后、外伤、小儿出痘后，不宜食用。3. 吃梨过量则助湿伤脾。

梨的养生厨房

感冒咳嗽，急性气管炎

用料： 梨1个，冰糖适量。

制用法： 将梨洗净，去皮及核，切片，加适量的水及冰糖，煮汤食，每日2剂。

治则： 宜滋阴润肺，化痰止咳。

咳嗽痰多

用料： 梨1个，蜂蜜适量，姜汁少许。

制用法： 梨洗净，切片，榨汁，加蜂蜜与姜汁，调匀饮用。

百日咳

用料： 梨1个，川贝末3.0克。

制用法： 梨洗净，由蒂把处切下一块，去心，装入川贝末，盖好，放入碗中蒸熟食用。

又方： 梨1个，麻黄1.0克。

制用法： 梨洗净，由蒂把处切下一块，去心，装入麻黄，盖平，放入碗中蒸熟，去麻黄，吃梨喝汤，分2次服。

糖尿病

用料：梨2个，绿豆187.5克，白萝卜225.0克。

制用法：梨洗净，去皮及核，切片；生萝卜去皮，切片；绿豆洗净，一同放入锅中，加适量的水共煮熟服用。

小儿咳嗽

用料：大梨1个，贝母2克。

制用法：梨洗净由蒂把处切下一块，去心，装入贝母，盖好，置于碗中隔水蒸60分钟，饮汤吃梨。

消除疲劳，预防糖尿病

用料：梨1个，苹果1个，柠檬汁1小匙，蜂蜜1小匙。

制用法：梨、苹果洗净，去皮及心，放入果汁机内榨汁，加入柠檬汁及蜂蜜拌匀饮用。

干咳无痰，咳嗽痰少难咳出

用料：雪梨1个，杏仁11.3克，桑叶11.3克，川贝11.3克，冰糖3.8克。

制用法：水煎去渣，加入冰糖调服，1日3次。

咳嗽声哑

用料：梨3个。

制用法：洗净切片捣汁饮之。

又方：雪梨3个，橘皮11.3克，薄荷3.0克，冰糖适量。

制用法：水煎，加冰糖调服。

痰热咳嗽

用料：雪梨1斤，白酒2瓶，白糖适量。

制用法：将雪梨洗净，去皮及核，切成方形的小块，放入酒瓮内，加入白糖与白酒，加盖密封，两天搅拌1次，浸泡10天即可饮用，可随量饮之。

咳嗽口渴

用料：雪梨皮3个，荷叶7.5克，竹叶7.5克。

制用法：水煎服。

咽喉红肿，声音嘶哑

用料：雪梨3个，橘皮11.3克，薄荷3.8克（后下煎），冰糖适量。

制用法：雪梨洗净切块，共橘皮水煎，煎好时加入薄荷煎1～3分钟，加冰糖调服。

咳嗽不止

用料：雪梨2个，川贝母11.3克，猪肺225.0克，冰糖少许。

制用法：将雪梨洗净，去皮切块，猪肺去泡沫，洗净切片，同川贝母一起放砂锅内，加冰糖、清水适量，文火煮熬3小时服食，每2天1次。

病中水毒

用料：鲜梨叶1把，白酒1杯。

制用法：将梨叶洗净，捣烂，绞汁，加白酒调服。

食用保健常识

1. 饭后吃梨有促进胃酸分泌、助消化、增进食欲的作用。

2. 梨含糖苷、鞣酸等成分，很适合肺结核者食用。梨炖冰糖服可滋阴润肺、消痰热、治咳喘，需常服。肺热久咳者可用生梨加蜂蜜熬制成梨膏糖服之。

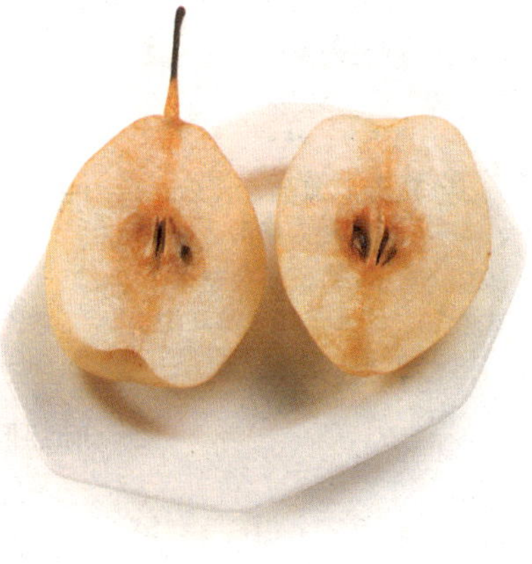

马蹄

清热生津 润肺化痰

- 科名　莎草科（Cyperaceae）
- 英文名　Water chestnut
- 学名　Eleocharis duleis（Burm. f）Trin
- 别名　荸荠，马薯

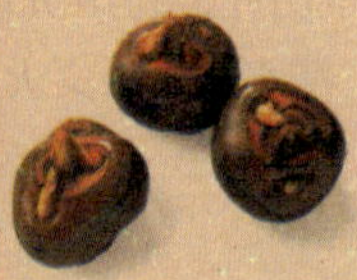

多年生水生草本植物马蹄的球茎。地下茎匍匐，先端膨大成肉质扁球形的球茎，外皮黑褐色，剖面粉白色。地上茎丛生，直立，圆柱状，中空，有多数横膈膜，光滑无毛。10～12月挖取球茎，秋末割取地上茎。花期夏季，淡绿色小花，穗状花序顶，直立，线状圆柱形。花果期秋冬间。

·性味归经·

1. 球茎：味甘、淡，性凉、微寒。入肺、胃经。2. 通天草：味甘，性寒。

·营养成分·

马蹄含淀粉、蛋白质、脂肪、维生素C、钙、磷、铁等。富含维生素A、维生素B_1、维生素B_2、黏液汁。

·热　量·

每百克79千卡。

养生功效

食用部：球茎。

药用部：球茎，通天草（地上的茎）。

用量用法：75.0 ～ 150.0克，水煎服。或捣汁或浸酒或煅存性研末。外用：煅存性研末撒或生用涂擦。

功能效用：球茎：清热生津，润肺化痰，降压，利尿，解渴，助消化。通天草：清热，利尿。

保健应用：通天草：治全身浮肿，呃逆，小便不利，水肿，淋病。球茎：治咽喉肿痛，胆结石，湿热黄疸，痔疮出血，肺热咳嗽，热病伤津烦渴，小便涩痛，麻疹不透，感冒，支气管炎，肝炎，便秘，高血压病，淋巴结核，泌尿系统结石，尿血，中风；预防流行性脑脊髓膜炎。

禁忌：1. 脾胃虚寒及血虚者，慎服。2. 虚劳咳嗽、孕妇血竭症者，忌用。

马蹄的养生厨房

咽喉肿痛

用料：马蹄75.0克。

制用法：去皮，早晚各嚼食1次。

湿热黄疸

用料：马蹄汁1杯，地耳草18.8克，五根草18.8克。

制用法：先将地耳草及五根草洗净，加水3碗煎成1碗，去渣，再将煎汤1碗加马蹄汁1杯服用，早晚各1次。

麻疹不透

用料：马蹄93.8克，柽柳15.0克。

制用法：水煎当茶喝。

高血压病

用料：马蹄56.3克，鲜柑皮30.0克。

制用法：水3碗，煎成1碗服用，早晚各1次。

胆结石

用料：鲜马蹄600.0克，蜂蜜适量。

制用法：将马蹄洗净绞汁，约半杯，加蜂蜜调匀服，连服5～7天，早晨空腹时较佳。

肺热咳嗽，痰脓

用料：马蹄汁1杯，川贝粉末1.5克。

制用法：拌均匀后服用，早晚各1次。

泌尿系统结石

用料： 马蹄56.3克，猫须草37.5克，番麦须56.3克。

制用法： 洗净，水煎当茶喝。

尿血

用料： 马蹄112.5克，金钱草56.3克。

制用法： 水煎服。

全身浮肿，小便不利

用料： 鲜通天草56.3克，鲜芦根37.5克。

制用法： 水煎，分次服。

酒精中毒

用料： 马蹄37.5克，绿豆37.5克。

制用法： 先将马蹄洗净削皮，切片，同绿豆共用冷水泡20分钟，再煮开10分钟，饮汤。

热病伤阴，消渴症

用料： 鲜马蹄、西瓜、梨子、藕、鲜白茅根各适量。

制用法： 共洗净，捣烂绞汁，每服50毫升，每天3～4次，连服数日。

痔疮出血

用料： 生马蹄112.5克。

制用法： 洗净去皮，每天吃。

又方： 鲜马蹄487.5克，红糖93.8克。

制用法： 将马蹄洗净，削皮，切片，加水煎1小时，1次服或分次服，1日1剂。

急性肾炎兼水肿

用料： 通天草37.5克，大腹皮15.0克。

制用法： 共洗净，水煎服。

又方： 通天草30.0克（鲜品者37.5～75.0克），鲜芦根30.0克。

制用法： 水煎服。

食道癌，胃癌，子宫癌

用料： 马蹄18.8克，番杏（全株）187.5克，薏仁56.3克。

制用法： 共煮成粥状食之，1日1次。

直肠癌

用料： 马蹄适量，凤尾草适量。或加半枝莲适量。

制用法： 水煎代茶。

百日咳

用料： 马蹄37.5克，甘蔗56.3克，雪梨1个，冰糖18.8克。

制用法： 先将马蹄、甘蔗洗净，捣碎榨汁；雪梨洗净切块，再加适量水、冰糖，隔水蒸熟，吃梨饮汤。

肺脓肿成痈期

用料： 马蹄56.3克，山豆根30.0克，山楂18.8克。

制用法： 水煎服。

治则： 宜清热解毒，化瘀止痛。

食用保健常识

1. 马蹄富含黏液质，有润肺化痰、生津作用。其所含的淀粉及粗蛋白，能促进大肠蠕动；含的粗脂肪，有加强滑肠通便的作用。

2. 马蹄生吃或煮食皆可，饭后生吃开胃下食，除胸中实热，消宿食。制粉食有明耳目、消黄疸、解毒作用。

3. 马蹄含有不耐热的抗菌成分马蹄英，对金黄色葡萄球菌、大肠杆菌、绿脓杆菌等均有抑制作用。还含一种抗病毒物质，可抑制流脑、流感病毒。

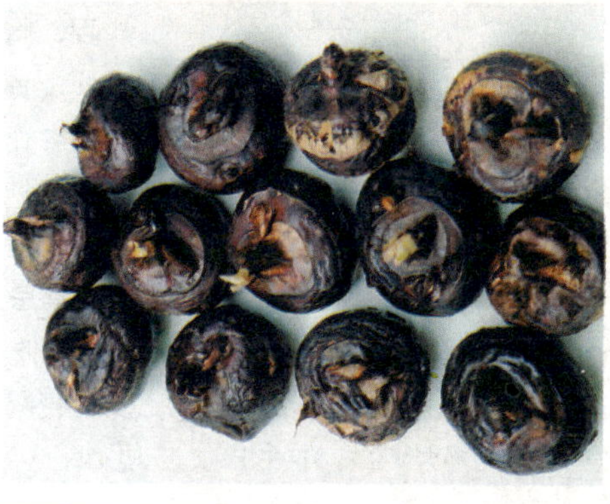

杨桃

润肺化痰 下气和中

- 科名 酢浆草科（Oxaidaceae）
- 英文名 Carambola Star Fruit
- 学名 Averrhoa carambola
- 别名 五敛子，羊桃，五棱子

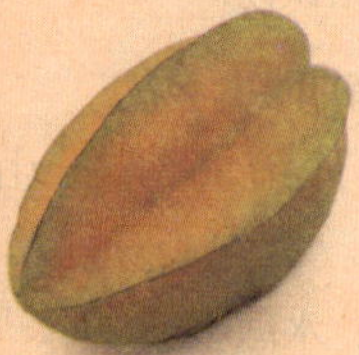

常绿乔木或大灌木植物杨桃的果实。叶奇数羽状复叶，小叶5～11片，卵状椭圆形，先端尖，基部钝，全缘。圆锥状聚伞花，萼红紫色，花瓣白色至淡紫色，小花密生。浆果肉质，椭圆形，有5条纵棱。全年开花结果，夏冬季间为盛产期。

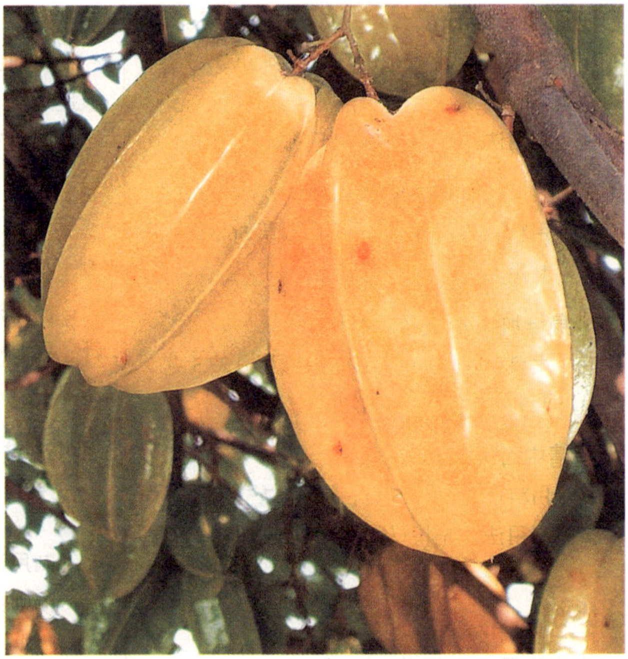

·性味归经·

1. 果实：味酸、甘，性微寒。入肺、脾、小肠经、膀胱经。2. 花：味甘，性平。3. 枝：味酸、涩，性凉。4. 叶：味苦、涩，性寒。

·营养成分·

杨桃含维生素 B_1、维生素 B_2、维生素C，糖类、草酸盐、苹果酸、蛋白质、钾、柠檬酸等。

·热　量·

杨桃每百克35千卡，杨桃汁每百克44千卡，杨桃干每百克308千卡。

养生功效

食用部：果肉，果汁。

药用部：果汁，花，枝，叶，根。

用量用法：果实：鲜果生食，或绞汁饮。或30.0～56.3克，水煎服。根：鲜根37.5～75.0克，干品减半，水煎服。叶：适量，捣敷。花：干花11.3～18.8克，水煎服。

功能效用：果实：清热生津，润肺化痰，下气和中，祛风热，降血压，利尿，解毒，消食积，解肉食毒。花：清热，截疟。枝：祛风利湿，消肿止痛。根：涩精，止血，止痛。叶：拔毒生肌，散热止痛，止血，利小便。

保健应用：果实：治咽喉肿痛，风热咳嗽，口腔溃烂，沙哑，胸闷欲呕，消化不良，脾肿大，骨节风痛，石淋，小便涩赤，坏血病。根：治慢性头痛，关节疼痛，鼻衄，遗精。花：治鸦片毒，痢疾，白带；解寒热。枝叶：治疮疽肿毒，风热感冒，小便不利，跌打肿痛，产后浮肿，急性胃肠炎。

禁忌：1. 杨桃易损脾胃，脾胃虚寒、肾脏病等患者，少吃或不吃。2. 杨桃含有某种神经毒素，而且含钾量高，洗肾及肾衰竭者吃后易导致不断地打嗝，慎食。3. 尿酸痛风者，忌食。

杨桃的养生厨房

砂淋

用料：鲜杨桃4个，蜂蜜40毫升。

制用法：炖烂食，早晚各1次。

解酒

用料：杨桃1个，食盐（或米醋、糖）适量。

制用法：将杨桃洗净切片，晒成半干，用食盐或米醋、糖渍制后加水煎服。

小便赤涩痛

用料：鲜杨桃3个，冷开水1杯。

制用法：洗净，捣烂，加冷开水调匀服用，1日2次。胃肠不佳患者，饭后服；尿酸、痛风等症者，不宜服用。

皮肤红肿成块，瘙痒症

用料：鲜酸杨桃500.0克，糖渍杨桃18.8克。

制用法：将鲜酸杨桃洗净捣烂，加水煮浓汁，外洗患处，1日2～3次。另内服糖渍杨桃。

慢性头痛

用料：鲜杨桃根80.0克，豆腐150.0克。

制用法：共炖服，1日1次。

咽喉痛

用料：生杨桃1～2个。

制用法：每日吃2～3次。

忽寒忽热

用料：杨桃干花18.8克。

制用法：水煎服，每日2次。

痈疽肿毒

用料：鲜杨桃叶适量。

制用法：洗净捣烂，外敷患处。

效用：止血止痛，散热拔毒。

久疟后脾肿大

用料：鲜杨桃5个。

制用法：洗净切碎，捣烂绞汁，温开水冲服。

气结引起小便涩痛，血尿，石淋

用料：杨桃5个，蜂蜜适量。

制用法：将杨桃洗净切碎，同蜂蜜煎汤服用，1日2次。

效用：行气通淋，利水消石。

风热咳嗽

用料：鲜杨桃112.5克，冰糖适量。

制用法：将杨桃洗净切片，绞汁加冰糖炖服。或每日食鲜杨桃1～2个，1日2～3次。

痢疾日久不愈形成痞块

用料：杨桃7个。

制用法：洗净，切块，绞汁1杯服之，1日2次。

食用保健常识

杨桃有甜、酸两种。甜杨桃味酸、甜、性寒，有清热、生津、利尿解毒作用。热毒偏盛、津伤口渴、风热咳嗽、咽喉肿痛、风火牙痛、口舌生疮、饮酒过度、痢疾引起肝脾肿等症均可调治。甜杨桃，正常人适量的食用可补充营养、增强体质，对健康有所帮助。酸杨桃味酸，一般做干果或菜用。

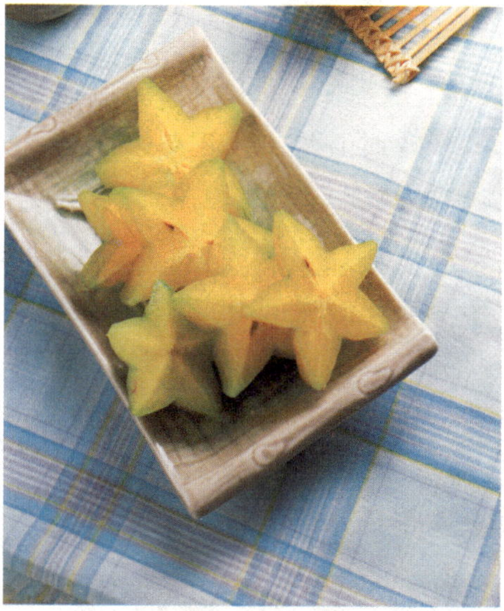

橄榄

清肺利咽
生津解毒

科名：橄榄科（Burseraceae）
英文名：Olive
学名：Canarium album
别名：青果，甘榄，白榄

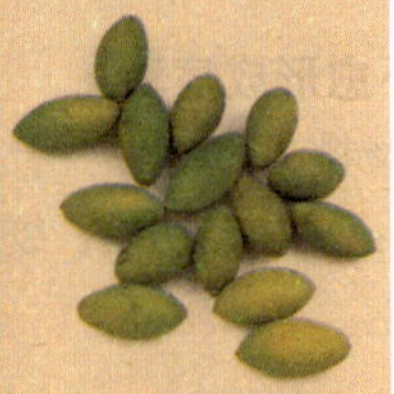

常绿乔木橄榄的果实。树皮灰褐色，平滑。幼枝叶被短绒毛，枝有皮孔。奇数羽状复叶互生，小叶11～15个，对生，矩圆状披针形，基斜，端渐尖，全缘，光滑稍革质。圆锥花序顶生，花黄白色。核果椭圆形，熟时黄绿色，果核两端尖。花期5～7月，果期8～10月。

·性味归经·

1. 果实：味甘、酸涩，性平。入肺、胃经。2. 仁：味甘，性平。入肺经。3. 核：味甘、涩，性温。4. 根：味微苦，性平。

·营养成分·

橄榄果肉含脂肪、维生素C、蛋白质、糖类、钙、磷、钾、铁及鞣质等。

·热　　量·

每百克23千卡。

养生功效

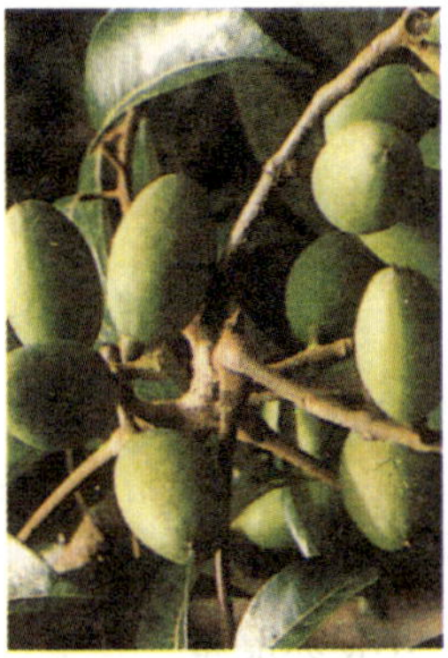

食用部：果实。

药用部：果仁，核，根，叶。

用量用法：果实：7.5～11.3克，水煎服。外用：研末撒或油调敷。果仁：7.5克，水煎服。外用：研末外敷。果核：3.8～7.5克，烧存性研末服。外用：外撒或调敷。根：15.0～37.5克，水煎服。外用：煎水含漱。橄榄露：内服，10～15毫升。

功能效用：果实：清肺利咽，生津解毒，壮胃益脑，开胃消积，理气止痛，消痰，止泻，解鱼毒、酒毒，保护胆囊。果仁：解鱼毒、酒毒，润肺消痰。核：消鱼骨鲠喉，解毒利气，敛疮止血。根：清咽解毒，健胃，利关节。

保健应用：果实：治咳嗽痰血，咽喉肿痛，暑热烦渴，醉酒，鱼蟹中毒。果仁：治口唇燥痛，嘴痛，鱼蟹中毒。核：治咽喉肿痛，肠风下血，睾丸肿痛，口舌生疮，天疱疮，冻疮，痄疮。根：治风湿痹痛，手脚麻木，脚气，咽喉肿痛，白浊，哮喘。橄榄露（果实的蒸馏液）：清肺，利咽喉，生津止渴；治咽喉肿痛，咳嗽痰中带血，烦渴，泻痢；解酒毒，河豚毒。

禁忌：1. 橄榄鲜果长期嚼食可能引起黏膜细胞变异，勿长期嚼食。2. 胃酸过多者，慎用。3. 脾胃虚寒、腹痛、腹泻患者及大便秘结者，慎服。4. 果核过腹令人呕泻，慎用。

橄榄的养生厨房

饮酒过多、昏闷不适

用料：鲜橄榄10个，白糖37.5克。

制用法：将橄榄洗净去核，果肉捣烂，加水煎汤，调白糖服。

外伤出血

用料：鲜橄榄5个。

制用法：去核，捣烂，外敷。

痔疮出血，胃出血

用料：鲜橄榄5个，藕节93.8克，猪瘦肉93.8克，食盐适量。

制用法：鲜橄榄洗净去核，加入水及食盐适量，共煎服，每天1次。

久咳不愈

用料：鲜橄榄5个，糖霜适量。

制用法：鲜橄榄洗净去核，共炖30分钟后饮服。

胃痛不适

用料：橄榄根37.5克，桂花根37.5克，狗尾草37.5克，猪瘦肉75.0克。

制用法：半酒水炖服。

流行性脑脊髓膜炎

用料：橄榄7个，白萝卜300.0克。

制用法：2味洗净，加适量的水煎汤，当茶饮。

治则：清热解毒，凉肝止惊。

肺胃热毒

用料：鲜橄榄15.0克，鲜白萝卜225.0克。

制用法：白萝卜洗净切片或切块，共加水煎，分2次服。

风痫病

用料：橄榄487.5克，郁金22.5克，白矾22.5克。

制用法：将橄榄、郁金2味加水煎浓汁，再放入白矾，混匀再煎，每次服20毫升。

咽喉红肿痛

用料：鲜橄榄18.8克，鲜白萝卜300.0克。

制用法：鲜白萝卜洗净切块，共加水煮服。

疮疡肿毒

用料：鲜橄榄8个。

制用法：橄榄洗净去核取果肉用，共捣烂，外敷患处。

肠炎痢疾

用料：鲜橄榄5个，姜糖适量。

制用法：去核取果肉，姜糖加适量水煎汤送服。

风热犯肺支气管炎，咯痰黄稠

用料：鲜青橄榄225.0克，白萝卜600.0克。

制用法：水煎汤代茶饮，分多次饮用。

治则：宜疏风清热，宣肺化痰。

肝胆气结引起的胆囊炎右上腹闷痛

用料：鲜橄榄225.0克，白萝卜1240.0克。

制用法：加水煎，当茶饮服。

治则：宜疏肝利胆，行气解郁。

风火喉痛，喉间红肿

用料：鲜橄榄18.8克（干品用11.3克），白萝卜187.5克。

制用法：白萝卜洗净切块，水煎服。

支气管炎，扁桃体炎

用料：橄榄375.0克，白萝卜600.0克。

制用法：水煎，随意服。

接触性皮炎

用料：鲜橄榄叶适量。

制用法：洗净，加水煮30分钟，冷后涂患处。

漆疮

用料：生橄榄、橄榄叶适量。

制用法：共洗净，生橄榄捣汁涂患处，涂擦前可先用叶煎汤洗。

筋骨酸痛

用料：鲜橄榄根112.5克，黄酒120毫升。

制用法：水适量炖服。

食用保健常识

1. 橄榄富含钙、磷、铁及维生素C等成分。能开胃、生津润喉、解酒毒、除烦热，很适合儿童、孕妇、体弱多病的中老年人，对于胃虚津少、食少、咽喉肿痛、音哑、咳嗽、痢疾、预防白喉、流感等有一定疗效。

2. 可解河豚毒及酒毒。生食橄榄或煎浓汤饮服。

椰子

解热消渴　利尿消肿

科　　名　棕榈科（Palmae）

英文名　Coconut；Coco Palm

学　　名　Cocos nucifera L

别　　名　可可椰子，可可亚

常绿乔木植物椰子树的果实。杆直立，高10～25米，具轮状叶痕。羽状复叶，从生于茎顶，长3～7米，小叶片线形，革质。内穗花序腋生，雄花小，生于上部，雌花大，生于下部。核果倒卵形。花果期为一周年。

·性味归经·

1. 浆液（果汁）：味甘，性凉。2. 果肉：味甘，性平，入肺经。3. 壳：味苦、涩，性温。4. 根：味苦，性平。5. 种子：味微甘、辛，性平。

·营养成分·

椰子果肉含脂肪油、蛋白质、糖类、钙、钾、维生素C，果汁含葡萄糖、果糖、蔗糖等。椰子油含维生素类。椰子壳含戊聚糖及木质素等。椰子富含维生素D。

·热　量·

每百克18千卡。

养生功效

食用部：果汁，果肉。

药用部：果汁，果肉，壳，根，种子，油。

用量用法：种子：7.5～18.8克，水煎服。果肉：食肉或压滤取汁75.0～112.5克。根：11.3～18.8克，水煎服。或烧存性研末，每次3克。壳：烧存性研末，每次3克。浆液：75.0～112.5克，直接饮用。油：外用涂擦。

功能效用：椰子浆液：生津止渴，解热消渴，利尿消肿，降压，驱虫，止血。椰子除去果肉内的浆液：补脾益肾，催乳。椰子油：杀虫止痒，敛疮。椰子根：止血，止痛。椰子壳：祛风，利湿，止痒，杀虫，收敛。椰子果肉：益气健脾胃，杀虫，消疳积。

保健应用：椰子浆液：治口干烦渴，水肿，吐血，心脏性水肿，肠胃炎，霍乱，热病，中暑，呕吐，便血，肌肤水肿。椰子除去果肉内浆液：治脾虚水肿，腰膝酸软，产后乳汁缺少。椰子根：治鼻血，胃痛，吐泻。椰子油：治湿疹，疥癣，冻疮。椰子果肉：治疳积，心脏性水肿，口干烦渴，面色润泽，便秘，汗斑，神经性皮炎。

禁忌：1. 鲜汁不可停放过久，以免变味。2. 椰子肉过食会引起腹闷，不宜多食。3. 心脏病、血管硬化、胃肠不佳者，不宜多饮椰子汁。4. 疮疥、喘咳者，忌食果肉。

椰子的养生厨房

热病口干，中暑发热

用料：椰子1个。

制用法：取汁喝，早晚各1次。

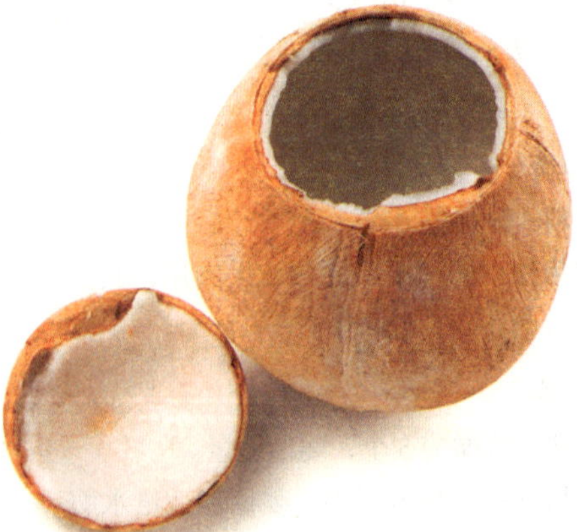

便秘

用料：椰子 1 个。

制用法：早晚吃椰肉半个或 1 个。

皮肤湿疹

用料：椰壳 1 个。

制用法：打碎，加水煮浓汁，外洗患处，1 日数次。

阴部瘙痒

用料：椰壳 1 个。

制用法：打碎，加水煮，外洗患处，1 日数次。

蛔虫

用料：椰子肉 15.0 ~ 18.8 克。

制用法：每天早晨空服嚼食。或先饮椰子汁，再嚼食椰子肉。

充血性心脏衰竭，水肿

用料：鲜椰子汁适量。

制用法：随时饮用。

白喉

用料：椰子树根皮 80.0 克，糖适量。

制用法：洗净晒干，水煎去渣，加糖调服，连服 5 ~ 10 天。小孩用量减半。

清热解渴，风热症

用料：椰子 1 个，白糖 37.5 克。

制用法：将椰子切开，取出浆液，放入碗中，加入白糖，拌匀食之。

病后体虚，脾虚食欲不振

用料：椰子肉 225.0 克，土鸡肉 56.3 克，糯米 18.8 克。

制用法：将 3 味放入锅中，隔水蒸熟服食，每日 1 次。

效用：补脾益气，养胃生津。

健忘，怔忡，多梦之心脏衰弱

用料：鲜椰子汁适量。

制用法：适量饮服。

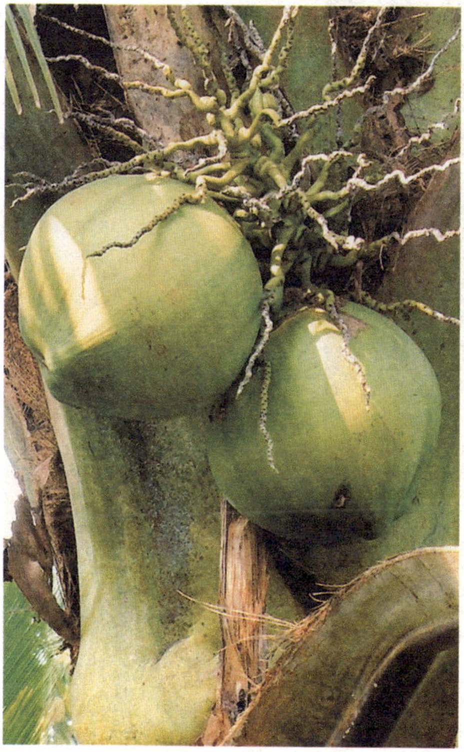

神经性皮炎

用料：椰子油适量。

制用法：涂擦患处。

食用保健常识

1. 椰子汁擅长清热生津，对津伤口渴、内热心烦症患者非常有效，服之能清凉透心、除烦渴；水肿者服之，利尿消肿；吐血者服之凉血止血。

2. 椰子果肉善健脾益气、消疳杀虫，对脾虚乏力、食欲不振、四肢疲倦、小儿疳积等有调治作用。

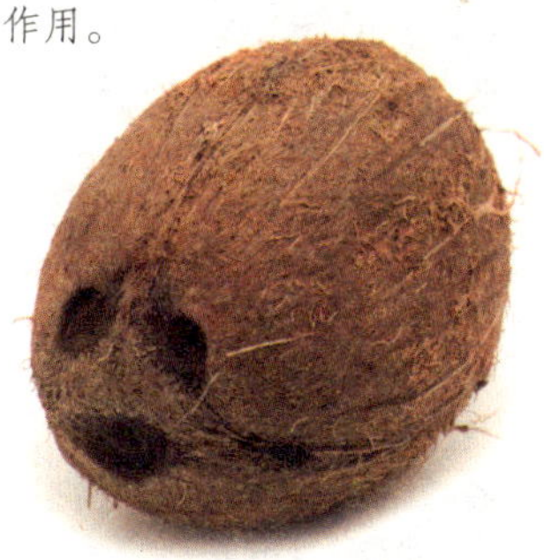

柿

科名：柿树科（Ebenaceae）

英文名：Persimmon；Persimmon fruit

学名：Diospyros kaki Thunb

别名：朱果，柿果，柿子，红柿

清热润肺 化痰止咳

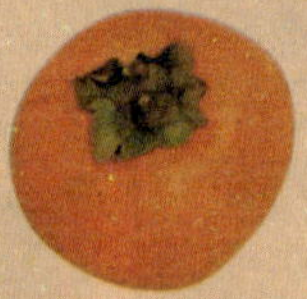

落叶大乔木植物柿的果实。树皮深灰色至灰黑色，鳞片状开裂，枝深棕色。单叶互生，倒卵形至椭圆形，全缘，革质。花雌雄异株，雄花成聚伞花序腋生，雌花单生叶腋，花冠淡黄色或黄白色。花期春季，果期秋季。

·性味归经·

1. 果实：味甘、微涩、酸，性凉寒。入心、肺、脾、大肠经。2. 柿饼：味甘、涩，性平。3. 柿干：味甘、涩，性寒。4. 柿霜：味甘，性凉。入心、小肠、肺经。5. 叶：味苦，性寒。入肺、胃、肝经。6. 蒂：味苦、涩，性平。入肺、胃、肝经。7. 根：味苦、涩，性平。8. 花：味甘，性平。入脾、肺经。

·营养成分·

果实含蔗糖、果糖、葡萄糖、胡萝卜素、维生素 B_1、维生素 B_2、维生素C、维生素P及钙、钾、磷、铁、钠、铜、碘、镁。柿蒂含β-谷留醇、糖甙、三叶豆甙、金丝桃甙、鞣质、香草酸、丁香酸。

养生功效

食用部： 果实，柿饼，柿干，柿霜。

药用部： 全株。

功能效用： 果实：清热润肺，化痰止咳，生津止渴，健脾开胃，助消化，降血压。柿干：润肺，涩肠，止血。柿霜：清热润燥，化痰，生津止咳，清心，肺热。叶：止咳平喘，止血，降血压。蒂：降气止呃。生柿：清热，解酒毒。果皮：治无名肿毒，疔疮。花：治疔疮破烂，一切呕吐，吞酸。根：凉血止血，清热解毒。树皮：清热解毒，止血。柿饼：润肺，止血，健脾，涩肠。

保健应用： 果实：治甲状腺肿，咳喘，心悸，便秘，腹痛，呕吐，胃痛，桐油中毒，慢性肠炎，肺热咳嗽，咽喉痛，胃肠出血，痔血，高血压，热喘，口舌生疮，吐血。柿干：治吐血，咳血，血淋，痔疮出血，痢疾。蒂：降逆气，止呃逆，治呕哕，胃寒，夜尿症，反胃。柿霜：治肺热咳嗽，咽干喉痛，咯血，吐血，口舌生疮，消渴。叶：治肺气胀，喘咳，内出血症。根：治血崩，血痢痔疮，血管硬化，高血压病。树皮：治下血，烫火伤。柿饼：治喉干音哑，咯血，吐血，便血，尿血，脾虚，消化不良，反胃，泄泻，痢疾，热涩淋痛，颜面黑斑。

禁忌： 1. 柿食后不宜饮白酒，热开水及菜汤，易造成胃柿石症。2. 空腹亦不宜生食，贫血不宜食；柿子和蟹不能同食。3. 气虚体弱，生产后，风寒感冒等症，不宜多食。4. 脾胃虚寒，水肿及疟疾者，忌食。5. 脾胃虚寒，痰湿内盛者，慎服柿饼。

柿的养生厨房

肺痈咳嗽痰脓

用料： 柿饼带蒂 3 个。

制用法： 水 2 碗煮烂，早晚各服 1 次。

老人咳喘，痰稠咳嗽

用料： 柿饼 2 个，蜂蜜 30.0 克。

制用法： 隔水炖烂吃，早晚各 1 次。

呃逆不止

用料： 柿蒂 11.3 克，生姜 3.8 克。

制用法： 水 1 碗半煎成 8 分服用。

又方： 柿叶 3.8 克，米酒适量。

制用法：炒香研末，加米酒适量调服。

又方：柿饼蒂 10 个，生姜 9.4 克。

制用法：水煎服。

治则：和胃，降逆，止呃。

痔疮出血

用料：柿饼 2 个。

制用法：加水煮烂食用，早晚各 1 次。

尿血

症状：本症尿血，尿道不会痛。

用料：柿饼 2 个。

制用法：每天早晨吃，用稀饭送服，连吃 5 ~ 7 天。

缺碘性甲状腺肿大

用料：未成熟鲜柿 225 克。

制用法：洗净，切片捣碎，绞汁，沸开水分 2 次冲服。

高血压病

用料：干柿叶 18.8 ~ 30.0 克。

制用法：水煎，当茶饮用。

咳嗽

用料：柿饼 6 个，茶叶 3.0 克，冰糖 18.8 克。

制用法：将 3 味放入瓦罐内炖烂，拌匀，分 2 ~ 3 次服。

声音嘶哑

用料：柿叶 18.8 克，车前草 18.8 克，栀子根 18.8 克，豆腐 187.5 克。

制用法：加适量水煎汤，分 2 ~ 3 次服。

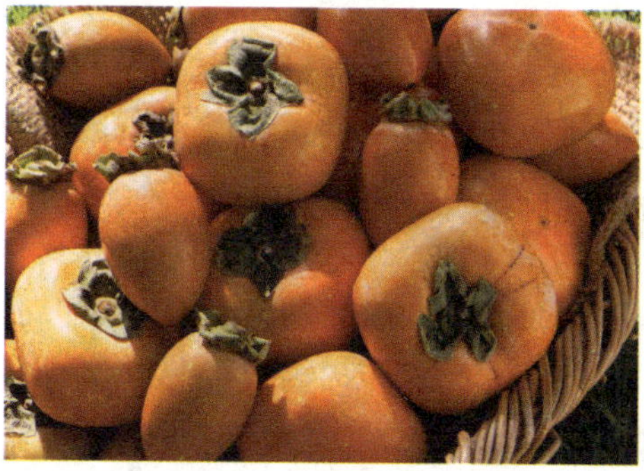

甲状腺肿大

用料：柿 1 个，蜂蜜适量。

制用法：柿洗净去皮切块，绞汁，加蜂蜜调服。

外寒内热引起的慢性支气管炎

用料：柿饼 1 个，生姜 5.6 克。

制用法：将柿饼切成两半，生姜去皮切碎夹在柿饼内，用文火焙热，去姜吃柿饼，1 日 2 次。

治则：宜解表温里，宣肺化饮。

肺热燥咳

用料：柿霜 11.3 克。

制用法：开水冲服。

小儿夜间遗尿

用料：柿蒂 11.3 克。

制用法：洗净，加适量的水煎代茶。

胃寒呃逆

用料：柿蒂 3 个，竹茹 3.8 克，茶叶 9.4 克。

制用法：开水冲泡，温饮频服。

慢性支气管炎

用料：柿霜 18.8 克。

制用法：用温开水溶化服用，1 日 2 次。

下痢如水

用料：柿干 2 ~ 3 个。

制用法：蒸熟服食。

食用保健常识

1. 新鲜柿子含碘量高，常吃有益甲状腺患者。柿叶含的黄酮苷有降低血压、增加冠脉流量的作用。叶中的成分对金黄色葡萄球菌及千卡他球菌均有抑制作用。

2. 柿蒂含的成分有抗心律不整及镇静作用，常用来治呃逆、遗尿、返流性胃炎等症。

3. 柿叶可制成茶，常饮柿叶茶有稳定和降低血压、软化血管、清血、消炎等作用。

李子

清肝去热 益肝坚肾

科名：蔷薇科（Rosaceae）

英文名：Plums

学名：Prunus salicina Lindl

别名：李实，李仔

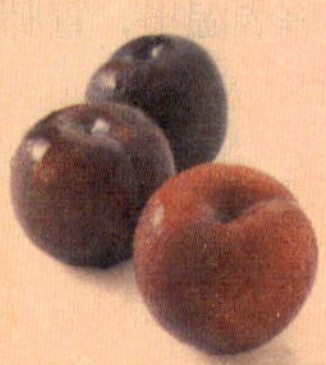

落叶小乔木植物李子的果实。树皮灰褐色，粗糙，小枝紫褐，光滑无毛。单叶互生，长椭圆状或倒卵形，基楔端尖，细锯齿缘具柄。花通常每3朵1丛，白色。果球形，黄色或淡赤色。花期春季，果期夏季。

·性味归经·

1. 果实：味甘、酸，性平。入肝、肾、脾、胃经。2. 核仁：味苦，性平。入肝、大肠经。3. 根：味苦、涩，性凉。4. 叶：味甘，酸，性平。5. 花：味苦、香，性凉。6. 李根皮：味苦、咸，性寒。入肝经。7. 树胶：味苦，性寒。

·营养成分·

果实含糖分、多种氨基酸及果酸、脂肪、维生素 B_1、维生素 B_2、维生素C及钙、磷、钾、铁、胡萝卜素、天门冬素等。

·热　量·

每百克57千卡。

养生功效

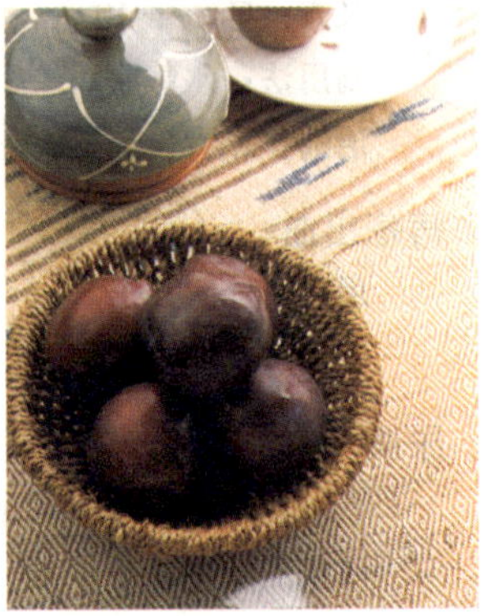

食用部：果实。

药用部：核仁，根，叶，花，根皮，树胶。

用量用法：果实：生食或捣汁。树胶：15.0 ~ 30.0克，水煎服。根：7.5 ~ 18.8克，水煎服。外用：烧存性研末调敷。花：3.8 ~ 15.0克，外用研末敷。叶：7.5 ~ 18.8克，水煎服。外用：水煎洗浴或捣敷。核仁：3.0 ~ 9.4克，水煎服。外用：研末调敷。根皮：3.75 ~ 11.3克，水煎服。外用：煎汁含漱或磨汁涂。

功能效用：果实：清肝去热，生津止渴，消积，利水，活血化瘀，益肝坚肾。核仁：活血散瘀，润肠，利水。根皮：清热，下气。根：清热解毒，利湿止痛。树胶：治目翳，消肿定痛。叶：清热，解毒。

保健应用：果实：消渴；治虚劳骨蒸，腹水，肝硬化腹水，牙痛，牙周炎，便秘，牙龈出血，小儿丹毒，高血压病，咽喉痛，扁桃体炎，口舌生疮，小便不利，赤白带，蝎螫伤痛。核仁：治跌打瘀血作痛，大便秘，痰饮咳嗽，水气肿满。根：消渴；治牙痛，淋病，痢疾，目翳，透发麻疹，丹毒。李树叶：治壮热，肿毒溃烂，金疮，水肿。根皮：消渴；治气逆，湿热痢疾，消渴，赤白带下，脚气，疮痈，丹毒。

禁忌：1. 李子生品不宜多食，多食令人腹泻。2. 痰多者，忌食。3. 多食损脾胃，急慢性胃肠炎及溃疡病者，不宜吃。4. 脾虚便溏、肾虚遗精、孕妇，禁服李核仁。

李子的养生厨房

牙痛

用料：李子75.0克，糖适量。

制用法：加水煮，含漱。或每天吃鲜果1 ~ 2个，1天1次。

蝎螫伤，局部发热肿痛

用料：李子4 ~ 10个。

制用法：洗净，捣烂，外敷患处。

疮疖肿毒

用料：李子2个。

制用法：洗净去核，捣烂，外敷患处，每日换药1次。

湿疹瘙痒

用料：李子500.0克。

制用法：洗净，捣烂，水煎外洗患处，每日3次。

跌打瘀血作痛

用料：李子种仁11.3克，米酒60毫升。

制用法：将李子种仁打碎，加米酒拌匀，过滤取酒饮用，早晚各1次，并以渣外擦患处。

预防中暑

用料：李子112.5克，蜂蜜少许。

制用法：李子洗净去核，绞汁，加蜂蜜调服。

肝硬化

用料：鲜李子112.5克，蜂蜜适量，绿茶少许。

制用法：将李子剖开，加水2碗，煮沸3分钟，加入蜂蜜、绿茶服用。

肝肿硬腹水

用料：鲜李子适量。

制用法：洗净，鲜食，勿过量。

雀斑，脸部黑斑

用料：李核仁2个，鸡蛋清1个。

制用法：将李核仁去皮，研细末，调鸡蛋清，晚上睡前敷患处，起床时用清水洗净，最好勿吹风，连续5～7日。

肝腹水

用料：李根皮30.0克，猕猴桃仔根30.0克，川楝子5.6克，佛手7.5克，青皮9.4克。

制用法：水煎服。

心烦消渴，牙痛

用料：李根皮37.5克。

制用法：洗净水煎，分2次服。

小儿身热

用料：李子叶37.5克。

制用法：洗净，加水煎，去渣，待适温时洗身。

胃痛呕恶

用料：李子干品30.0克，鲜狗贴耳根112.5克，厚朴15.0克，红糖适量。

制用法：水煎，去渣，调红糖，早晚饭前各服1次。

清热解毒，生津止渴

用料：李子汁11.3克，葡萄汁11.3克，甜瓜汁11.3克。

制用法：共调匀冲服。

李子酒

用料：李子1.2千克，砂糖1.2千克，酒3瓶。

制用法：将李子（新鲜而坚硬，刚成熟的）洗净后风干，于浸泡前用小刀将李子划成十字，密封后，储存2个月即可启封使用。浸造完成后，滤去残渣，更换容器密封保存，以免易于发酵酸腐。1次饮用1杯。能够消除疲劳、解暑、止咳。饭前饮用能增进食欲，饭后饮用帮助消化。

食用保健常识

1. 李子能促进消化酶和胃酸的分泌，增加胃肠蠕动，对胃酸缺乏、食后饱胀、大便秘结之人适用。

2. 李子有清热、生津止渴、消食开胃、利水消肿作用。消化不良、肝炎腹水、虚烦内热、小便不畅者适于食用。

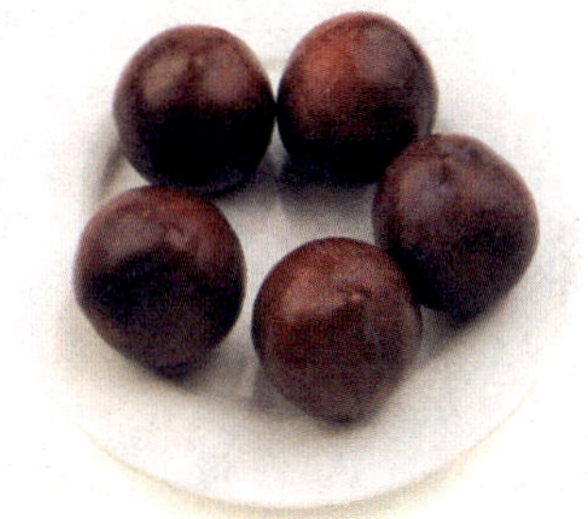

佛手柑

清喉润肺 清热解毒

● 科　　名　芸香科（Rutaceae）
● 英文名　Bergamot
● 学　　名　*Citrus medica* L. var *sarcodactylis*（Noot）Swingle
● 别　　名　佛手香柑，佛手香橼，五指柑

灌木或小乔木植物佛手的果实。枝具短硬刺，幼枝常带紫红色，单叶互生，长椭圆形或矩圆形，具短柄，基圆，端钝或凹，锯齿缘。圆锥花序腋出簇生，周年开花，花白色5瓣。果实矩圆形，指裂状，熟时鲜黄色。花期春季，果期为秋冬间。

·性味归经·

1. 花：味微苦，性温。2. 根：味苦、辛，性平。3. 果肉：味辛、苦、酸，性温。入肝、胃经。4. 果皮：味辛、苦、酸，性温。入肝、胃、肺经。

·营养成分·

果肉含维生素C、糖类、有机酸、柠檬素、柠檬油素、橙皮柑、香叶木甙、草酸钙、鞣酸、三萜类，果皮含挥发油。

·热　　量·

每百克25千卡。

养生功效

食用部：果实，果皮。

药用部：果实，果皮，根，枝叶，花。

用量用法：果实：7.5 ~ 11.3克，泡茶饮或煎服。根：15.0 ~ 37.5克，水煎服。果皮：7.5 ~ 11.3克，水煎服。佛手露（果实蒸馏液）：30.0 ~ 56.3克，隔水炖，温服。花：3.0 ~ 5.6克，水煎服。

功能效用：果实：理气健胃，止呕止痛，平肝，化痰，镇呕，消食，止痛，解酒。根：顺气止痛。花：理气平肝，解郁和胃。枝叶：开胃，驱风，止痛。

保健应用：果实：治胸闷胁胀，食欲不振，胃痛，嗳气，呕吐，胃气痛，咳嗽，神经性胃痛，传染性肝炎，关节炎，瘰疬。根：治下消症，手脚酸软，肝气郁滞，肝胃气痛，闪腰。花：治肺气上逆的喘咳，胃气痛，降肺气。枝叶：治胃痛，关节痛，头痛，疳积。

禁忌：1. 胃溃疡，胃酸过多者，不宜食用。2. 阴虚火旺、无气滞者及孕妇，慎用。

佛手柑的养生厨房

初期尿毒症

用料：佛手柑37.5克，地胆头37.5克，番麦须37.5克，在莱米糠37.5克，乌枣10个。

制用法：在莱米糠炒黄，包煎。上述药品共煎，水6碗煎成2碗，分2次服。

小便沉淀分泌物

用料：佛手根37.5克，橄榄根37.5克，龙眼根37.5克，牛奶埔37.5克，小本山葡萄37.5克，桂花根18.8克，万点金37.5克，猪肠187.5克。

制用法：第2次洗米水8碗，加猪肠炖成3碗，分3次服。

肾丝球发炎

用料：佛手柑2个，猪瘦肉112.5克。

制用法：将佛手柑洗净，切片晒干，加猪瘦肉，共炖烂，早晚各服1次。

肾亏，败肾

用料：佛手根37.5克，土枸杞18.8克，小本牛奶埔37.5克，白龙船根37.5克，白粗糠37.5克，骨碎补18.8克，白肉豆根18.8克，山素英18.8克，猪小肚1个。

制用法： 水8碗，加猪小肚炖成3碗，分3次服。

咳嗽痰多

用料： 鲜佛手柑37.5克，冰糖18.8克。

制用法： 隔水炖30分钟后饮用，每天1次。

月经不调、经来腹痛

用料： 鲜佛手柑37.5克，当归7.5克，米酒40毫升。

制用法： 水适量，共煎服，早晚各服1次。

呃逆不止，反胃呕吐

用料： 鲜佛手柑绿色青皮3克。

制用法： 洗净，与糖制品少量同嚼食。

尿蛋白

用料： 佛手根37.5克，白橄榄根37.5克，小本山葡萄37.5克，香椿皮18.8克，万点金37.5克，龙眼根18.8克，桂花根18.8克，牛奶埔37.5克，苦瓜根18.8克，猪小肠112.5克。

制用法： 第2次洗米水8碗煎成3碗，加猪小肠炖熟，1日3次，饭前服用。

静脉瘤兼水肿

用料： 佛手根56.3克，橄榄根56.3克，含壳草30.0克，丁竖杇37.5克，软棺梧30.0克，猪瘦肉187.5克。

制用法： 水8碗煎成3碗，去渣，加猪瘦肉炖烂，分3次服。

胃病

用料： 佛手根37.5克，抹草根18.8克，桂花根30.0克，小本牛奶埔37.5克，橄榄根37.5克，通天草37.5克，香椿皮18.8克，猪瘦肉187.5克，酒4碗。

制用法： 水4碗，酒4碗，加猪瘦肉共煎，分2～3次饭前服。

中暑，湿浊中阻，胃纳不佳

用料： 佛手花11.3克，白扁豆花11.3克，厚朴花11.3克，石菖蒲3.0克。

制用法： 水煎，温服。

食欲不振

用料： 佛手柑3.0克，枳壳3.0克，生姜3.0克，黄连9.4克。

制用法： 水煎服，1日2次。

肝胃气痛，慢性胃炎，胃神经痛

用料： 鲜佛手柑15.0克。

制用法： 开水冲泡，当茶饮，每日2剂。

治则： 理气、健胃、止呕、止痛。

胸膈郁闷不舒

用料： 佛手露40.0克。

制用法： 隔水炖，温服。

食用保健常识

1. 佛手柑含挥发油、黄酮甙，苦味质。另有一种品种名香橼，与佛手柑同科属不同种，功效应用基本相同。

2. 佛手柑入肝行气，善于疏肝气之郁滞，对溃疡病疼痛有一定疗效，常配香砂六君子汤。佛手柑气芳香而能健脾胃。

3. 佛手花功效与佛手柑相似，但佛手花作用较缓，更长于降肺气，多用于肺气上逆的喘咳。

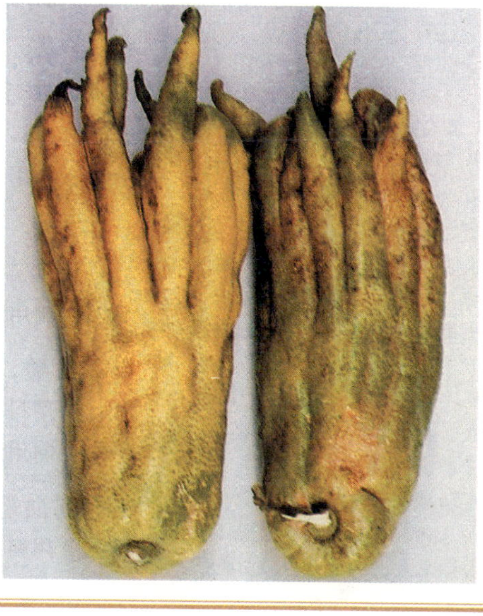

柳橙

疏肝理气
清燥除热

- 科名　芸香科（Rutaceae）
- 英文名　Sweet Orange
- 学名　Citrus sinensis liucheng
- 别名　甜橙，柳丁，橙子

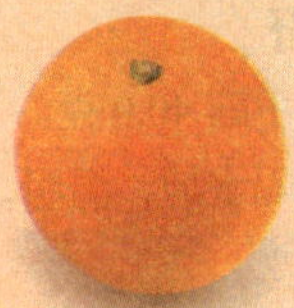

常绿小乔木柳橙的果实。树冠圆形，分枝多。叶互生，单生复叶，顶端有节，质厚，椭圆形或卵圆形。花簇生叶腋，白色，有柄，花瓣5个，舌形，向外反卷，柱头头状，花柱细，不脱落。柑果近球形，橙黄色，果皮厚，种子楔状卵形，表面平滑。花期夏季间，果期秋冬间。

·性味归经·

1. 果肉：味甘、微酸，性平。入胃、肺、肝经。2. 果皮：味苦、辛，性微温。入肝经。3. 核：味苦，性温。

·营养成分·

果肉含蛋白质、脂肪、碳水化合物、粗纤维、灰分、维生素A、维生素B_1、维生素C、有机酸、胡萝卜素、烟酸、抗坏血酸、钙、磷、铁、硫胺素、核黄素，尚含橙皮甙、柚皮甙、柚皮芸香甙、柠檬苦素酸、枸橼酸、苹果酸、黄铜甙、生物碱、挥发油及那可汀。果皮含柠檬烯、柠檬醛等挥发油成分，尚含橙皮素、柚皮素、柚皮甙等。

养生功效

食用部：果肉。

药用部：果皮，种子叶，幼果。

用量用法：鲜品适量，绞汁饮用。或干品研细末，水煎服。

功能效用：果肉：清燥除热，生津止渴，理气健胃，化痰止咳，醒酒，疏通乳汁，利尿，疏肝理气。果皮：化痰止咳，健脾胃。种子：消肿止痛。

保健应用：果肉：治胃气不和，呕吐恶心，食欲不振，酒醉不醒，鱼蟹中毒，咳嗽，妇女乳房红肿硬结痛，肝气不舒，胁肋疼痛，腹部胀满，增强白血球活性。果皮：治咳嗽，食欲不振，胃气不和。

禁忌：1. 脾胃虚寒者少食。2. 腹泻者忌吃。3. 肺寒喘者慎用。

柳橙的养生厨房

急性咽喉炎

用料：鲜柳橙适量。

制用法：榨汁1杯，慢慢咽服，每天2～3次。

缺乏维生素C

用料：鲜柳橙3个。

制用法：洗净去皮，早晚各吃1次。

支气管炎

用料：鲜柳橙1个，冰糖18.8克。

制用法：柳橙洗净，切成4瓣，加入冰糖，隔水炖30分钟后连皮吃，早晚各1次。

久咳声哑

用料：柳橙汁1杯。

制用法：慢慢咽服，1日2～3次。

干渴

用料：柳橙汁60毫升，鲜黄瓜汁60毫升。

制用法：柳橙汁和黄瓜汁混匀饮服。

喜食酸，消化不良

用料：柳橙2个。

制用法：洗净，绞汁服。

预防血管硬化，消除疲劳

用料：柳橙1个，橘子1个，柠檬汁1小匙。

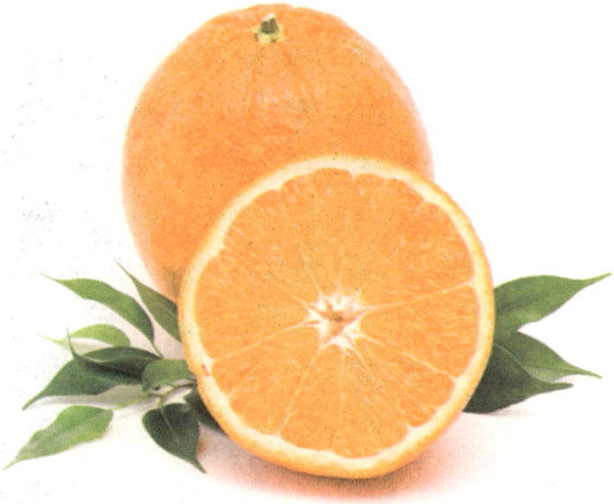

制用法：柳橙及橘子剥皮去子，用果汁机榨成汁，再加入柠檬汁拌匀饮用。

促进新陈代谢

用料：柳橙1个，木瓜1个，柠檬汁1小匙。

制用法：柳橙及木瓜洗净，去皮及子，放入果汁机中，加适量的冷开水打匀，再加入柠檬汁拌匀饮用。

乳腺炎

用料：柳橙1个，黄酒11.3克。

制用法：柳橙洗净，去皮及子，绞汁，放入杯中，倒入黄酒，拌匀，顿服，早晚各1次。

妇人乳结不通，红肿结硬疼痛，恶寒发热

用料：干柳橙7.5克。

制用法：研细末服用。

又方：鲜柳橙，米酒适量。

制用法：洗净捣汁，加米酒调服。

饮酒过度引起脘腹不适想吐

用料：柳橙适量。

制用法：捣汁饮服。

食用保健常识

1. 柳橙含那可汀成分，与可待因有相似的镇咳作用，而且无中枢抑制现象，没有成瘾性。

2. 柳橙富含维生素C、钙及磷等元素，专入肝经，善疏肝理气、通乳散结，乳汁不通、乳房结块肿痛、肝郁气滞、胁肋疼痛等症均可食疗。经常食用有益人体，还有醒酒功能。

3. 柳橙皮有抗氧化作用。

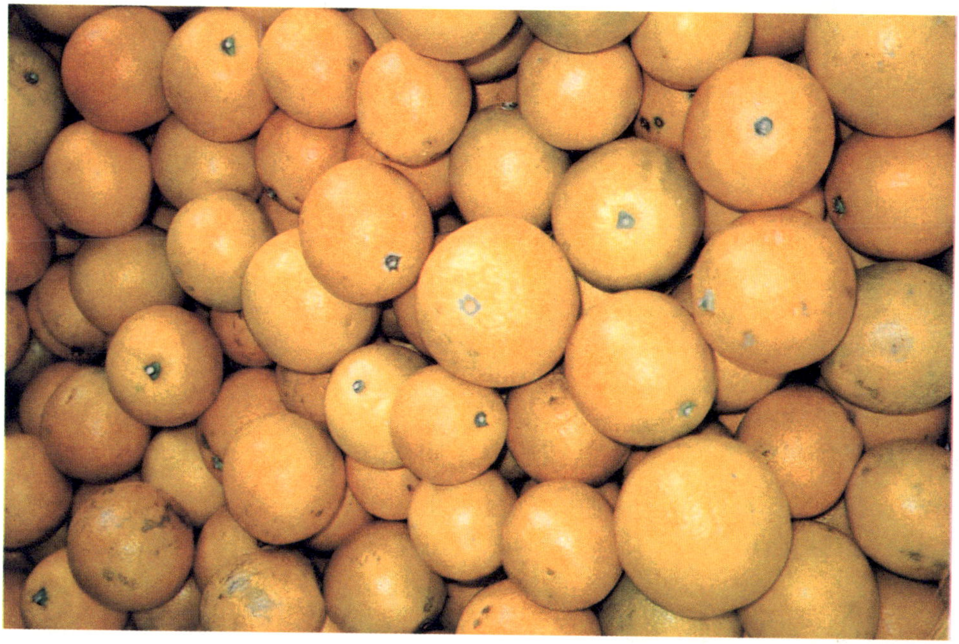

荔枝

理气止痛 补血养血

科名 无患子科（Sapindaceae）

英文名 Litchi Lychee

学名 Litchi Chinensis sonn

别名 丹荔，丽枝，荔子

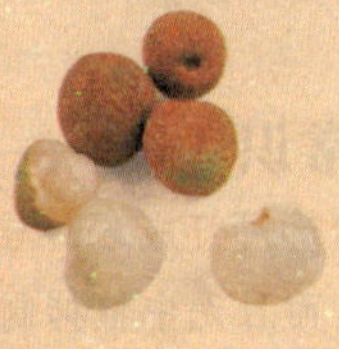

常绿乔木植物荔枝的成熟果实。叶互生，偶数羽状复叶，小叶2～4对，披针形，先端尖，全缘。圆锥花序顶生，杂性花绿白色。果实近球形，熟时鲜红色或暗红色，果皮疣状突起。种子球形，暗褐色。花期冬末至春间，果期春末至夏间。

·性味归经·

1. 果肉：味甘、酸，性温。入肝、脾经。2. 果壳：味甘、涩，性温。3. 核：味甘、微苦，性温。入肝、肾、胃经。4. 根：味微苦、涩，性温。

·营养成分·

果肉含葡萄糖、蔗糖、果胶、苹果酸、蛋白质、柠檬酸、脂肪、枸橼酸、维生素A、B族维生素、维生素C及钙、磷等成分。

·热　量·

每百克59千卡。

养生功效

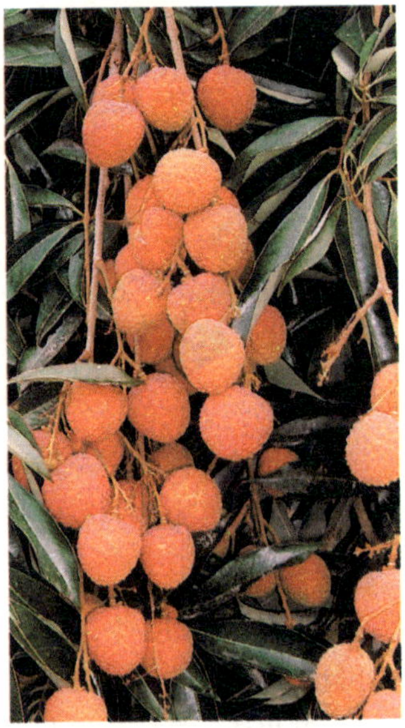

食用部：成熟果实。

药用部：果核，果壳，根，花，叶。

用量用法：果肉：5～10枚，煎汤服，或烧炭存性，或浸酒。外用：捣烂敷，或烧炭存性研末。果核：5.6～11.3克，水煎服。外用：研末调敷。根：干品11.3～37.5克，鲜品56.3克，水煎服。叶：煎水洗，或烧炭存性研末调擦。

功能效用：果肉：补脾养血，补血健肺，生津止渴，理气止痛，解烦渴，生精髓，促进血液循环，消肿。果核：理气止痛，行气散寒，散滞气。果壳：除湿止痢，清心降火，收敛止血。根：理气止痛，解毒消肿，健脾益气。花：调经理带，止痛。

保健应用：果肉：治病后体虚，津伤口渴，脾虚泄泻，呃逆，食少，心脾两虚，心悸自汗，贫血，瘰疬，疔肿，外创出血，毒疮。果干：治哮喘，堕胎后流血不止，小儿遗尿，脾虚久泻，五更泻，气血两虚，调补气血。果核：治疝气，睾丸肿痛，胃脘痛，妇人腹中血气刺痛。果壳：治脱肛，痢疾，腹痛，感冒头痛，产妇口渴，血崩，湿疹。根：治胃寒胀痛，疝气，遗精，咽喉肿痛，小便频数。花：治妇女赤白带，月经不调，糖尿病，咽喉肿痛。叶：治头部烂疮。

禁忌：1. 痰湿盛者，慎用，多食易引起上火。2. 荔枝性温热助火，阴虚火旺及胃热口苦者，少食。3. 吃荔枝切勿过量，以免引起低血糖，导致头晕或昏迷。

荔枝的养生厨房

堕胎后流血不止

用料：荔枝干7～10粒。

制用法：将荔枝干连同壳、核洗净，捣碎，加适量的水煎服。

哮喘

用料：荔枝干 112.5 克。

制用法：去壳、核，取荔枝肉，加水炖烂服用。

小儿遗尿

用料：荔枝干 10 粒，冰糖 5.6 克。

制用法：荔枝干去壳，同冰糖加适量的水蒸服，每天 1 次，连服 3 ~ 7 天。

胃寒腹痛

用料：荔枝核 37.5 克，生姜 2 片，陈皮 7.5 克。

制用法：荔枝核打碎，共水煎 2 次，早晚各服 1 次。

脾虚久泻，五更泻

用料：荔枝干 6 粒，山药 15.0 克，莲子 15.0 克，秫米 30.0 克。

制用法：荔枝干去壳，莲子去心，共煮粥吃。

胃脘胀痛

用料：荔枝核 30.0 克，木香 18.8 克。

制用法：晒干，研成细末，每次服 3.0 克，开水送服。

呃逆不停

用料：鲜荔枝 7 粒。

制用法：将荔枝皮及核炒炭存性，研成细末，开水送服。

心脾两虚，食欲不振，心悸自汗

用料：干荔枝肉 15.0 克，莲子 15.0 克，红枣 11.3 克。

制用法：加入适量的水，用文火煎汤，早晚各服 1 次。

气血两虚，调补气血

用料：荔枝干 20 粒，葡萄干 30.0 克，乌糖 30.0 克。

制用法：加入适量的水共煎服，1 日 2 次。

功能性子宫出血

用料：荔枝壳 37.5 克。

制用法：烧炭存性研细末，每用 7.5 克，米酒冲服，1 日 2 ~ 3 次。

小便频数

用料：荔枝根 37.5 克，金樱根 30.0 克，芡实 11.3 克，仙茅 18.8 克，红枣 10 枚，猪肚 1 个。

制用法：加水，炖烂，分 2 次服。

糖尿病

用料：荔枝花 18.8 克，消渴草 37.5 克，埔盐根 37.5 克，枸杞根 18.8 克，桑白皮 18.8 克，腰子草 18.8 克。

制用法：水煎，分 2 次服。

毒疮

用料：荔枝肉适量。

制用法：捣烂，外敷患处。

头部烂疮

用料：荔枝叶 75.0 ~ 112.5 克。

制用法：洗净，水煎服。

遗精日久

用料：荔枝根 75.0 克，猪肚 1 个。

制用法：将荔枝根洗净，切段，加水共煎服，饮汤食小肚。

疝气

用料：鲜荔枝根 56.3 克，红糖适量。

制用法：水煎，调红糖，饭前服。

胃脘胀痛

用料：荔枝根 37.5 克，枇杷根 30.0 克。

制用法：水煎服。

食用保健常识

荔枝对 B 型肝炎病毒表面抗原有抑制作用，还可使血糖下降，肝糖原含量降低，故应用于治疗糖尿病。身体虚弱，病后津液不足者，可作补品食用。

葡萄

补肝益肾 补气养血

- 科名　葡萄科（Vitaceae）
- 英文名　Grape
- 学名　Vitis vinifera L
- 别名　蒲桃，提子

落叶绕缠大藤本植物葡萄的果实。茎略扁平，嫩枝光滑，幼时见毛。卷须与叶对生。叶具长柄，互生，心脏圆形，掌状3～5浅裂，粗锯齿缘。花与叶对生，黄绿色。浆果球形，有紫褐色及浅绿色，内有种子。花期夏季，果期秋季。

·性味归经·

1. 果实：味甘、微酸，性平。入肺、脾、肾、肝、膀胱经。2. 根：味甘、涩，性平。3. 藤叶：味甘、涩，性平。

·营养成分·

果实含维生素 B_1、维生素 B_2、维生素C、维生素E、糖类、蛋白质、苹果酸、柠檬酸、脂肪、碳水化合物、钙、磷、钾、钠、铁、锌、硒、镁等。葡萄富含维生素 B_6。

·热　量·

每百克57千卡，加州葡萄每百克62千卡，葡萄汁每百克43千卡，葡萄干每百克303千卡。

养生功效

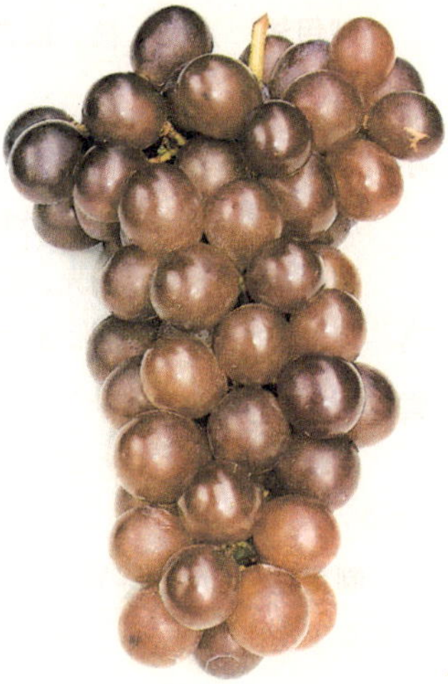

食用部：果肉。

药用部：树皮，根，藤，叶。

用量用法：根：15.0～37.5克，煎汤或炖肉服。外用：捣敷或水煎外洗。叶：11.3～18.8克，水煎服或捣汁服。外用；捣敷。

功能效用：果实：补肝益肾，补气养血，强筋骨，利尿消肿，开胃生津，透发痘疹。叶：祛风除湿，消肿，解毒。根：祛风湿，续筋，利尿。藤：解毒利尿，止呕，安胎。葡萄果酒：滋养强壮。

保健应用：果实：治肺虚咳嗽，心悸盗汗，气血两虚，血小板减少症，烦热口渴，胃呆纳少，全身浮肿，小便不畅，筋骨伤痛，关节痛，肿毒，风热眼。叶：治风湿痹痛，水肿，腹泻，风热目赤，疔疮痈肿。根：治风湿痹痛，水肿，小便不利，跌打损伤，疔疮痈肿。

禁忌：1. 多食使人产生烦闷，腹泻等反应，不宜多食。2. 胃肠虚弱、便秘、糖尿病者，不宜多食。

葡萄的养生厨房

补血

用料：鲜葡萄37.5克，枸杞子18.8克。

制用法：洗净，绞汁饮用。

尿血

用料：鲜葡萄112.5克，鲜藕节225.0克。

制用法：洗净，共捣烂，榨汁服，早晚各1次。

体虚

用料：鲜葡萄酒30毫升。

制用法：早晚各饮服1次。

麻疹不透

用料：葡萄藤、叶适量，葡萄干37.5克。

制用法：用葡萄藤、叶煎水外洗身体，并以葡萄干煎水服。

孕妇胎动不安

用料：葡萄干 30.0 克，红枣 15.0 克。

制用法：水煎服。

又方：葡萄干 56.3 克，杜仲 11.3 克。

制用法：水煎去杜仲，早晚各服 1 次。

肝肾两虚，腰椎酸软

用料：葡萄 11.3 克，高丽参 7.5 克，米酒 150 毫升。

制用法：将葡萄、高丽参洗净，置于米酒中，浸泡 5 ～ 7 天，每服 30 毫升，早晚各 1 次。

慢性胃炎

用料：正葡萄酒 15 毫升。

制用法：每次饮用 15 毫升。

又方：葡萄干 20 粒。

制用法：饭前嚼食，连服 30 天。

筋骨关节痛

用料：白葡萄根 56.3 克，猪蹄 1 个。

制用法：加入适量的水炖，饮汤吃肉。

风湿性关节炎

用料：葡萄根 56.3 克，猪蹄 1 个。

制用法：半酒水煎，早晚各服 1 次。

高脂血症

用料：葡萄叶 11.3 克，山楂 11.3 克，首菠萝乌 11.3 克。

制用法：加适量的水煎，早晚各服 1 次。

健胃整肠

用料：葡萄 16 粒，菠萝 150.0 克，牛奶 100 毫升，蜂糖 1 小匙。

制用法：将葡萄和菠萝洗净，去皮及子，菠萝去皮及芯，加入牛奶、蜂蜜，放入果汁机中打匀饮用。

热淋小便涩少疼痛

用料：葡萄汁 56.3 克，藕汁 56.3 克，生地汁 56.3 克，蜂蜜 56.3 克。

制用法：共煎，分 2 次服。

坐骨神经痛

用料：葡萄根（或野葡萄根，或小本山葡萄根）37.5 克，千斤菝 37.5 克，臭加茔 37.5 克，黄金桂 37.5 克，土烟头 37.5 克，山橄榄根 18.8 克，双面刺 18.8 克，猪排骨适量。

制用法：半酒水共炖服，早晚各 1 次。

久伤筋骨痛

用料：葡萄根（或野葡萄根，或小本山葡萄根）56.3 克，骨碎补 18.8 克，五加皮 18.8 克，铁马鞭 30.0 克，千斤菝 18.8 克，米酒适量。

制用法：水煎，去渣，加米酒，分 2 次服。

腰肌劳损

用料：葡萄根（或野葡萄根，或小本山葡萄根）30.0 克，全毛狗脊 30.0 克，杜仲 11.3 克，牛膝 11.3 克，伸筋草 30.0 克，米酒适量。

制用法：水煎，去渣，加米酒，分 2 ～ 3 次服。

食用保健常识

1. 葡萄中含较多的酒石酸，适当多吃葡萄能健脾和胃，是消化能力较弱者的理想果品。常吃葡萄对神经衰弱和过劳者都有帮助。

2. 葡萄中含有的白黎芦醇可以阻止健康的细胞癌变，并能抑制癌细胞扩散。白黎红葡萄酒中白黎芦醇含量最高。

3. 红葡萄红色素是一种类黄酮的色素，结构为三元环化合物，有预防心血管疾病的作用。

4. 食后最好漱口或刷牙，以防有机酸腐蚀牙齿。

葡萄柚

强肝解毒 减肥润肤

科名 芸香料（Rutaceae）

英文名 Grapefruit

学名 Citrus paradise Macf

别名 西柚

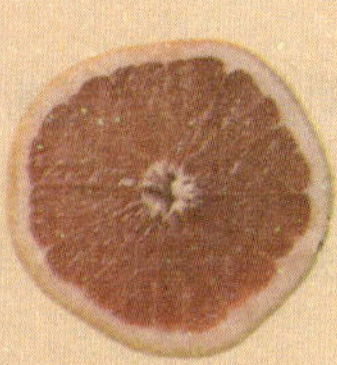

属乔木葡萄柚的果实。其大小和长势如柑橘树，成长树可高达4～6米。枝叶稠密，叶深绿色，有光泽，近无毛。花大，白色，单生或簇生于叶腋，花瓣如甜橙花瓣，但略大。果称葡萄柚，成熟果柠檬色，果肉通常淡黄色，鲜嫩多汁，尚有几个品种果肉粉红色或红色。花期夏季，果期秋冬季间。

·性味归经·

味酸，性寒。入肝经。

·营养成分·

葡萄柚含柠檬酸、蛋白质、维生素A、维生素B_1、维生素B_2、维生素C及钙、磷、钾等。

·热　量·

葡萄柚每百克33千卡，葡萄柚汁每百克37千卡。

养生功效

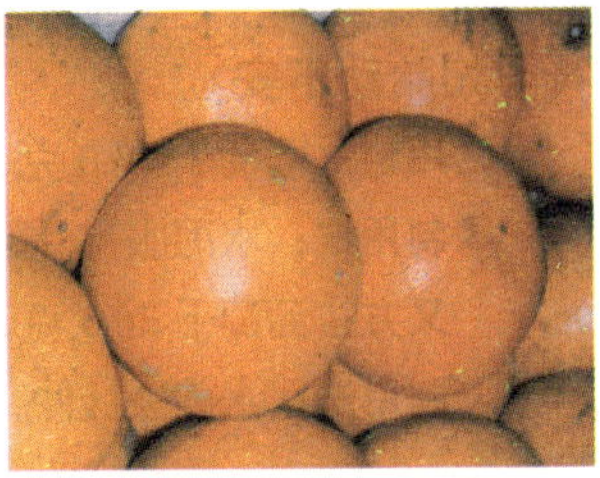

食用部：果肉，果汁。

药用部：果实，果汁。

功能效用：减肥润肤，预防疲倦，淡化黑色素，消除皱纹，防黑斑、雀斑，美白。

保健应用：治肥胖症，伤口愈合，黑斑，雀斑，高胆固醇；美白，除皱纹，预防胃癌和胰脏癌。

禁忌：葡萄柚不可与药同服。因葡萄柚汁会防止药物的分解，故而会使药物大量积存人体血液中，导致产生副作用甚至死亡。

葡萄柚的养生厨房

预防中风

用料：葡萄柚1个。

制用法：洗净去皮，1天吃1个。或榨汁每天饮用200毫升。

减肥，去油腻

用料：葡萄柚1个，西红柿1个，蜂蜜适量，冷开水适量。

制用法：葡萄柚洗净去皮，切块，西红柿洗净，去蒂及子，切块，将全部材料放入果汁机中榨成汁，过滤饮用。

外感风热，喉痛

用料：葡萄柚1个，哈密瓜225.0克。

制用法：葡萄柚洗净，切成两半，哈密瓜洗净切块，共放进果汁机榨汁饮用。

低热量精力汤

用料：葡萄柚2个，西施柚半个，乌糖适量，开水适量。

制用法：西施柚洗净去皮，去白膜及子，打成汁；葡萄柚洗净，切成两半，榨汁。将两种果汁拌匀备用，乌糖用热开水冲调后加入备用果汁，调匀即可饮用。

食用保健常识

1. 葡萄柚果实挤汁内服，用于发热、腹泻、高血压病，是北美洲尼加拉瓜民族药。

2. 果实中的柚皮苷成分有抗菌消炎、抗病毒，抑制醛糖还原酶等作用，也可做甜味剂。

仙桃

理气健脾 消化积食

- 科名：山榄科（Sapotaceae）
- 英文名：Canistel；Egg-fruit
- 学名：Lucuma nervosa
- 别名：蛋黄果

常绿小乔木，为热带果树，树高4~8公尺，树干有白色浆液。叶互生，狭椭圆形，先端渐尖，基部楔形，两面光滑，侧脉明显10~20对，两面均凸起。花1~2朵生于叶腋。果椭圆，顶长、尖，熟时黄色，光滑。种子大，栗褐色。品种有两种：1.长型果，果实较大，种子有1颗；2.椭圆型果，果实较短，种子通常有2颗。原产中美洲。花期春夏间，果期秋冬间。

·性味归经·

1.果肉：味甘、微酸，性凉。2.果核：味苦、涩，性平。

·营养成分·

仙桃含水分、蛋白质、脂肪、糖类、维生素A、维生素C、维生素E及钙、镁、铁。

·热　量·

每百克60千卡。

养生功效

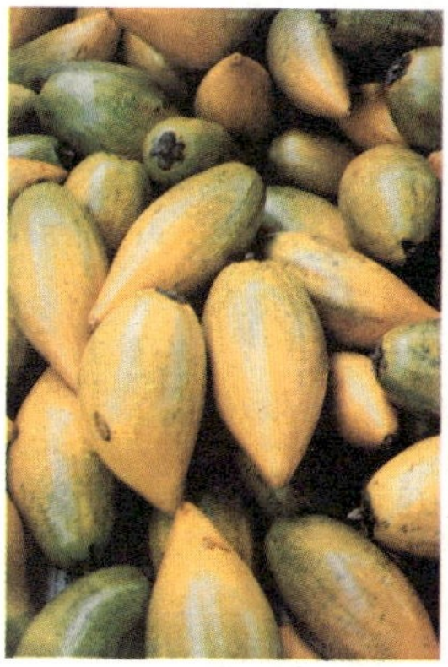

食用部： 果实。

药用部： 果核，果肉。

用量用法： 果实：适量，做食品食用。

功能效用： 果肉：消暑解热，润肺通肠，理气健脾，止咳。果核：理气止痛。

保健应用： 果肉：治食积不化，口苦口臭，咳嗽痰多，湿疹，皮炎，风疹瘙痒。果核：治疝气疼痛。

禁忌： 1.寒滞胃痛、消化不良者，少食。2.仙桃含有高糖分，不宜过量，多食积气。

仙桃的养生厨房

皮炎，湿疹

用料： 鲜仙桃3个。

制用法： 洗净连皮、核捣烂，加水煎，外洗患处，1日数次。

咳嗽痰多

用料： 鲜仙桃3个，冰糖37.5克。

制用法： 仙桃洗净，用刀削取果肉（带皮），加适量的水，隔水炖烂食之。

坠肠疼痛

用料： 仙桃果核2个，龙眼果核15.0克。

制用法： 洗净，捣烂，半酒水煎服，晚上喝。

口苦，口臭

用料： 鲜仙桃2个。

制用法： 洗净去核，连皮吃，1日2次。

皮肤风疹瘙痒

用料： 鲜仙桃4个。

制用法： 洗净，连皮、核水煎，外洗患处。

食用保健常识

仙桃富含糖分，营养成分极高，适量地食用有益健康。

金橘

消食理气 增进食欲

● 科　名　芸香科（Rutaceae）
● 英文名　Cumquat；Kumquat
● 学　名　Fortunella margarita（Lour）swingle
● 别　名　甘橘，卢橘，夏橘，金枣

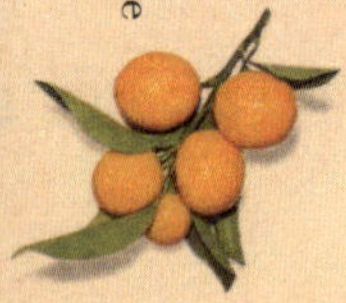

常绿小乔木或灌木植物金橘的果实。枝密生，通常无刺。单叶互生，长椭圆形，微波状缘。花单1或2～3朵，生于叶腋，花冠白色。柑果长椭圆形，熟时金黄色。花期夏季，果期秋冬间。

·性味归经·

1. 果肉：味辛、甘、微酸，性温。入脾、胃经。2. 果核：味酸，性平。入肝、肺经。3. 果露：味甘、苦。4. 根：味苦、酸，性温。5. 叶：味辛、苦，性微寒。入肝、脾、肺经。

·营养成分·

果肉含糖类、胡萝卜素、维生素A、B族维生素、维生素C、钙、磷、铁、挥发油及金橘甙等。果皮含半乳聚糖、戊聚糖、黄酮甙等。

·热　　量·

每百克32千卡。

养生功效

食用部：果实，果露。

药用部：果核，根，叶，果皮，果露。

用量用法：鲜品15.0～30.0克，干品3.8～11.3克，捣汁或嚼服或泡茶饮。

功能效用：果肉：理气解郁，化痰止咳，消食，醒酒，兴奋精神，增进食欲，提高抗寒力，消除疲劳，强化毛细血管，预防中风。果露：疏肝理气，解郁结，和脾胃，止呕。果皮：下气（降气），止渴醒酒，避臭。汁：生津止渴。根：行气散结，顺气化痰，健脾开胃，舒筋活络。叶：舒肝理气，开胃气，散肺气。

保健应用：果肉：治高血压病，血管硬化，冠心病，咳嗽，痰喘，百日咳，消化不良，食欲不振，胸脘痞闷，腹部胀满，胸闷郁结，风寒感冒咳，防感冒。果皮：治食欲不振，急性肝炎，胃痛，疝气，脱肛，子宫下垂，慢性气管炎，胆囊炎。果核：治喉痹，眼疾，瘰疬。根：治疝气，胃痛，产后腹痛，痰滞气逆，冷咳，百日咳，胃痛吐食，子宫下垂，瘰疬，风湿，神经痛。叶：治噎膈，瘰疬。

禁忌：金橘富含维生素C，其功能多，禁忌少。因果肉酸，不宜生食太多，适量就好。

金橘的养生厨房

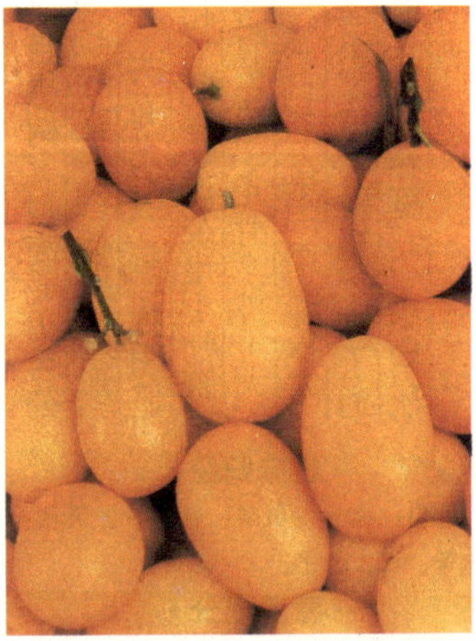

疝痛

用料：金橘干10个。

制用法：捣碎，半酒水煎，早晚各服1次。

胃腹胀痛，消化不良

用料：鲜金橘3个。

制用法：洗净，生食，早晚各1次。

胃痛

用料：金橘干10个。

制用法：水煎3次，饭前各服1次，连服7～10天。

胃口不佳，食欲不振

用料：鲜金橘适量（晒成半干备用），白糖适量。

制用法： 先将白糖加水煮溶化成糖浆，再将半干的金橘浸入糖浆中渍制为糖金橘，每次 37.5 克，嚼食。

妇女更年期烦躁易怒、坐卧不安、头晕等症

用料： 金橘 30.0 克，枸杞 30.0 克，菊花 15.0 克。

制用法： 分别洗净，沥干，用水 300 毫升煎 20 分钟，煎 2 次，煎液 2 次混合，当茶饮。

风寒感冒

用料： 鲜金橘 10 个，冰糖 37.5 克。

制用法： 隔水炖 30 分钟后吃，每日 2 次。或吃鲜金橘 5 个，1 天吃 3 次。

老人咳嗽痰喘

用料： 鲜金橘 8 个，冰糖 30.0 克。

制用法： 隔水炖 30 分钟后食用，1 日 3 次。

咳嗽

用料： 成熟金橘 10 个，砂糖少许。

制用法： 水 400 毫升，加入切碎的金橘、砂糖，煮滚后，分次服用。

感冒咳嗽

用料： 橘饼 2 个，生姜 3 片。

制用法： 水煎服，1 日 2 剂。

治则： 温中解表、润肺止咳。

十二指肠溃疡

用料： 金橘根 37.5 克，猪肚 150.0 克，食盐少许。

制用法： 共洗净，切块，加水 4 碗煲成 1 碗半，加食盐少许调味，喝汤，每天 1 剂。

治则： 疏肝理气，和胃止痛。

单侧睾丸肿大、疼痛、下坠

用料： 金橘根 11.3 克，猕猴桃 30.0 克。

制用法： 水煎，去渣，冲米酒，分 2 次服。

脘腹胀满，咳嗽痰多

用料： 成熟金橘 12 个，食盐、糖少许。

制用法： 将成熟金橘放入瓷器内，加食盐少许，埋渍半年。食用时将金橘用清水冲洗去盐，每次用 4 个，捣碎，加糖适量，开水冲泡饮服。

百日咳初期

用料： 金橘叶 7.5 克，荷叶 18.8 克，刀豆子 7.5 克，雪梨 1 个。

制用法： 雪梨切片，共加水煎服，1 日数次。

百日咳

用料： 鲜金橘 15.0 克（干品 9.4 克），紫苑 5.6 克，麻黄 3.0 克，冰糖适量。

制用法： 水煎，酌加冰糖，温服，连服数日。

又方： 成熟金橘、糖、盐适量。

制用法： 将金橘洗净，放玻璃容器内，加入食盐埋渍半年后启封。用时取咸金橘 3 ~ 4 个，清水冲洗，再放碗内捣烂，加糖开水冲服，饮汤，1 日 2 次。

吞酸，食欲不振

用料： 金橘蜜渍数个。

制用法： 每次饭后食之。

胸脘痞闷或作痛

用料： 鲜金橘 15.0 ~ 30.0 克（干品者可用 7.5 ~ 11.3 克）。

制用法： 水煎服。

食用保健常识

1. 金橘富含维生素 C 和金橘甙，有强化毛细血管，防止血管变脆和破裂，增强人体抗寒能力等作用。

2. 经常食用金橘，可防感冒。金橘对高血压病、血管硬化、冠心病、风寒感冒、咳嗽等均有疗效。

菠萝蜜

益胃生津
解酒醒脾

科名：桑科（Moraceae）
英文名：Jack-fruit
学名：Artocarpus heterophyllus Lam
别名：木菠萝，树婆萝，天菠萝

常绿大乔木植物菠萝蜜的果实。树干直立，多分枝，皮厚，黑褐色，全株具乳汁。叶互生，长卵形，浓绿色，全绿，具柄。花单性，雌雄同株。雄花顶生或腋生，圆柱形，雌花序矩圆形，生于老茎或短枝上之球花托内，雄蕊1枚。聚合果巨大卵状椭圆形，果肉色黄似菠萝，种子椭圆形，淡褐色。花期秋至春间，果期夏至秋间。

·性味归经·

1.果肉：味甘、微酸，性平，无毒。入脾、胃、肺、心经。2.种仁：味甘，性平，无毒。

·营养成分·

果肉含脂肪油、蛋白质、糖类、鞣质、B族维生素、维生素C及酶、有机酸等。种子含淀粉。

·热　量·

每百克97千卡。

养生功效

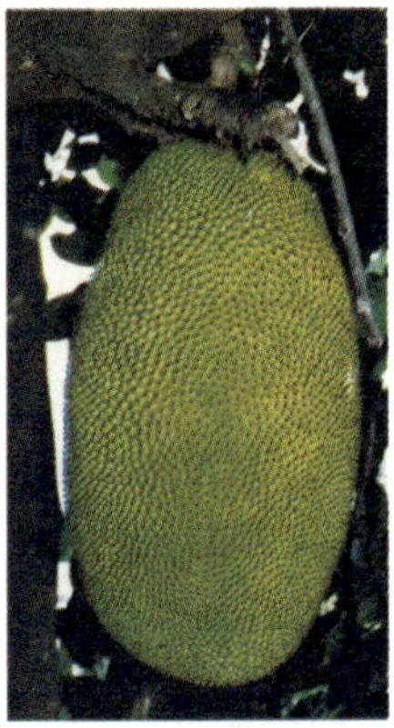

食用部：果肉，种子。

药用部：果肉，种子，根，叶，树汁。

功能效用：果肉：益胃生津，补阴止渴，解酒醒脾，除烦，养颜，助消化。种仁：强健身体，补中益气，通乳，降血压，滋养强壮。根：解热。叶：止血，祛瘀血。树汁：去瘀散结，消肿。种子：降血压。根：促进性兴奋。

保健应用：果肉：解咽干口渴，解酒；治低血糖。种仁：治乳汁不通，产后缺乳，气虚，胸闷痛，慢性肠炎，小儿腹泻。树皮：外用，治手脚疼痛，疮疡。叶：治创伤出血，瘀血，皮肤病，蛇咬伤。树汁：治腺体炎肿，疮疖肿痛。

禁忌：1.泻痢者，少吃果肉。2.根、皮煎剂，大便秘者少用。

菠萝蜜的养生厨房

咽干口渴

用料：菠萝蜜囊状果肉2包。

制用法：加水煎，1日2次。

慢性肠炎

用料：菠萝蜜种子75.0克，米酒30毫升。

制用法：将种子炒香，研成细末，每次用15.0克，加米酒30毫升拌匀服用，早晚各服1次。

疮疡肿毒

用料：鲜菠萝蜜叶、鲜野苦卖叶、鲜木芙蓉叶各适量。

制用法：将3味洗净，捣烂，外敷患处，每日换药1次。

宿酒不醒

用料：菠萝蜜37.5克，鲜竹叶37.5克。

制用法：将菠萝蜜洗净，去皮及子，鲜竹叶洗净，共榨汁，加凉开水适量饮用。

食用保健常识

果实多用鲜品，也可以晒干备用，种子药用晒干使用，亦可酒炒制或蜜炙使用。

山竹

健脾运气 收敛止泻

科名 金丝桃科（Guttiferae）
英文名 Mangosteen
学名 *Garcinia mangostana*
别名 山竹果，凤果，倒捻子，莽吉柿

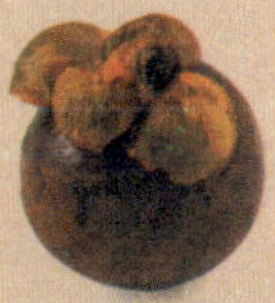

常绿中乔木山竹的果实。树干圆锥形，枝密生而粗壮，嫩枝常有棱角。叶对生，具柄，叶片稍革质，卵状长椭圆形，先端渐尖，基部钝形，全缘。花杂性同株或异株，雄花3～9朵簇生枝端，花梗长而粗壮，花瓣卵圆形，内面黄红色，外面淡绿而带红色斑点。雄蕊多数，着生于肉质花盘上，花丝短，卵状长椭圆形，雌花着生于新生枝端，单一，花梗粗短，边缘带红色，均宿存。浆果球形，初呈淡绿色，熟时紫褐色，种子褐色。花期11～1月，果期4～8月。

·性味归经·

味甘，性寒。

·营养成分·

果肉含糖类、B族维生素、维生素C、蛋白质、纤维及钙、磷等。果皮含鞣质、黄色树脂。种子含油类，糖类及维生素C等。

养生功效

食用部： 果肉。

药用部： 果皮，树皮，根，枝，叶。

功能效用： 果肉：清凉解热，解脂肪，健脾运气，减肥润肤，降热燥，美白，收敛止泻，活血补血。果皮：同果实。树皮、树叶：收敛，解热。根：调经理带。

保健应用： 果肉：治脾胃湿困，食欲不振，食后痞满，腹隐痛。果皮：治慢性胃肠病。树皮、枝叶：治腹泻，痢疾，慢性胃肠炎，大肠炎，咳嗽。

禁忌： 1. 山竹性寒，不宜与西瓜、苦瓜、芥菜、白菜、豆浆、啤酒等同食。2. 体虚者，不宜多食。

山竹的养生厨房

解热，燥火

用料： 山竹 3 ～ 5 个。

制用法： 剥皮，吃果肉。

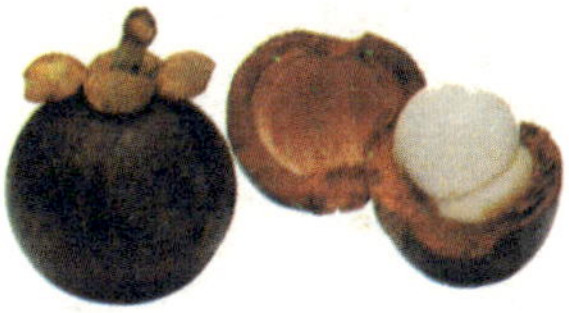

消脂肪，醒胃

用料： 山竹适量。

制用法： 剥皮，吃果肉，常食之。

润肤美白，降燥火

用料： 山竹 2 ～ 3 个。

制用法： 剥皮，吃果肉，1 日 2 次。

细菌性痢疾

用料： 山竹树皮 18.8 克，鲜凤尾草 93.8 克，五根草 37.5 克。

制用法： 水煎服。

口腔炎，牙周炎

用料： 鲜山竹 18.8 ～ 37.5 克（或用干品）。

制用法： 洗净捣烂，水煎过滤，取煎液含漱，1 日数次。

食用保健常识

山竹原产马来西亚，果味美，可生食或制成果脯，也是马来西亚民族药。

番石榴

健脾消积 抑制胃酸

科名 桃金娘科（Myrtaceae）

英文名 Guava

学名 Psidium guajava L

别名 那拔，拔仔，芭乐

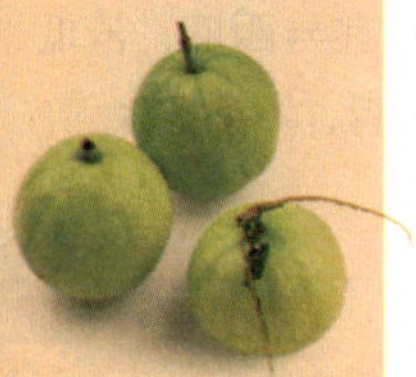

小乔木或大灌木植物番石榴的果实。叶对生，厚纸质，全缘或带浅波状，长椭圆状披针形，叶面暗绿色。聚伞花序生于新梢叶腋，花清香，白色。果椭圆形或近球形，成熟时黄绿色。花期春夏间，果期夏秋间。

·性味归经·

1. 果实：味甘、涩，性平。入脾、胃、大肠经。2. 幼果：味酸、涩，性温。3. 叶：味甘、涩，性平。4. 番石榴干：味涩，性平。5. 根：味涩、微苦，性平。

·营养成分·

番石榴含糖类、纤维、磷、钾、硫、氯、蛋白质、维生素A、B族维生素、维生素C等，鞣质含量高。

·热　量·

土番石榴每百克39千卡，泰国番石榴每百克38千卡。

养生功效

食用部：果实。

药用部：幼果，干果，叶，果皮，树皮，根，种子。

用量用法：果实：生食，2～3个。干果：11.3～18.8克，水煎服。叶：11.3～18.8克，水煎服。种子：7.5克，水煎服。树皮：7.5～18.8克，水煎服。根：7.5～18.8克，水煎服。

功能效用：果实：健脾消积，抑制胃酸，涩肠止泻，滋养，收敛，驱虫，止血，降血压。果皮：防治糖尿病。幼果：止泻。种子：止痛，止泻。番石榴干：收敛，止泻，止血，消炎。叶：收敛，止泻，止血，消炎，健脾燥湿，清热解毒。

保健应用：果实：治糖尿病，高血糖，肠炎痢疾，食积饱胀，疳积，脱肛，血崩，腹泻。干果：治巴豆中毒，泻痢无度，崩漏，急慢性肠炎，小儿消化不良。幼果：治糖尿病，急性肠炎，小儿消化不良。幼果皮：治牙痛，疥疮。叶：治糖尿病，肠炎，痢疾，食积腹胀，齿龈肿痛，风湿痹痛，湿疹，臁疮，疔疮肿毒，跌打肿痛，外伤出血，毒蛇咬伤。种子：治腹痛，泻痢。树皮：收敛，止泻，敛疮；治泻痢腹痛，湿毒，疥毒，中耳炎。根：收涩，止泻，止痛，敛疮；治泻痢，脘腹疼痛，糖尿病，牙痛，脱肛，疮疡，蛇咬伤。

禁忌：1. 实热便秘者，不宜食用。2. 热毒血痢者，忌用。3. 大便秘结、泻痢积滞未清者，慎服。4. 番石榴根含有抗生育成分，慎服。

番石榴的养生厨房

痢疾腹泻

用料：鲜番石榴果225.0克。

制用法：洗净后捣烂，加水煎服，1日服3次。

咽喉炎，声哑

用料：番石榴干93.8克。

制用法：水煎，当茶喝。

脚溃疡，疮疖，伤口久不收口

用料：鲜番石榴果2个。

制用法：洗净切片，水煎浓汁，外洗患处。亦可用干品研细粉，外敷患处。

糖尿病

用料： 鲜番石榴果 75.0 ～ 112.5 克。

制用法： 洗净捣烂，榨取汁液，3 餐饭前各服 1 次。

用料： 番石榴根 16.9 克，黑狗鞭 1 个。

制用法： 洗净，炖服。

糖尿病（属阴虚燥热型）

用料： 番石榴干果 37.5 克，干马齿苋 75.0 克。

制用法： 水煎，分 2 次服，连服 1 个月。

小儿盗汗

用料： 番石榴叶 500.0 克。

制用法： 洗净，水煎洗浴。

皮肤湿疹，瘙痒，痱子

用料： 鲜番石榴茎、叶适量。

制用法： 水煎外洗患处，1 日数次。

急性胃肠炎

用料： 番石榴叶（干品）30.0 克。

制用法： 水煎服。

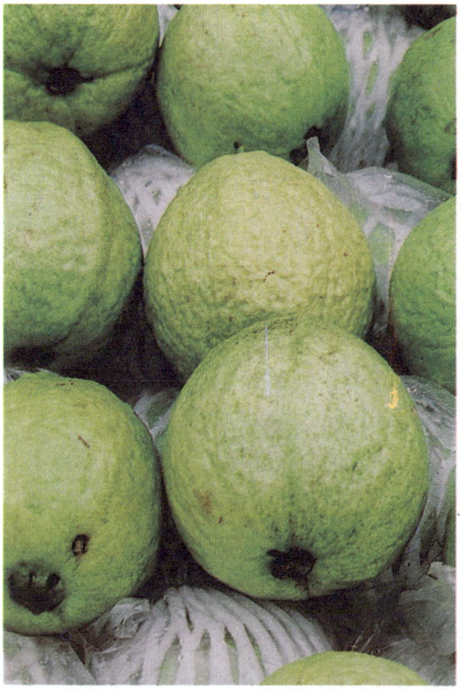

消化不良引起腹泻

用料： 番石榴嫩叶 40 片，食盐少许。

制用法： 将番石榴叶洗净，用纱布包起来挤汁，加食盐服下。

中耳炎

用料： 番石榴树皮适量。

制用法： 煅炭研粉，吹耳内。

腹痛

用料： 番石榴子 7.5 克，樟木皮 11.3 克。

制用法： 水煎服。

解巴豆毒

用料： 番石榴干果 11.3 克，石榴皮 11.3 克，土炒白术 11.3 克。

制用法： 清水 1 碗半，煎至 1 碗饮服。

臁疮久不愈合

用料： 番石榴根适量，生姜适量，冰糖适量。

制用法： 共捣烂敷患处。

牙痛

用料： 向东方之番石榴根适量，白醋适量。

制用法： 洗净，刮取其皮，共煎，合漱。

血崩

用料： 番石榴干果适量。

制用法： 烧存性研末，每服 9.4 克，开水送服。

食用保健常识

1. 番石榴有降血糖、止血、健脾消积、涩肠止泻功能。外伤出血时，可用鲜叶捣烂外敷。

2. 番石榴叶含挥发油（为丁香油酚等），对金黄色葡萄球菌、福氏痢疾杆菌、溶血性链球菌、伤寒杆菌、大肠杆菌均有一定抑制作用。

樱桃

补肝益肾
补气养血

科名：蔷薇科（Rosaceae）

英文名：Cherries；Cherry 西印度樱桃：West indian cherry；Baebados cherry

学名：樱桃：Prunus Pseudocerasus Lindl 西印度樱桃：Malpighia glabra

别名：樱桃：含桃，朱果，家樱果，莺桃，朱桃。西印度樱桃：大果黄褥花

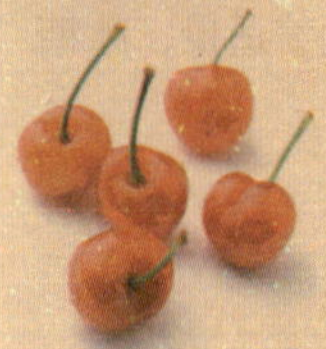

落叶灌木或乔木樱桃的果实。树皮灰白色，有明显皮孔。叶片卵形或长圆状卵形，边有尖锐重锯齿，齿端有小腺体，表面暗绿色，近无毛，背面淡绿色。花两性，花序伞房状或近伞形，花先叶开放；花瓣白色，卵圆形。核果近球形，红色，种子一粒。

·性味归经·

1.果实：味甘、酸，性温。入脾、肾、胃心、肝经。2.核：味苦、辛，性平。入肺经。3.叶：味甘、苦，性微温。4.枝：味辛、甘，性温。5.根：味甘，性平。

·营养成分·

果肉含糖分、维生素A、B族维生素、维生素C、枸橼酸、蛋白质、碳水化合物、钙、磷、铁等成分。叶含栎素，种子含扁桃甙。

养生功效

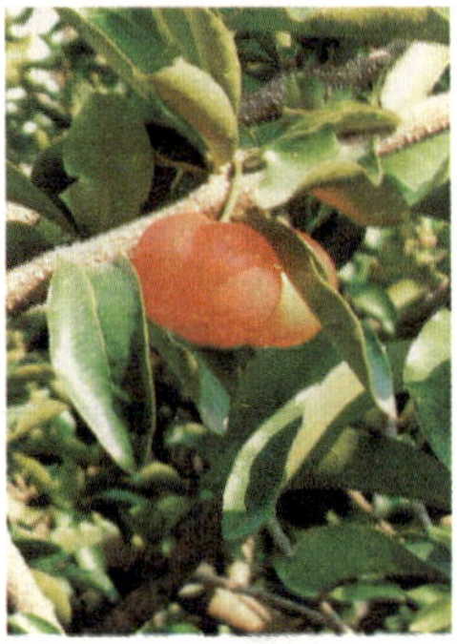

食用部：果实。

药用部：果汁，核，种仁，根，叶，花，枝。

功能效用：果实：补脾益肾，调中益气，涩精止泻，养心，补肝肾，强筋骨，促进消化，滋润皮肤，透疹软坚。叶：温中健脾，止咳止血，解毒杀虫。花：养颜去斑。枝：温中行气，止咳，去斑。根：杀虫，调气活血。种仁：透疹，解毒，利尿。核：发表透疹，消瘤去瘢，行气止痛。

保健应用：果实：治脾虚泄泻，肾虚遗精，腰腿疼痛，四肢不仁，瘫痪，胃寒食积，气滞腹泻，食欲不振，消化不良，汗斑，风湿腰腿痛，甲状腺肿。叶：治胃寒食积，腹泻，咳嗽，吐血，阴道滴虫，疮疡痈肿，蛇虫咬伤，病毒。花：治面部粉刺。汁：治疹发不出。枝：治胃寒脘痛，咳嗽，雀斑。根：治肝火大，妇女气血不和，闭经，手心潮热，绦虫，蛔虫，绕虫病，劳倦内伤。种仁：治透疹，便秘，利尿。核：治疝气痛，麻疹，痘疹初期透发不出，皮肤瘢痕，瘿瘤，疝气疼痛。

禁忌：1. 便燥结者，慎用。2. 热性病者，不宜食用。3. 阴症，忌服樱桃核。4. 口臭、鼻衄者，忌用。5. 多食易引起火旺及流鼻血。

樱桃的养生厨房

慢性支气管炎

用料：樱桃适量，白糖适量。

制用法：将樱桃洗净，蘸白糖食之。

风湿腰腿痛，手脚无力，强筋骨

用料：鲜樱桃 262.5 克，白酒 2 瓶。

制用法：樱桃洗净，加白酒浸泡 5 天，每次服用半杯。

咽喉炎初起

用料：鲜樱桃 37.5 克。

制用法：洗净，早晚各嚼食 1 次。

麻痹，风湿性关节炎，四肢麻木

用料：鲜樱桃 600.0 克，米酒 2 瓶。

制用法：将樱桃洗净，浸泡于米酒中，10～15天后启用，每天饮服50毫升，早晚各1次。

效用：滋养肝肾，祛风除湿。

便秘，小便不畅

用料：樱桃核3.8～7.5克。

制用法：加入水300毫升煎成100毫升，空腹时饮用。

体弱无力

用料：鲜樱桃1200.0克，白糖600.0克。

制用法：将樱桃洗净，加水煮烂，捞出樱桃核，加入白糖拌匀即成为樱桃膏，早晚各1次，每次服用1汤匙。

血虚头晕，心悸

用料：鲜樱桃30.0克，枸杞子11.3克，龙眼肉11.3克。

制用法：将枸杞和龙眼肉加适量的水，煮至膨胀后，放入鲜樱桃滚煮，加白糖调味食用。

健脾暖胃

用料：樱桃225.0克，薏仁93.8克。

制用法：将樱桃洗净，去核，薏仁洗净，一同放入锅中，加水煮粥食，连吃3天。

风湿性关节炎偏瘫

用料：樱桃262.5克。

制用法：洗净，煎汤代茶饮。

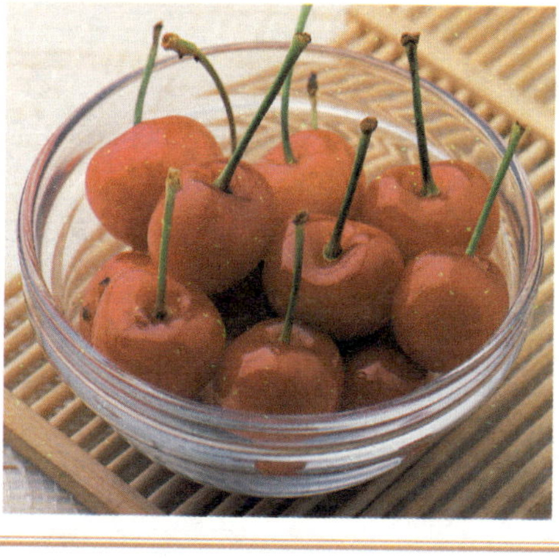

胃寒气滞不通引起疼痛

用料：樱桃枝适量，热黄酒少许。

制用法：将樱桃枝烧成灰研末，每次服用3.0～5.0克，以热黄酒吞服。

妇女阴道滴虫症

用料：樱桃叶525.0克，或加蛇床子18.8克，鸡冠花37.5克。

制用法：洗净，加清水煎汤，待温坐浴，常洗。

疝气痛

用料：樱桃核75.0克，食用醋少许。

制用法：樱桃核以文火用醋炒后研细粉，每次服11.3～15.0克，开水送服。

慢性支气管炎

用料：鲜樱桃叶18.8～30.0克，冰糖适量。

制用法：洗净，共水煎服。

肝经火旺，手心潮烧

用料：樱桃根37.5克半。

制用法：洗净，水煎服。

麻疹透发不畅

用料：樱桃叶30.0克，或加白茅根30.0克。

制用法：洗净，水煎服。

各种胃气痛

用料：樱桃枝37.5克。

制用法：烧灰存性，研成细末。每次服用3.0～5.0克，酒调服或黄酒送服。

食用保健常识

1. 樱桃能防治贫血症，常用于治疗风湿病、风痛等病症。1天吃20粒带有酸味的樱桃果实，可适当抑制因痛风引起的疼痛及关节炎，并有消炎作用。

2. 樱桃富含铁质，有促进血红蛋白再生、润肤、美容防皱等作用。

西瓜

除烦止渴 利尿消肿

- **科名** 葫芦科（Cucurbitaceae）
- **英文名** Watermelon
- **学名** Citrullus lanatus Citrullus Vulgaris
- **别名** 寒瓜，水瓜，夏瓜

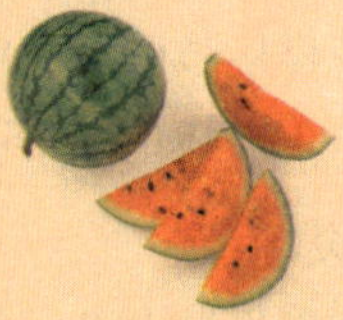

1年生蔓性草本植物西瓜的果肉。叶互生，广卵形或卵形，裂片不规则羽状分裂。花单性腋生，夏季开黄色花。夏秋间为果期，种子多数，扁形。

·性味归经·

1. 果肉：味甘，性寒。入心、胃、膀胱经。2. 果汁：味甘，性凉。3. 西瓜皮：味甘，性凉。入脾、胃经。4. 根叶或藤茎：味淡、微苦，性凉。入大肠经。5. 西瓜子：味甘，性平。入肺、胃经。6. 西瓜子壳（种皮）：味淡，性平。入胃、大肠经。

·营养成分·

西瓜果肉含果糖、葡萄糖、苹果酸、氨基酸、西红柿色素、胡萝卜素、蔗糖酶、维生素 B_1、维生素 B_2、维生素 C 及蛋白质、钙、磷、钾、铁等成分。西瓜果汁含氨基酸。

·热　量·

每百克 25 千卡，小玉西瓜每百克 32 千卡。

养生功效

食用部：果肉。

药用部：西瓜皮，子，根叶或藤茎。

用量用法：果皮：11.3 ~ 37.5 克，水煎服。或焙干研末。外用：烧存性研末撒或鲜者绞汁外涂患处。西瓜子仁：11.3 ~ 18.8 克，水煎服。或生食或炒熟。西瓜子壳（种皮）：37.5 ~ 93.8 克，水煎服。西瓜根叶或藤茎：11.3 ~ 30.0 克，水煎服。外用：鲜品捣汁擦。

功能效用：果肉：清暑解热，除烦止渴，泻火利尿，润肺解毒，降血压。西瓜皮：清热消暑，解渴利尿。西瓜子：滋补，润肠。根叶：清热利湿。

保健应用：果肉：治肝炎，肾炎，水肿，夏季中暑，暑热烦渴，高血压，黄疸，胆囊炎，燥咳，热性哮喘，小便黄赤，口舌生疮，发烧。皮：治急性肾炎，水肿，肝硬化腹水，高血压，小儿夏季热。子：治老人便秘，孕妇便秘。根叶或藤茎：治水泻，痢疾，烫伤，萎缩性鼻炎。

禁忌：1. 便溏腹痛、脾胃虚寒、贫血衰弱、全身浮肿、排尿功能障碍等症者，不宜食用。2. 西瓜勿与山竹同食。3. 口腔溃疡、糖尿病、感冒初期等症，不宜多食。4. 肠胃溃疡、寒湿者，勿多食。

西瓜的养生厨房

吐血，便血

用料：西瓜翠衣 75.0 克，冰糖 37.5 克。

制用法：加适量的水煎汤，去渣，加冰糖调服。

高热烦渴

用料：红瓤西瓜汁 1 大杯。

制用法：徐徐饮之。

急性肾炎，水肿

用料：西瓜翠衣 37.5 克，赤小豆 30.0 克，鲜茅根 56.3 克。

制用法：水 5 碗煮成 2 碗，早晚各饮服 1 次。

又方：西瓜皮 37.5 克，赤小豆 30.0 克，鲜茅草根 56.3 克。

制用法：水 8 碗煮 3 碗，分 3 次服。

肝硬化腹水

用料：鲜成熟西瓜 1 个（约 1500.0 克），紫皮大蒜适量。

制用法：先将西瓜切杯口大洞，掏尽西瓜瓤及子，再用剥去外皮的大蒜填满，盖上切出的皮，合拢，用竹签插牢。

然后将西瓜放进砂锅内，隔水蒸 2 个小时，使瓜蒸熟。将瓜与大蒜分 3 ~ 5 次，1 日内吃完，并饮汤。数天后再服 1 剂。

高血压病

用料：西瓜皮 37.5 克，玉米须 37.5 克，钩藤 30.0 克。

制用法：水 6 碗煎成 3 碗，分 3 次饮服。

老人便秘

用料：西瓜子仁 18.8 克，蜂蜜 18.8 克。

制用法：将西瓜子仁捣烂，加蜂蜜，水适量，炖 30 分钟后饮用，每日 1 次，连饮 3 天。

热病口干，胃热口苦，口臭

用料：红瓤西瓜汁 250 毫升。

制用法：每天饮 1 ~ 2 次。

黄疸

用料：西瓜皮 37.5 克，白茅根 37.5 克，赤小豆 37.5 克。

制用法：水煎，分次服。

治则：宜清热解毒，凉血，利湿。

降糖分，健脾胃

用料：西瓜皮 18.8 克，冬瓜皮 18.8 克，西红柿 26.3 克，红枣 56.3 克。

制用法：4 味洗净切块，加适量的水煮熟，饮汤吃果菜。脾胃虚寒者，不可久服。

声音嘶哑

用料：西瓜皮 75.0 克，白菊花 18.8 克，冰糖 26.3 克。

制用法：加适量水煎汤，早晚各服 1 次。

月经过多症

用料：干西瓜子 11.3 克。

制用法：研成末，开水冲服，早晚各 1 次。

夜盲症

用料：西瓜皮 56.3 克，酸枣仁 18.8 克，番麦须 18.8 克。

制用法：共水煎，分 2 次服。

风热感冒，咽喉肿痛

用料：西瓜 487.5 克，西红柿 187.5 克。

制用法：先将西瓜去皮及子，西红柿用沸水烫后去皮，然后将 2 种水果放入榨汁机，汁水代茶饮用。

治则：宜辛凉解表，宣肺清热。

龋齿牙痛

用料：西瓜皮 56.3 克，米酒适量。

制用法：将西瓜皮洗净用酒浸泡 7 ~ 10 日，牙痛时切一小块放在痛处咬住即可，1 日 3 次。

湿热小便不利，血尿，尿痛

用料：西瓜 225 克，鲜藕节 18.8 克。

制用法：共洗净，榨汁服，每日 2 ~ 3 次。

急性肝炎

用料：鲜五根草 112.5 克，西瓜皮 187.5 克，蜂蜜适量。

制用法：水煎，调蜂蜜服，1 日 2 次。

食用保健常识

1. 西瓜含的糖和钾盐有利尿消肿，消除肾炎，含的蛋白酶能把不溶性蛋白质转化为可溶性蛋白质，增加肾炎者的养分，并含有能使血压降低的物质，所以对肝硬化腹水或慢性肾炎浮肿均有利水消肿作用。

2. 西瓜皮甘凉，可消暑止渴，又能解热利尿。其常用于暑热烦渴、小便短赤、水肿、肾炎水肿、高血压病、糖尿病、口舌生疮等症。

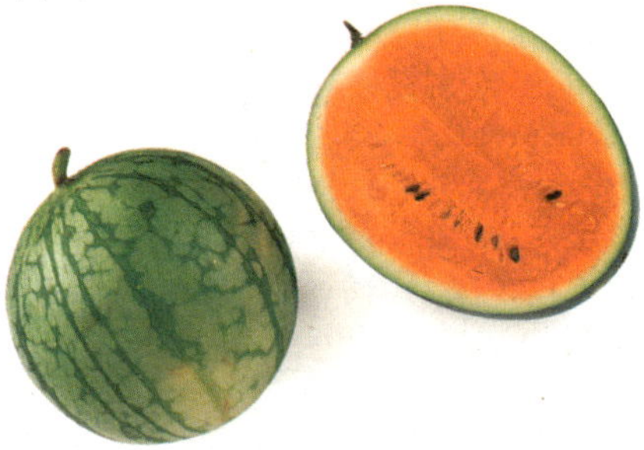

枣

科名　鼠李科（Rhamnaceae）

英文名　Jujbe

学名　Chinese Date

别名　红枣

养血安神
补血益气

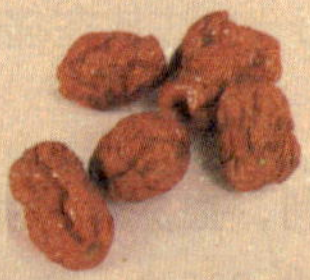

枣为落叶灌木或小乔木枣的果实。树皮褐色或灰褐色，具2枚托刺，长刺约3公分。叶互生，叶柄短，卵圆形至卵状披针形，先端钝或圆，基部近圆形，边圆具细齿缘，具3主脉，侧脉明显。花小，聚伞花序，常7～8朵着生于叶腋，花黄绿色，花盘厚，肉质。核果卵圆形至长圆形，肉质，成熟时深红色。花期4～7月，果期8～9月。

·性味归经·

1. 枣：味甘，性微温。入心、脾、胃经。2. 印度枣：味甘、微酸、涩，性平。

·营养成分·

1. 枣：含多种氨基酸、有机酸、糖类、黏液质、蛋白质、胡萝卜素、维生素A、维生素B_2、维生素C、维生素P、微量钙、磷、铁等，枣含维生素C较多。2. 印度枣：含蛋白质、脂肪、糖类、维生素A、维生素C、铁、钙等。

养生功效

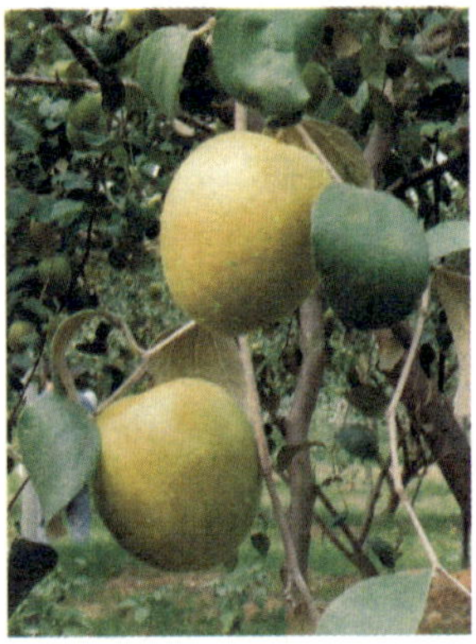

食用部： 果实。

药用部： 果实，根，树皮，叶，种子。

用量用法： 红枣：3～10枚。印度枣：适量食用即可。

功能效用： 枣：补脾益气，养血安神，护肤美容，养生健美，调卫营（是纠正营卫失和，解除风邪，并调整营卫失和的方法。营卫失和表现为头痛发热，汗出恶风，鼻鸣干呕，脉浮弱等症状），和药性，缓和滋养药。枣酒：滋补强健。印度枣：健胃益气，滋养，生津，利尿，软便。种子：宁心安神，养肝，敛汗。

保健应用： 枣：治过敏性紫癜，贫血，血小板减少症，脱肛，高血压，急性肝炎，GOT、GPT偏高，慢性支气管炎，咳嗽，全身浮肿，小儿湿疹；预防输血反应。（GOT、GPT是包含在肝脏及许多器官中促进氨基酸生成的酶，一制造出来后很快地又被破坏。在健康血液中，GOT、GPT经常保持一定的流出量。可是，当内脏器官或组织被破坏时，细胞会大量被破坏，酶会逐渐漏出外部，血液中的GOT、GPT指数即会上升。因此，一旦GOT、GPT指数上升，则可能是含有特别多的GOT及GPT的内脏器官出了问题。一般而言，患心脏病者其GOT值会升高，患肝病者其GPT值会增高。GOT值升高时可发现的疾病：肝炎，肝硬化，肝癌，心肌梗死，肌肉萎缩症，肌肉发炎，溶血等。GPT值升高时可发现的疾病有肝炎、脂肪肝等。）根、树皮：治腹泻，发烧。印度枣：治小便不利，大便秘结，燥热病，胃寒。种子：治虚烦失眠，烦渴，烦躁不眠，虚寒症，虚汗，盗汗。

禁忌： 1. 枣：痰热咳嗽忌食；脘腹胀满、饮食积滞者，慎用；齿痛、虫病、小儿疳积等症者，不宜用。2. 印度枣：空腹不宜多食，以免影响肠胃饱胀感。

枣的养生厨房

慢性肾炎引起脾虚水肿

用料： 红枣11.3克，红豆56.3克，冬瓜连皮487.5克，乌鱼1条（约150.0克），葱头少许。

制用法： 将枣、红豆、冬瓜、葱头洗净，入乌鱼（去鱼鳞和肠脏）内，清水适量，煲汤服食，不可加盐，每日1次。

说明： 本方所用的枣及葱头量不多，且和其他药同用能互相制约和排斥反常变化，所以无妨可以与鱼同用。

治则： 补脾，利水消肿。

气血两虚，补心养血

用料： 南枣8枚，枸杞子30.0克，土鸡蛋1个。

制用法： 加水煎，鸡蛋熟后去蛋壳再煮一下，吃蛋喝汤。

肝胆气结引起的胆囊炎闷痛

用料： 鲜芹菜412.5克，红枣93.8克。

制用法： 共煲汤，分3次服。

又方： 干芹菜头225.0克，红枣93.8克。

制用法： 共煲汤，分3次服。

治则： 宜疏肝利胆，行气解郁。

产妇产后补养

用料： 红枣30.0克，生姜4片，红糖30.0克，鸡蛋1个。

制用法： 加水适量煎服，每日1次，连服2～10天。

单纯性紫癜，过敏性紫癜

用料： 生红枣10枚。

制用法： 洗净，每天嚼烂吞食，1日3次，连食10天左右，至紫癜全部消退止。

贫血，补血

用料： 黑枣15.0克，桂圆肉7.5克，红糖30.0克。

制用法： 加水适量煎服，饮汤食黑枣及桂圆肉，每日1次，可长时间服用。

预防输血反应

用料： 枣20枚，地肤子9.4克，炒荆芥9.4克。

制用法： 水3碗煎成1碗，输血前20～30分钟时服用。

心悸，多梦，健忘

用料： 枣7枚，小麦30.0克，生地7.5克。

制用法： 水煎，分2次服。

失眠症

用料： 红枣30.0克，葱白头5根。

制用法： 水2碗煎成8分，晚睡前服1次，连渣食用。

妇人更年期脾气暴躁

用料： 枣30.0克，小麦15.0克，炙甘草15.0克，淮山药15.0克。

制用法： 水3碗煎成1碗，渣以水2碗半煎成1碗，早晚各服1次。

表虚，阳气不足自汗

用料： 红枣30.0克，黄芪30.0克，山楂片7.5克。

制用法： 水煎服，早晚各服1次。

说明： 山楂用沸水浸烫一会儿，捞出切片晒干即山楂片。

脾胃虚寒，便溏腹泻

用料： 红枣30.0克，生姜3片，淮山药30.0克。

制用法： 加水适量，共煮烂，每日服1次，连服7～10天。

鼻咽癌

用料： 枣5枚，石上柏56.3克，猪瘦肉75.0克。

制用法： 水8碗煎成1碗服，每日1剂，可连服数月。

气血两虚，调补气血

用料： 红枣10枚，枸杞子18.8克，党参18.8克，干冬桑叶112.5克，黑芝麻487.5克。

制用法： 先将冬桑叶及黑芝麻2味共研

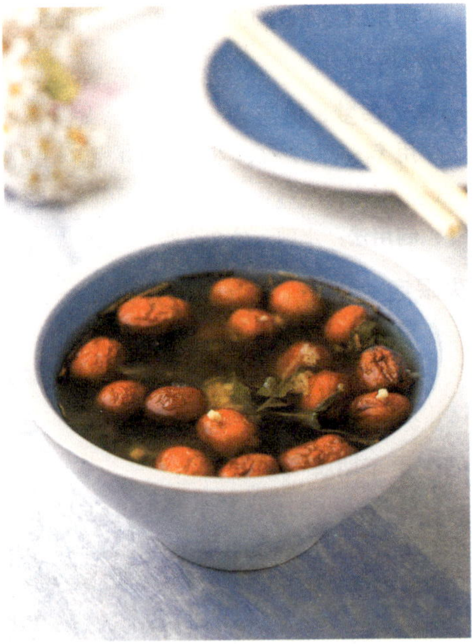

细末，炼蜜为丸，每服 7.5 ~ 11.3 克，然后再将前 3 味药加水煎汤送服，1 日 3 次。

气血两虚，再生障碍性贫血

用料：枣 15 枚，黑木耳 15.0 克，冰糖 11.3 克。

制用法：先将枣及木耳用温开水洗净并泡发，放于小碗中，加适量的水和冰糖，置于锅中蒸 1 小时，分次食用，喝汤吃木耳及枣。

气血两虚，缺铁性贫血

用料：枣 48.8 克，黑豆 48.8 克，桂圆肉 15.0 克。

制用法：水 3 碗煎成 2 碗，早晚各服 1 次。

肝阳上亢高血压病

用料：红枣 112.5 克，鲜芹菜 1112.5 克。

制用法：共煲汤，分 3 次服。

又方：干芹菜头 112.5 ~ 225.0 克，枣 93.8 克。

制用法：共煲汤，每日服 2 次。

治则：宜平肝潜阳，清热熄风。

痱子

用料：鲜枣树叶 1200.0 克。

制用法：洗净，加水 1 升煎剩一半，外洗患处，连洗 5 天。

喉癌

用料：红枣 3 ~ 10 枚，干石上柏 75.0 克，猪瘦肉 75.0 克。

制用法：水 8 碗煎成 1 碗，连服 1 个月以上，每日 1 剂。最好久煎 6 个小时。

癌症化疗后体虚贫血

用料：枣 10 枚，胡萝卜 112.5 克。

制用法：胡萝卜洗净切块，水 3 碗煎成 1 碗，分 2 ~ 3 次服用。

枣酒

用料：枣 225.0 克，砂糖 187.5 克，酒 2 瓶。

制用法：种子不必去掉，浸泡前先将枣皮用刀划破，储存 1 个月即可饮用。枣酒药性温和，可调和他种饮料使用。夏天可加冰块饮用，冬天可温热饮用。1 日量 2 ~ 5 小杯，分次饮用。男女适用。贫血者滋补强壮，强精，镇静神经，解除心身紧张，可治疼痛，防老，补血，促进强壮内脏器官。

食用保健常识

1. 枣的种类很多。枣含的钙、磷、铁、对过敏性紫癜、高血压病、贫血、预防输血反应、急慢性肝炎和肝硬化患者的血清转氨酶增高等均有良好的效果。枣中含有达玛烷型皂苷，有抗疲劳、增加人的耐力及减轻毒性物质对肝脏损害的功能。其成分中含的黄酮类化合物有镇静、降血压作用。

2. 枣，性味甘温，能补脾和胃，补气养血，可以缓解毒药峻猛酷烈之性，减少毒药对胃肠道的刺激。《日华诸家本草》记载："枣忌与葱同食，否则使人五脏不和。与鱼同食，令人腰痛、腹痛。"

人心果

消暑清热　解热滋养

- **科　名**：山榄科（Sapotaceae）
- **英文名**：Sapodilla
- **学　名**：*Achras zapota*
- **别　名**：牛心梨，沙漠吉拉，吴凤柿

常绿小乔木植物人心果的成熟果实。树皮灰黑色。叶子呈螺旋状丛生枝端，叶片长椭圆形或卵状椭圆形，全缘。花腋生枝端，白色。果内含种子2～5粒，扁平长卵形。花期5～7月，果期8～12月。

·性味归经·

味甘、微酸，性平。

·营养成分·

人心果含维生素A、B族维生素、维生素C、维生素E、鞣质、磷、钙、钾、铁、糖类等。

·热　　量·

每百克71千卡。

养生功效

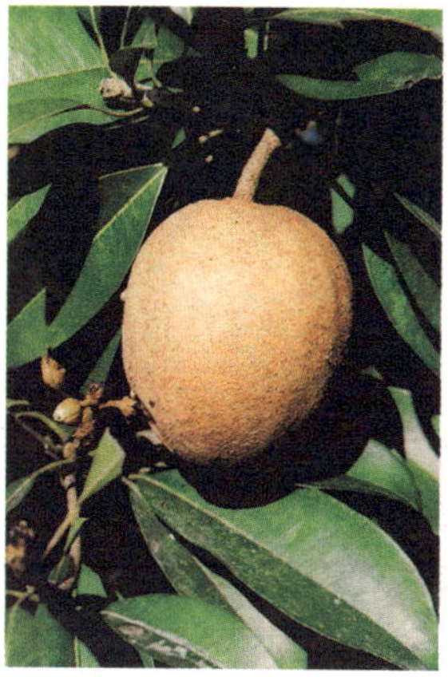

食用部：果实。

药用部：树皮，根，果仁。

功能效用：果实：解热，滋养，消暑清热，增强体力，调节生理。树皮及根：清热解毒，收敛，止血。果仁：利尿。

保健应用：果实：治疗肺热咳嗽，胃脘疼痛，腹泻；改善胆汁。根及树皮：治感冒咳嗽，扁桃体炎，急性胃肠炎。

禁忌：人心果未成熟的果为青色，味涩，不可以食用。种子含毒性，不宜食用。体质过敏者慎食或不食。

人心果的养生厨房

清热利尿

用料：人心果果仁（打破）适量。

制用法：水煎服。

风热感冒，流行性感冒

用料：人心果树皮18.8克，万点金75.0克，尤加利18.8克，甘草7.5克。

制用法：水煎，分2次服，连服3天。

消除暑气

用料：人心果1个，苹果1个。

制用法：将人心果及苹果洗净去皮，切成块，放进锅中，加适量水煎成稠汁，装入容器，待凉置于冰箱中稍冻即可食用。

口干涩

用料：人心果1～2个，酱酒、食盐、白醋各适量。

制用法：人心果洗净去皮，切片，加入酱酒、食盐、白醋拌匀，1个小时后即可食用。

食用保健常识

1. 人心果果熟软化后可食用，味甜，有香味。

2. 人心果有清热消暑、改善胆汁、调节人体感官的作用，对于肺热咳嗽亦能改善。

龙眼

养血安神 补血益气

科名：无患子科（Sapindaceae）

英文名：Lungan；Longan

学名：Dimocarpus longan

别名：龙眼果，龙眼肉，桂圆肉，牛眼

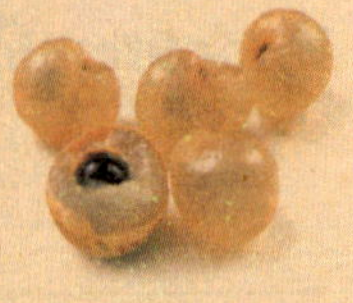

常绿乔木龙眼的果肉。叶互生，羽状复叶，小叶4～10片，革质，椭圆形，基偏斜，端钝，全缘。圆锥花序，花两性，单性或两性花共存，花小，淡黄色或黄白色，顶生或腋生。核果球形，外壳褐色，种子黑褐色。花期春季，果期夏季。

·性味归经·

1.果肉：味甘，性温。入心、脾经。2.果壳：味甘、涩，性温。入肺经。3.果核：味甘、涩，性平。4.根：味苦、涩，性平。5.花：味微苦、甘，性平。

·营养成分·

龙眼肉含蔗糖、葡萄糖、B族维生素、维生素C、维生素E、蛋白质、脂肪、膳食纤维、碳水化合物、胡萝卜素、钙、磷、铁、钾、镁等成分。果核含皂甙、氨基酸、鞣质及色素。

·热　量·

每百克73千卡，龙眼干每百克273千卡。

养生功效

食用部：果肉。

药用部：果壳，果核，根，树皮，花，叶。

用量用法：果肉：11.3～18.8克，水煎服。大剂量30.0～56.3克，或浸酒。叶：15.0～18.8克，水煎服。外用：研末调敷。果壳：3.8～11.3克，水煎服。外用：研末撒或捣敷。果核：3.8～11.3克，水煎服或研末服。外用：煅烧存性研末撒或调敷。根：37.5～56.3克，水煎服。树皮：11.3～18.8克，水煎服。外用：煎水外洗，或煅存性研末撒。

功能效用：果肉：补脾益胃，养血安神，补心脾，补血，益气血，健脑益智。果核：理气止痛，止血，化湿。根：祛风利湿，通络理带，涩精。叶：清热解毒，发表。果壳：收敛。花：固涩，利尿。

保健应用：果肉：治气血不足，血虚，心悸怔忡，健忘失眠，贫血，心虚头晕，神经衰弱，妇女更年期心烦汗出，胃炎，胃下垂，久病体弱，脾虚泄泻，产后抽搐，产后无力，闭经，产后浮肿，阳痿，遗精，烧烫伤。果核：治疝气，创伤出血，瘰疬，腋臭，疥癣，湿疮。果壳：治心虚头晕，聪耳明目；散邪祛风。根：治月经不调，白带，乳糜尿，肾虚腰痛，遗精，糖尿病，胃溃疡，风湿关节痛，小便白浊，丝虫病，下消。树皮：治疳积，疔疮。叶：治感冒，预防流感，肠炎，痢疾。花：治妇女白带，下消，糖尿病，血丝虫病。

禁忌：1.痰湿阻滞者，慎用。2.阴虚引起大便干燥者，不宜食用。3.孕妇、虚火旺盛、风寒感冒及消化不良者，不宜食用。4.常流鼻血者，少吃。

龙眼的养生厨房

御寒，增强体力

用料：龙眼肉11.3克，人参7.5克。

制用法：水1碗半炖成8分饮服。

气血两虚，胃下垂

用料：龙眼肉11.3克，白糖11.3克。

制用法：加水适量，炖食，连食10天。

闭经

用料：龙眼肉30.0克，红枣5枚。

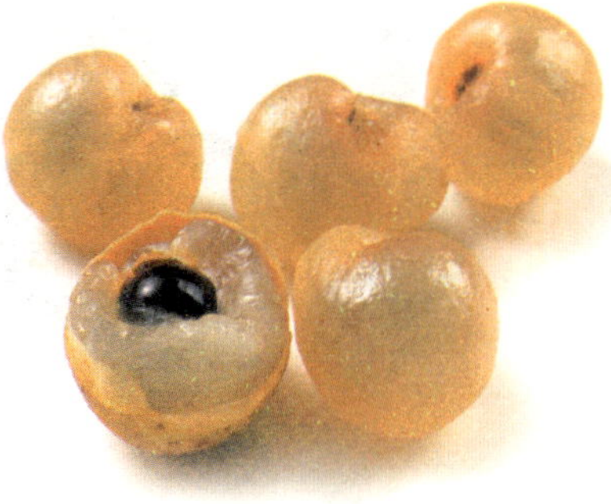

制用法：加水适量，共炖食。

脾虚泄泻

用料：龙眼干15粒，莲子15.0克，生姜3片。

制用法：将龙眼干去外壳，莲子去心，加水适量，共炖烂，早晚各1次，连食1星期。

血虚偏头痛

用料：桂圆肉30.0克，鸡蛋1个，白糖适量。

制用法：共煮汤食用。

产后身体虚弱无力

用料：龙眼肉37.5克，当归7.5克，鸡肉300.0克。

制用法：加水适量，共炖食。

胃口不佳，脾虚泄泻

用料：龙眼肉15.0克，白术7.5克。

制用法：加水煎，早晚各服1次。

体癣，头癣

用料：龙眼核仁适量，米醋少许。

制用法：共研成糊状，外敷患处。

溃疡久不收口

用料：龙眼果核或果壳适量，麻油少许。

制用法：煅成炭，研末粉，调麻油敷患处。

贫血

用料：龙眼肉37.5克，红枣10枚。

制用法：两者洗净去核，放入锅中，加水120毫升，共煎至沸，转用文火再煎15分钟即可，饮汤吃龙眼肉及红枣。

自汗

用料：共龙眼肉18.8克，小麦30.0克，红枣10枚。

制用法：洗净，加水适量，煎熟，饮汤吃龙眼肉。

又方：龙眼肉37.5克，葡萄干37.5克。

制用法：水煎服。

多汗症

用料：龙眼肉37.5克，猪心37.5克。

制用法：加适量的水煎汤，饮汤吃龙眼肉，每日1次。

肝肾两虚，补肝肾，强筋骨

用料：龙眼肉30.0克，牛膝56.3克，桃仁18.8克，白酒2瓶。

制用法：将3味药浸酒储存30天左右启封使用，每天饮30毫升，早晚各1次。

癌肿化疗后白细胞下降

用料：龙眼肉18.8克，红枣5枚，粳米93.8克。

制用法：共煮成粥食之。

禁忌：肝火旺、虚火上升、口干舌燥者不宜饮用。

肝肾两虚，腰痛，耳鸣

用料：龙眼肉225.0克，山楂片225.0克，红枣30.0克，红糖37.5克，米酒2瓶。

制用法：将上述药浸酒储存15天左右即可启封使用，于晚上临睡前服30～50毫升。

禁忌：肝火旺、虚火上升、高血压者不宜饮用。

病后体虚，贫血，心悸，食欲不振

用料：龙眼肉225.0克，淮山药22.5克，鳖鱼1只（600.0克左右）。

制用法：将鳖鱼宰杀，洗净去除肠脏及爪头，加适量的水，同龙眼肉、淮山药清蒸至烂熟，喝汤吃肉，1日1次。

再生障碍性贫血，气血两虚

用料：龙眼肉15.0克，当归15.0克，土鸡肉487.5克。

制用法：将鸡肉炖至半熟时加入龙眼肉及当归，共炖至熟，吃肉喝汤，1天2次。

内耳眩晕症

用料：龙眼肉18.8克，淮山药11.3克，五味子11.3克，酸枣仁11.3克，当归7.5克。

制用法：水煎服，早晚各1次。

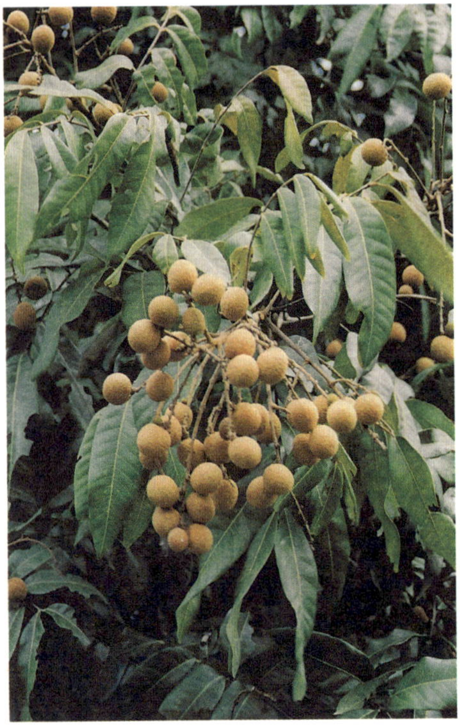

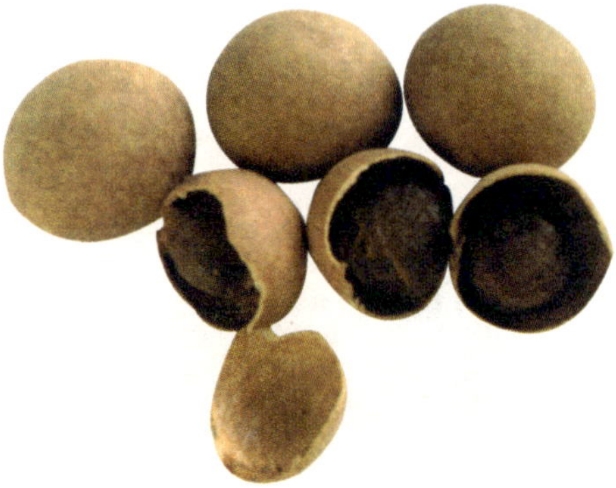

下消症

用料：龙眼根75.0克，牛奶埔75.0克，白马骨37.5克，猪瘦肉187.5克。

制用法：加水共炖服。

龙眼酒

用料：干龙眼肉225.0克，冰糖75.0克，酒3瓶。

制用法：龙眼肉浸制时不要洗涤，浸泡1个月左右可启封使用。储备越久，酒力越足。偶尔饮用龙眼酒不限量，长期饮用每天约半杯至1杯较好，可加少许其他药酒同饮，也可加其他饮料同饮，但切勿贪甜多饮。若1次饮量超过2杯，不胜酒力的人，宿醉可达2天之久。能补血养精，强健体魄，温补脾胃，振助精神。

禁忌：肝火大、虚火上升者及口干舌燥的人不可饮用。

食用保健常识

1. 龙眼有补血、镇静作用，对神经性心悸有一定的疗效。煎剂对痢疾杆菌有抑制作用。

2. 龙眼肉有抗衰老作用。能滋补全身、增强记忆、消除疲劳，尤其是对脑细胞有益。

3. 食用龙眼后少喝开水，以免胀肚。

莲雾

清火解热 宁静神经

- **科名** 桃金孃科（Myrtaceae）
- **英文名** Wax apple；Wax jambo
- **学名** Syzygium samarangense
- **别名** 洋蒲桃，琏雾，爪哇蒲桃，辇雾

常绿乔木莲雾的果实。叶椭圆形，先端具短突尖，基部近圆形，厚纸质，几乎无柄。花腋生，淡黄色。花瓣倒卵形，雄蕊多数，花柱细长。果倒圆锥形，顶端扁形。花期3～7月，果期5～8月。

·性味归经·

1.果实：味甘、微酸，性平。入肺、胃、大肠经。2.根皮、叶：味涩，性平。

·营养成分·

果实含维生素C、糖类、鞣质、蛋白质、脂肪等。叶含鞣质、糖类，根含生物碱、蛋白质及蒲桃素。树皮含鞣质。

·热　量·

每百克34千卡。

养生功效

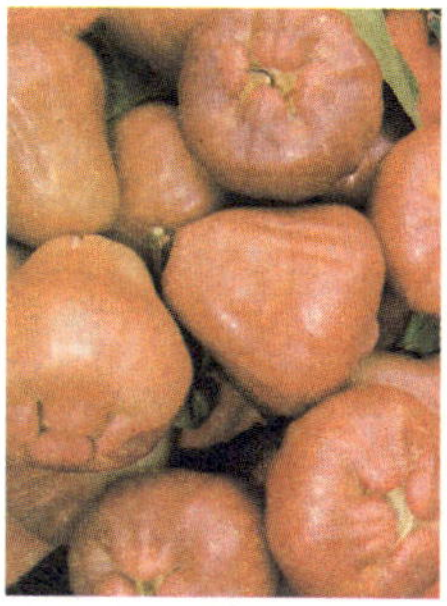

食用部：果实。

药用部：未成熟果实，树皮，根，叶，花。

功能效用：果实：解热利尿，净化血液，凉血消炎，清火解热，宁静神经，降血压。根、树皮：解热，利尿，止痒，消炎，收敛止泻。树皮、叶：收敛止泻。

保健应用：根、树皮：治糖尿病，痢疾，皮肤痒，风湿性关节炎，皮炎疥癣。树皮、叶：治糖尿病，肠炎，泻痢。叶：治皮肤炎，痢疾。果实：解热；治口腔炎，火烫伤，高血压病。未成熟果实：治糖尿病。

禁忌：1.尿频者，少食。2.胃溃疡者，勿食用。3.根、树皮，单味不宜久服，最好配合健胃药同用。4.胃溃疡及便秘者，慎用根皮。5.单味不宜久服。

莲雾的养生厨房

糖尿病

用料：莲雾未成熟果实适量。

制用法：洗净，切开，加水煎服。

高血压，解热

用料：莲雾适量。

制用法：洗净，每天食用，1日2次。

尿酸，高脂血症

用料：莲雾未成熟果实300.0克。

制用法：洗净，切片烘干，加水煎，分数次饮服。

皮肤痒

用料：莲雾根皮、叶300.0克。

制用法：洗净，水煎，温洗患处。

小便黄赤不畅

用料：莲雾根37.5克，白茅根75.0克，地胆草37.5克。

制用法：水煎，当茶饮用。

食用保健常识

莲雾属热带性果树，糖分高。莲雾可解热利尿、宁神、凉血消炎、生津止渴，拌盐食用，有助消化。

香瓜

清热解烦 止渴利尿

科名 葫芦科（Cucurbitaceae）

英文名 Melon

学名 Cucumis melo L

别名 甜瓜，金黄色的状元瓜

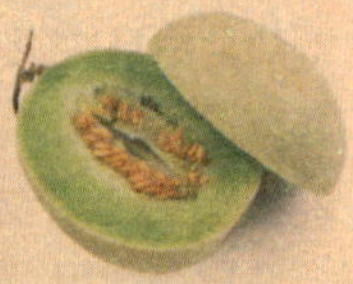

1年生蔓性藤本植物香瓜的成熟果实。果实肉质，具多室，多种子。花期夏季，果期夏秋间。

·性味归经·

1. 果实：味甘，性寒。入心、胃、膀胱经。2. 种子：味甘，性寒。入肺、胃、大肠经。3. 瓜蒂：味苦，性寒，有毒。入脾、胃经。

·营养成分·

香瓜含糖类、蛋白质、B族维生素、维生素C、磷、钾、钠、柠檬酸及胡萝卜素。种子含脂肪油。瓜蒂含葫芦素、葡萄糖苷、维生素B_{12}、香瓜苦毒素。

·热　量·

每百克30千卡。

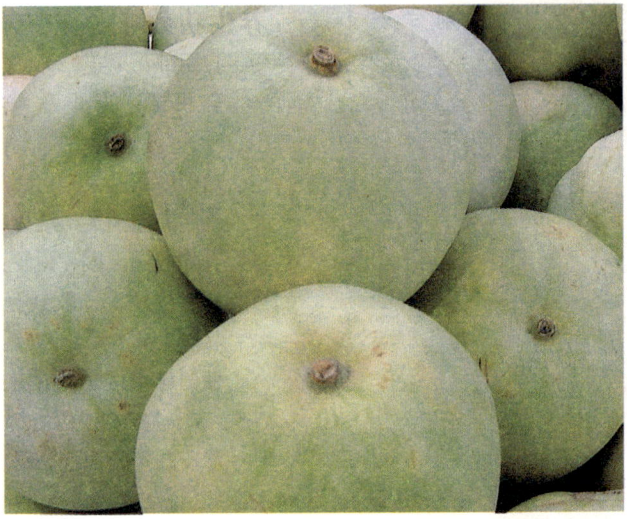

养生功效

食用部：果实。

药用部：全株。

用量用法：果实：适量，生食，或煎汤，或研末。种子：11.3～15.0克，水煎服，或研末，每服3.8～5.6克。蒂：3.8～7.5克，水煎服。外用：研末吹鼻。叶：11.3～15.0克，水煎服。外用：捣敷或捣汁涂。果皮：3.8～18.8克，水煎服。外用：泡水漱口。花：3.8～11.3克，水煎服。外用：捣敷。茎：7.5～18.8克，水煎服。外用：研末吹鼻。根：煎水洗。

功能效用：果实：清暑热，解烦渴，利小便。种子：清肺润肠，散结，消痈。瓜蒂：涌吐痰食，除湿退黄。叶：补中。根：煎汤洗风癞。全株：祛火败毒。果柄：催吐，退黄，抗癌。

保健应用：果实：治暑热烦渴，暑热下痢腹痛，小便不利。生食则止渴清燥，除烦解热，利尿，润肺，净化血液，除口臭，抗老化益寿。种子：治肺热咳嗽，热病口渴，肠痈，大便燥结，肺痈，化痰，润肠。蒂：治胸闷，恶心，下痢，食物中毒，喉痹，宿食不化，湿热黄疸，中风，催吐。叶：治小儿疳及打伤损折。生品捣汁涂，生发，祛瘀血。果皮：治热，去烦渴，淋症。茎：治鼻中息肉，齆鼻。花：治心痛咳逆，疮毒。全株：治痔疮，肿毒，漏疮生管，脏毒滞热，流水刺痒。果柄：治食积不化，食物中毒，癫痫痰盛，急慢性肝炎，肝硬化，肝癌。

禁忌：1. 脾胃虚寒、腹胀便溏患者，不可食用。2. 香瓜蒂有毒，生食过量，10 ~ 30 分钟后会发生恶心、呕吐、腹痛、下痢、血压降低、心跳加快、抽筋、呼吸困难等症状。体虚、心脏病患者、不宜用。

香瓜的养生厨房

肺结核咳嗽

用料：鲜香瓜 225.0 克，冰糖适量。

制用法：将香瓜洗净，切成块（不去瓤及种子），加冰糖炖烂，早晚各服 1 次。

食物中毒

用料：香瓜蒂 0.8 克，绿豆 3.0 克。

制用法：共研末，温开水送下，做临时急救催吐用。

风火牙痛

用料：香瓜皮 7.5 克。

制用法：水煎，待冷后含漱。

肠腔脓肿，肺部化脓

用料：香瓜子 37.5 克，野荞麦根 18.8 克，白糖适量。

制用法：香瓜子捣烂用，加水共煎服。

大便秘结

用料：鲜香瓜 225.0 克。

制用法：洗净（连子、瓤用），早晚各吃 1 次。

泻痢

用料：香瓜蒂 3 克。

制用法：洗净，加水 200 毫升，煎成 100 毫升服用。

催吐，胸闷，恶心

用料：香瓜干蒂 2 ~ 5 克。

制用法：洗净，水 200 毫升，煎成 100 毫升饮服。

清热解毒

用料：香瓜汁 15 毫升，葡萄汁 15 毫升，李子汁 15 毫升。

制用法：3 味调匀，冲服。

肺结核痰中带血，口干咽燥

用料：香瓜 187.5 克，莲藕 93.8 克，冰糖 30.0 克，绿茶少许。

制用法：香瓜及莲藕洗净切片，加主冰糖，加水 3 碗共煮 3 分钟，再加入绿茶，分 3 次服。

治则：宜养阴清肺，止咳止血。

心烦口渴

用料：香瓜子 9.4 克，天花粉 11.3 克，麦门冬 11.3 克。

制用法：水煎服。

肺水肿，渗出性胸膜炎

用料：香瓜子 112.5 克，冬瓜子 112.5 克。

制用法：打碎，用纱布袋装入，加水煮汤，代茶饮。

淋症

用料：香瓜皮 18.8 克，甘草 3.8 克。

制用法：水煎服。

食用保健常识

香瓜是夏季清凉消暑、解烦渴、利小便之甘美佳品，民间常用来治肾炎水肿、胃热烦渴、高血压等病。

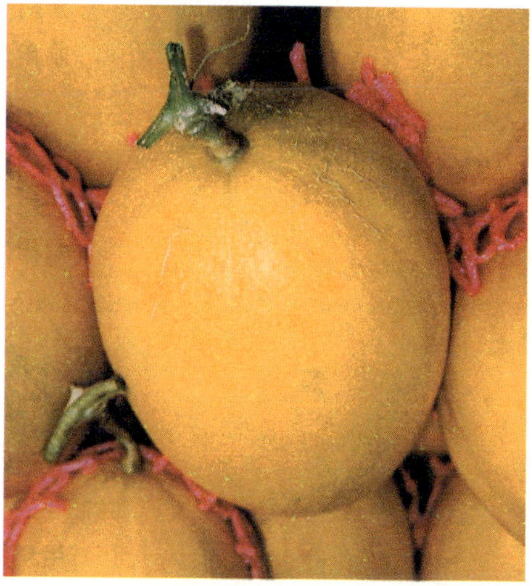

哈密瓜

消炎利尿 消暑解渴

- 科名 葫芦科（Cucurbitaceae）
- 英文名 Hami melon
- 学名 Cucumis melo L. Var Saccharinus Naud
- 别名 沙瓜，蜜甘瓜

1年生蔓性藤本植物哈密瓜的成熟果实。叶片掌状3～5分裂，心状圆形，具柄。花雌雄同株，雄花生于叶腋，黄色，雌花单生，腋出。花期春季，果期夏秋间。果实近球形或椭圆形，有皱纹。

·性味归经·

果肉：味甘，性凉。入心、胃经。

·营养成分·

哈密瓜含维生素A、B族维生素、维生素C、蛋白质、纤维、磷、钾、钠及胡萝卜素等。哈密瓜蒂含有苦毒素。

·热　量·

每百克31千卡。

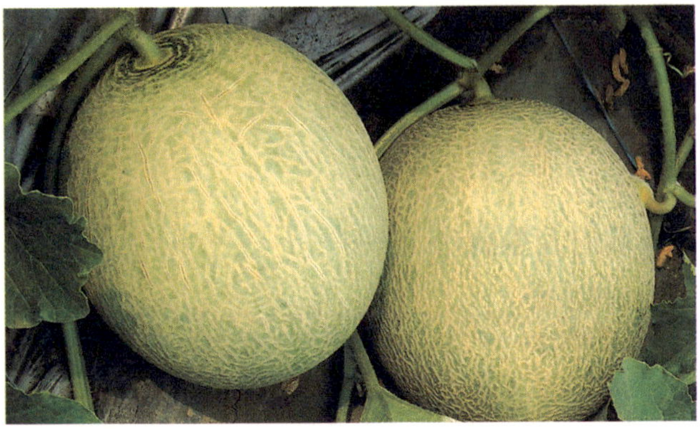

养生功效

食用部： 成熟果实。

药用部： 果皮，种子。

用量用法： 果肉：做食品食用，适量。果皮：37.5～75.0克，水煎服。

功能效用： 果肉：消炎利尿，清暑解渴，解酒，止血，净化血液，治五脏虚火，防癌，清热解燥。种子：清热消痰，润肠。

保健应用： 果肉：治中暑，便秘，胃肠炎，衄血，牙龈出血，发烧口渴，小便不利，口鼻生疮。果皮：治咳嗽。

禁忌： 体虚、泄泻便溏、水肿、肾脏功能衰竭、吐血、咳血、喉咙痒、痰少之寒咳者，不可食用。

哈密瓜的养生厨房

小便不畅

用料： 哈密瓜1～2个，猪瘦肉56.3克。

制用法： 洗净，切片，共煮汤食之，每日2～3次。或生食哈密瓜1～2个。

暑热中暑，小便不利

用料： 哈密瓜1～2个，西瓜500.0克。

制用法： 共洗净，去皮，绞汁饮用，每日2～3次。或生食哈密瓜1～2个。

便秘，胃肠炎

用料： 鲜哈密瓜1个。

制用法： 洗净，生食。

咳嗽

用料： 哈密瓜适量。

制用法：洗净，加水煎汤饮用。

衄血，牙龈出血

用料：哈密瓜1～2个。

制用法：洗净，去外皮，绞汁含服。

中暑

用料：哈密瓜1个，甘草盐少许。

制用法：将哈密瓜洗净，蘸甘草盐食之。

降火利尿

用料：哈密瓜1个，苹果1个，牛奶100毫升，蜜糖1汤匙。

制用法：哈密瓜洗净去皮及子，苹果洗净，去外皮及子，共放入果汁机打匀饮用。

清热利尿，健胃

用料：哈密瓜1个，芹菜93.8克，柠檬汁1小匙，蜂蜜1大匙。

制用法：将哈密瓜洗净，去皮及子，和洗净的全株芹菜一起放入果汁机中榨汁，再加入柠檬汁、蜂蜜，拌匀饮服。

预防血管硬化

用料：哈密瓜1个，菠萝半个，蜂蜜1小匙。

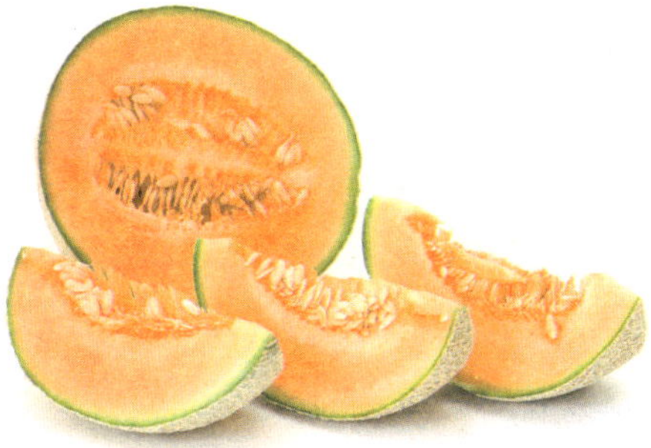

制用法：哈密瓜洗净，去皮及种子，菠萝削皮去心，共放入果汁机中榨汁，再加蜂蜜拌匀服用。

食用保健常识

1. 哈密瓜果实有清热、消肿、通便、利尿解渴、消暑烦的作用，用于治疗发热、水肿、便秘等症。种子能清热、清痰平喘、清肠润燥。

2. 哈密瓜成分中所含的β-胡萝卜素是一种较强的抗氧化物，能预防白内障、肺癌、乳癌、子宫颈癌、结肠癌等。

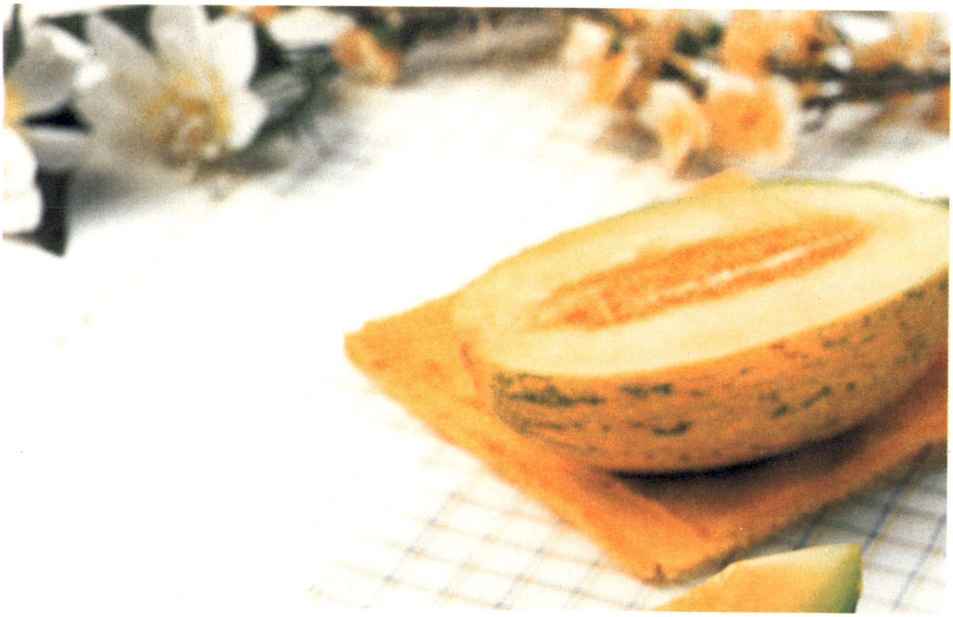

香蕉

润肺滑肠 清热益阴

科　名　芭蕉科（Musaceae）
英文名　Banana
学　名　Musa paradisiaca L
别　名　甘蕉，蕉果，芎蕉

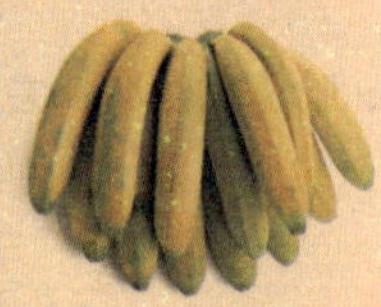

多年生草本植物香蕉的果实。茎直立，圆柱形。叶具长柄，叶面巨大，长椭圆形。夏秋间自叶腋长出花茎，长穗状，长1～2米，花穗弯曲下垂，苞片佛焰状，紫红色，花单性，基部为雌花，上部为雄花。浆果肉质，熟时黄色，果实圆镰刀形，长10～15厘米。

·性味归经·

1. 香蕉：味甘，性寒凉。入肺、脾、大肠经。2. 根：味甘，性寒。

·营养成分·

果实含淀粉、蛋白质、糖类、胡萝卜素、脂肪、B族维生素、维生素C、维生素E及钙、钾、磷、铁等。果皮含蕉皮素。

·热　　量·

每百克91千卡。

养生功效

食用部：果实。

药用部：果皮，果柄，香蕉蕊，叶，根，花。

用量用法：香蕉：1～4条，生食或炖熟食。根：30.0～56.3克，水煎服，或捣汁服。外用：捣敷或绞汁涂。

功能效用：果实：养阴润燥，生津止渴，清热益阴，润肺，滑肠。果干：通血脉，填骨髓。

保健应用：果实：润肠，降血压，解酒，预防中风；治热病烦渴，咽干喉痛，肺热喘咳，痈肿疮疖，痔疮出血，肺热咳嗽，便秘。花：治胃痛。叶：消炎止痛。汁：治烫伤。根：清热凉血，解毒，预防白喉。治热病烦渴，血淋，痈肿，麻疹肺热痰喘。

禁忌：1. 胃酸过多者，不宜食用。2. 肾功能减退及急慢性肾炎者，不宜多食。3. 慢性肠炎、腹泻、糖尿病等患者，少食用。4. 香蕉根多服动冷气，脾胃虚弱、肿毒系阴分者，忌用。

香蕉的养生厨房

高血压病，预防脑溢血

用料：香蕉果柄或香蕉皮56.3克。

制用法：水3碗煎成1碗服。

皮肤痒，搔之有红色疹点

用料：香蕉皮适量。

制用法：洗净，以外皮揉擦患部，每天2～3次。

痈肿疮疖

用料：未熟香蕉1根。

制用法：洗净，连皮捣烂，外敷患处。

痔疮便血疼痛

用料：鲜半熟香蕉2根。

制用法：洗净，连皮加水炖烂吃，早晚各1次。

肺热喘咳

用料：鲜香蕉（熟透）3根。

制用法：洗净，连皮炖烂吃，早晚各1次。

解酒醉

用料：香蕉皮75.0克。

制用法：水煎，1次喝完。

便燥结

用料： 香蕉2条。

制用法： 香蕉连皮，洗净，水500毫升，用小火煮20分钟后，饮汤及连皮吃。或香蕉去皮，早晚各食1次。

风热牙痛

用料： 香蕉皮2根，冰糖适量。

制用法： 香蕉皮洗净，加冰糖共放入锅中，加适量的水煎汤服。

白喉

用料： 香蕉皮75.0克。

制用法： 洗净，加水煎汤服，1日3次。

肝阳上亢高血压病

用料： 鲜香蕉皮37.5克，铁色草30.0克，菠菜56.3克。

制用法： 加适量的水煎服。

膀胱癌的食疗

用料： 香蕉适量，红枣适量。

制用法： 常食之。

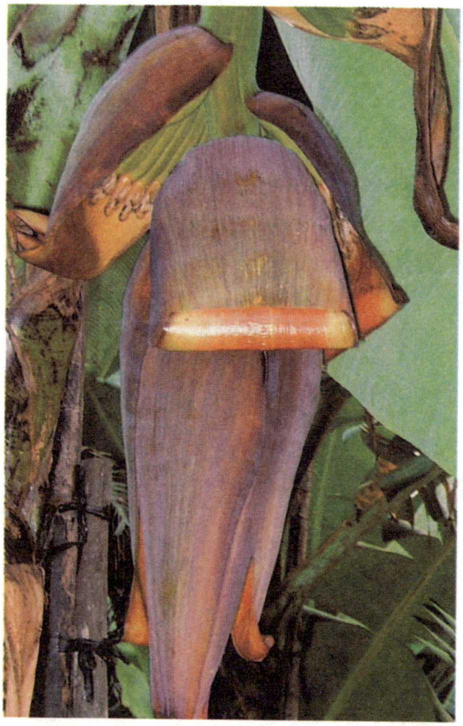

燥热引起便秘（小儿便秘）

用料： 香蕉2根，冰糖3.8克。

制用法： 香蕉去皮，与冰糖同蒸，1天2次，连服1星期。

头部毛囊周围炎

用料： 鲜香蕉叶、根适量。

制用法： 洗净，捣烂如泥，外敷患处。

高胆固醇

用料： 鲜香蕉柄37.5克。

制用法： 清水洗净，切片，放入杯内，沸开水冲泡当茶饮，每日1次，连服20天。

咳嗽日久

用料： 香蕉2根，冰糖适量。

制用法： 香蕉去皮切碎，与冰糖共炖服，每日1次，连服7天。

治则： 宜清热润肺，止咳化痰。

预防白喉

用料： 鲜香蕉根30.0克，蟛蜞菊15.0克。

制用法： 水煎服，每日1～2次。

血淋（小便涩痛带血）

用料： 鲜香蕉根112.5克，旱莲草30.0克。

制用法： 水煎服，分2～3次服。

痈，疖肿

用料： 鲜香蕉根茎或叶适量。

制用法： 洗净，捣烂绞汁，外涂患处，每日2～3次。

治则： 清热，凉血，解毒。

食用保健常识

1. 香蕉含钠量低，不含胆固醇，常食不令人胖。香蕉越成熟，外皮上黑斑越多，它的免疫活性就越高。

2. 香蕉果肉有降压作用，很适合大便干结患者食用，而且高血压、痔疮出血患者也适宜食用。

3. 香蕉果皮含蕉皮素成分，有抑制细菌、真菌的作用。

石榴

收敛止泻 涩肠杀虫

科名 安石榴科（Punicaceae）

英文名 Pomegranates

学名 Punica granatum L

别名 石榴果，安石榴

落叶灌木或小乔木植物石榴的果实。树皮灰褐色。叶对生或簇生，倒卵形至长椭圆形，先端尖或微凹，全缘，表面有光泽。浆果近球形，熟时黄色或带红色。种子多数。花期夏季，秋季果熟时上市。

·性味归经·

1. 果实：味甘、酸、涩，性平。入胃、大肠经。2. 果皮：味酸、涩，性温，有小毒。入胃、大肠、肾经。3. 根皮：味苦、酸、涩，性微温，有毒。4. 花：味酸、涩，性平。

·营养成分·

石榴根皮含石榴皮碱，果皮含生物碱、鞣质、熊果酸、树脂、苹果酸，果实含糖类、鞣质、蛋白质、柠檬酸、苹果酸、维生素C及脂肪等。

·热　量·

每百克67千卡。

养生功效

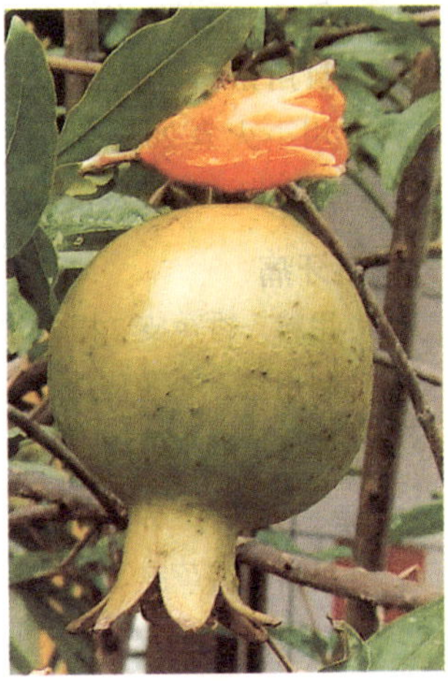

食用部： 果实，种子。

药用部： 根皮，果皮，花，叶。

用量用法： 果皮：有毒，用量不宜过大。叶：15.0 ~ 30.0克，水煎服。外用：煎水洗或捣敷。花：3.0 ~ 7.5克，水煎服，或入散剂。外用：研末撒或调敷。根：7.5 ~ 11.3克，水煎服。

功能效用： 果肉：收敛止泻，杀虫，生津止渴。果皮：收敛止痢，抑制细菌，涩肠，杀虫，生津止渴，炒炭可止血。叶：收敛止泻，解毒杀虫。根皮：杀虫，涩肠，止带。花：凉血，止血。

保健应用： 果皮：治久泻久痢，虫积腹痛，白带，血崩，肛脱，便血，滑精，口腔溃疡。根皮：治久泻久痢，蛔虫，绦虫，妇女赤白带。叶：治泄泻，癞疮，跌打损伤。花：治创伤出血，鼻病，中耳炎，衄血，吐血，月经不调，崩漏，带下。

禁忌： 1. 石榴勿空腹食用。2. 下痢初起不宜用。3. 石榴根皮用于杀虫时，忌用油类泻下剂及含有油类的脂肪食物，以免大量吸收而中毒。4. 石榴皮、石榴根皮均含有石榴皮碱，有毒性，用量宜慎。

石榴的养生厨房

久泻久痢

用料： 鲜石榴1个，食盐少许。

制用法： 将鲜石榴洗净，整粒捣碎，加水2碗，煮成1碗饮服，1日3次。

咽干，声音嘶哑

用料： 鲜石榴2个。

制用法： 去果皮，取石榴种仁慢慢嚼食，果核吐掉，1日2次。

久咳不愈

用料： 鲜未熟石榴1个。

制用法：洗净取种仁，去核，晚间睡前嚼食。

湿疹，一般癣

用料：石榴果皮 150.0 克。

制用法：加水煎浓汁，外洗患处，1 日 3 次。

效法：杀菌止痒。

慢性鼻炎

用料：石榴叶 15.0 克，茶叶 5.6 克，玉米叶 30.0 克。

制用法：水煎，分 2 次服。

细菌性痢疾

用料：石榴皮 15.0 克，黄糖 15.0 克。

制用法：将石榴皮洗净，加水 1 碗半煎成 1 碗，去渣，加黄糖调匀，分 2 次服，连服 5 天。

小儿蛔虫、绦虫

用料：石榴皮 11.3 克，槟榔 11.3 克。

制用法：均用干品，共研细末，每次服 5.6 克，开水送服，早晚各 1 次，连服 2 天。

鼻血

用料：鲜石榴花 30.0 克。

制用法：水煎服。或将石榴花晒干，研细末，每次用 0.3 克，吹入鼻孔内。

痢疾大便脓血

用料：鲜青皮石榴 1 个。

制用法：洗净，捣烂，绞汁服用。

脾，肾虚，白带

用料：石榴皮 30.0 克。

制用法：洗净，水煎当茶饮服。

急性肠炎

用料：石榴皮 18.8 克，翻白草 30.0 克，白头翁 30.0 克，大蒜 1 头。

制用法：加水煎服。

尿酸

用料：白石榴 56.3 克，香圆根 18.8 克，红骨掇鼻草 37.5 克。

制用法：水 8 碗煎至 3 碗，当茶饮。

腹泻

用料：鲜石榴 2 个，蜂蜜适量。

制用法：石榴洗净去外皮，留果肉，加水 3 碗煎成 1.5 碗，去渣，加蜂蜜调匀，分 2 ~ 3 次服。

急性肠炎，水泻不止

用料：石榴叶 1.5 碗，生姜 3.8 克，食盐 30.0 克，炒黑。

制用法：水煎代茶，频频饮服。另以葱白、粗盐各适量，放锅内炒热，布包敷腹部。

便血

用料：石榴花 11.3 克，侧柏叶 11.3 克。

制用法：加适量的水煎，分 2 次服。

治则：凉血，止血。

赤白痢疾

用料：白石榴花 18.8 克。

制用法：水煎，分 3 次饭前服。

治则：杀虫止泻。

前列腺增生

用料：石榴花 18.8 克，山药 18.8 克，五倍子 15.0 克。

制用法：水煎，分 2 次服。

治则：补阴益气，固肾缩尿。

食用保健常识

1. 石榴有两种：甜石榴，味甘，性温，生津止渴，杀虫；酸石榴，味酸，性温，用于久痢，滑泻，带下。

2. 石榴的醇浸出物及果皮煎剂，对金黄色葡萄球菌、溶血性链球菌、痢疾杆菌、霍乱弧菌等均有明显的抑制作用，尤其是对志贺氏痢疾杆菌作用最强。石榴皮煎剂还可抑制流感病毒。

3. 果皮多食伤肺生痰，损齿。

桃

养阴通便 润肠活血

- 科名　蔷薇科（Rosaceae）
- 英文名　Peach
- 学名　Prunus persica L
- 别名　桃子，桃实，甜桃

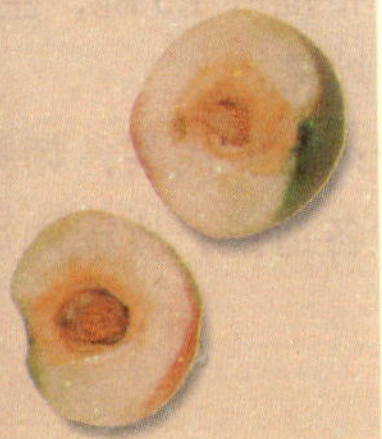

落叶小乔木植物桃的果实。叶互生，长椭圆状披针形，先端尖，细锯齿缘。花单性，粉红色或白色，花瓣5片。核果近球形，核硬。花期春季，果期夏季。

·性味归经·

1.桃：味甘、酸，性温。入肺、大肠经。2.桃仁：味苦、甘，性平。入心、肝、大肠经。3.桃叶：味苦、辛，性平。入脾、肾经。4.桃花：味苦，性平。入心、肝、大肠经。5.桃枝：味苦，性平。6.桃根：味苦，性平。7.桃茎白皮（桃树皮）：味苦、辛，性平。8.桃胶（桃树皮中分泌出来的树胶）：味甘、苦，性平。

·营养成分·

桃含有葡萄糖、蔗糖、果糖、蛋白质、脂肪、有机酸、纤维、胡萝卜素、挥发油、灰分、钙、磷、钾、铁。富含维生素B_1、维生素B_2、维生素D、维生素C。种子含脂肪油及苦杏仁甙。

·热　量·

桃每百克47千卡，水蜜桃每百克43千卡，玫瑰桃每百克51千卡。

养生功效

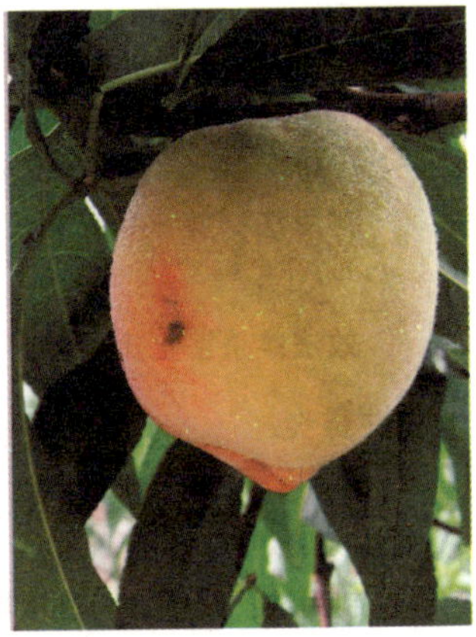

食用部：果实。

药用部：桃仁，桃根，桃叶，桃花，桃胶，桃树皮，桃枝。

用量用法：桃：适量，鲜食或做脯食。外用：捣烂调敷。桃仁：5.6 ~ 18.8克，水煎服，用时打碎。桃叶：3.8 ~ 7.5克，水煎服。外用：煎水洗，鲜品捣敷或捣汁涂。桃花：3.8 ~ 7.5克，水煎服，研末服1.5克。外用：捣敷或研末调敷。桃枝：11.2 ~ 18.8克，水煎服，鲜品倍用。外用：煎水含漱或洗浴。桃根：15.0 ~ 37.5克，水煎服。外用：煎水洗或捣敷。桃树皮：11.2 ~ 18.8克，水煎服，或捣烂取汁。外用：研末调敷，煎水洗或含漱。

功能效用：桃：生津，润肠，活血，消积，清血散瘀，利水消肿，祛痰止咳，平喘，养阴，通便，解劳热。桃仁：活血祛瘀，润肠通便。桃叶：祛风清热，燥湿解毒，杀虫。桃花：利水通便，活血化瘀。桃枝：活血通络，解毒，杀虫。桃根：清热利湿，活血止痛，消痈肿，解毒。桃胶：和血，通淋，止痛，利水。桃树皮：清热利湿，解毒，杀虫。

保健应用：桃：治冠心病，肺病，水肿，咳嗽，消化不良，高血压，津少口渴，肠燥便秘，闭经，积聚。碧桃干（晒干的未成熟幼果）：治血丝虫病，遗精，盗汗，虚汗。桃仁：治血管栓塞引起的半身不遂，闭经，高血压，跌打瘀血肿痛，慢性阑尾炎，哮喘，大便秘结，膀胱炎，皮肤血热燥痒，痛经，产后瘀滞腹痛，肺痈，肠痈，肠燥便秘。桃叶：治皮肤痒，淋巴腺炎，痔疮，滴虫性阴道炎，口疮，鼻内生疮，头风，头痛，湿疹，疮疡，疥疮，外感风邪，风痹，痈肿，疟疾，霍乱吐泻；通大小便。桃花：治急性黄疸型传染性肝炎，浮肿腹水，小便不利，痰饮，脚气，便秘，闭经，疮疹，面皯（黧黑斑），癫狂，水肿。桃胶：治砂淋，血淋，痢疾，糖尿病，乳糜尿，痢疾腹痛。桃根：治跌打劳伤疼痛，风湿痹痛，痈肿，黄疸不退，闭经，骨髓炎，痔疮，腰痛，痧气腹痛，吐血，衄血。桃茎白皮：治水肿，痧气，腹痛，肺热喘闷，瘰疬，痈疽，湿疮，风湿痹痛，喉痹，牙痛，湿癣。桃枝：治心腹疼痛，腰痛，风湿关节痛，跌打损伤，疮癣。

禁忌：1. 桃子多食易燥热，因纤维多，多食亦会导致消化不良。2. 糖尿病者，慎用；溃疡病及慢性胃炎者，忌服。3. 桃仁有小毒，勿生吃。无瘀滞者及孕妇，禁服桃仁。4. 桃花不宜久服，孕妇禁服；桃根、枝、根皮，孕妇禁服。

桃的养生厨房

疝气疼痛

用料：碧桃干 30.0 克，芒果 1 个。

制用法：水煎服，早晚各 1 次。

便秘

用料：桃仁 15.0 克，蜂蜜 30.0 克。

制用法：将桃仁捣烂，水煎去渣，加蜂蜜调匀服。

高血压病

用料：碧桃干 30.0 克。

制用法：水煎当茶饮服。

又方：鲜桃 2 个。

制用法：洗净去皮，早晚各 1 个。

自汗，盗汗

用料：碧桃干 30.0 克，红枣 30.0 克。

制用法：将碧桃干炒至微焦时，加水及红枣煎服，睡前服，每日 1 次。

血瘀经闭

用料：桃仁 15.0 克，红枣 15.0 克，生姜 15.0 克，米酒 30 毫升。

制用法：加水炖服，早晚各 1 次，连服 3 天。

虚劳喘咳

用料：鲜桃 3 个，冰糖 30.0 克。

制用法：鲜桃洗净，去皮及核，隔水炖烂，1 日吃 1 次。

肠热便燥

用料：桃 5 个。

制用法：洗净，去皮及核，压汁，1 次饮完。

黄疸不退

用料：桃根 93.8 克。

制用法：洗净切片，水煎服。或加栀子根、茵陈同用。

鼻内生疮

用料：鲜嫩桃叶 18.8 ~ 37.5 克。

制用法：洗净，捣烂，塞入鼻中，每日换药 3 次。

瘀血阻络引起胃、十二指肠球部的慢性圆形溃疡

用料：桃仁 11.3 克，墨鱼 225.0 克。

制用法：墨鱼洗净，连骨切成块，共煲汤，调味饮汤吃肉，每天 1 ~ 2 次。

效用：理气止痛，活血祛瘀。

眼肿

用料：鲜桃叶适量。

制用法：洗净，捣汁擦肿处。

痔疮作痛

用料：桃根 187.5 克。

制用法：洗净，加水煎浓汁，外洗患处。

大小便不通

用料：鲜桃叶适量。

制用法：洗净，捣汁半碗服。

雀斑

用料：桃花适量，冬瓜仁适量，蜂蜜适量。

制用法：共研细末，加蜂蜜调匀涂患处，每日 1 次，连用 10 天。

糖尿病

用料：桃胶 30.0 ~ 56.3 克。

制用法：洗净，加水适量煮，可加少许食盐食之。

血瘀腹痛

用料：桃根56.3克。

制用法：洗净切片，水煎代茶服。

效用：活血祛瘀。

子宫肌瘤

用料：桃根112.5克，猪瘦肉150.0克。

制用法：桃根洗净切片，同猪瘦肉共炖烂，每晚睡前服。

禁忌：孕妇忌用。

滴虫性阴道炎

用料：鲜桃叶37.5克，蒺藜37.5克。

制用法：洗净，水煎汁，冲洗阴道，1日1～2次，连用5～7日。

脓疱疮

用料：桃花适量。

制用法：晒干，研成粉末，每饭后各服3.8克，每日3次。

鼻内生疮肿痛

用料：鲜桃树嫩叶适量。

制用法：洗净，捣烂，塞鼻孔，1日数次。

口唇干裂

用料：桃仁18.8克，猪油适量。

制用法：桃仁捣烂，调猪油涂患处。

痱子

用料：鲜桃叶1把，盐水适量。

制用法：鲜桃叶洗净，捣烂如泥，加盐水搅拌，取绿色汁，擦患处，1日3次。

颈、面部癣

用料：桃叶适量。

制用法：洗净，泡水或煎水，外洗患处，愈后不会再发。

荨麻疹

用料：桃叶30.0克，艾叶30.0克，食盐11.3克。

制用法：加水煎，外洗患处。

食用保健常识

1. 桃仁能减少血管通透性、促进炎症渗出物的吸收、改善血行、消除血液浓黏凝聚。

2. 桃含铁成分，多吃对缺铁性贫血者有辅助的治疗作用。并含有机酸和纤维素，能促进消化液的分泌，增加胃肠蠕动，增进食欲，利消化。桃含的钾量大于钠，水肿病患应多吃桃，有利尿消肿作用。

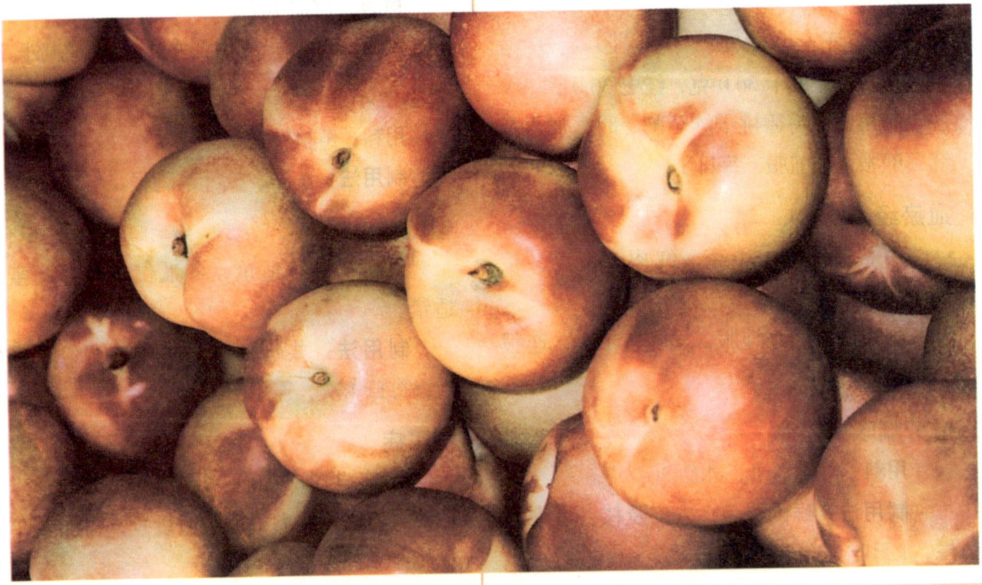

红毛丹

收敛止泻 杀虫杀菌

科名：无患子科（Sapindaceae）
英文名：Rambutan
学名：Nephelium lappaceum
别名：毛荔枝，韶子

热带果树，乔木植物红毛丹的果实。春至夏季开花。果实大如荔枝，卵状，鲜红色，果皮密披细长软刺，果肉香甜爽脆。

·性味归经·

果肉：味甘，微酸，性平。

·营养成分·

果肉含有糖类、B族维生素、维生素C、蛋白质、钙、磷、铁、钾等。果壳含皂素、鞣质。种子含油脂类。

·热　　量·

每百克77千卡。

养生功效

食用部：果肉。

药用部：果壳，根，树皮，叶（晒干用）。

用量用法：果实：内服或做成食品，适量食用。果壳、根、树皮、叶：18.8 ~ 37.5克，水煎服。

功能效用：果实：收敛止泻，杀虫。果皮：收敛，消炎杀菌。果壳：消炎杀菌。树皮：患舌病之收敛药。根：解热。

保健应用：果实：治暴痢，心腹冷痛，痢疾。可加工制果酱。果皮：治痢疾，口腔发炎。树皮：治舌疾患。根：治发热。

禁忌：红毛丹食用过量会引起腹痛、头晕、呕吐、发热等副作用，宜慎用。

红毛丹的养生厨房

痢疾，细菌性痢疾

用料：红毛丹壳18.8克，石榴皮18.8克，红糖30.0克。

制用法：将红毛丹壳洗净，同石榴皮共水煎，去渣，加红糖调匀，分2~3次服，连服5天。

急性肠炎，水泻不止

用料：红毛丹壳30.0克，生姜15.0克，食盐少许。

制用法：红毛丹壳洗净，同生姜共水煎，加食盐调服。

口腔炎

用料：红毛丹壳18.8克，鲜鸡角刺30.0克。

制用法：洗净，水煎去渣，待凉频频含服。

下痢，腹冷

用料：红毛丹适量。

制用法：剥皮，吃果肉，每天2次。

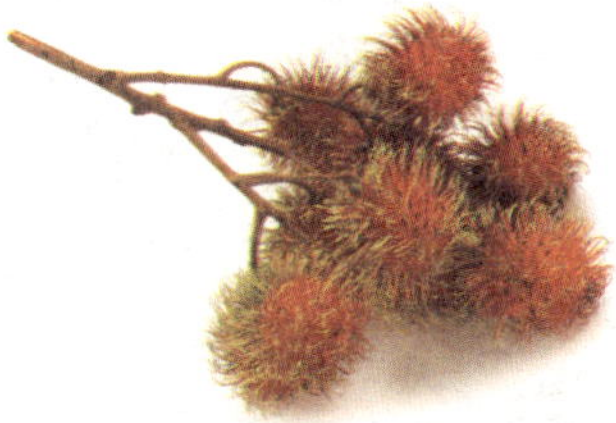

痢疾

用料：红毛丹壳适量。

制用法：洗净，水煎，频频含服。

食用保健常识

红毛丹果实对泻痢、腹寒有治疗作用，果壳有改善口腔炎及痢疾的作用。

无花果

通便润肠
清肠健胃

- 科名：桑科（Moraceae）
- 英文名：the Fig；Fig；Fig Tree
- 学名：Ficus carica
- 别名：奶浆果，蜜果

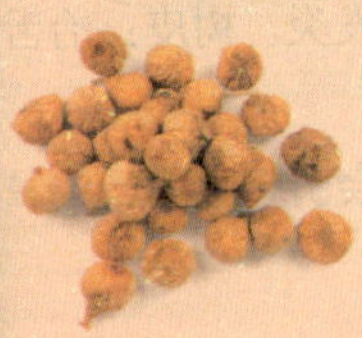

灌木或小乔木植物无花果的花托。有乳汁。单叶互生，掌状3～5中裂，宽卵形。隐头花序，单性同株，小花白色着生于总花的内壁上，花托梨形，熟时带绿色或褐青色。肉质厚，瘦果三棱状卵形。花果期夏秋间。

·性味归经·

1. 果实：味甘，性平（凉）。入肺、胃、大肠经。2. 根茎：味淡、涩，性平。

·营养成分·

无花果含糖类、苹果酸、枸橼酸、酶、柠檬酸。乳汁含酶类、甾类及蛋白质、脂肪、碳水化合物、灰分、维生素A、维生素C。

·热　量·

每百克361千卡。

养生功效

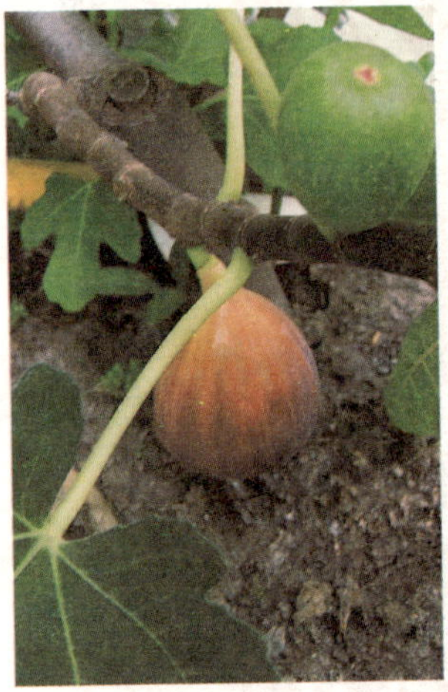

食用部：果实。

药用部：根茎，叶，未成熟花托，根。

功能效用：果实：补脾益胃，润肠通便，清肠健胃，清热生津，消肿解毒。根茎：散瘀消肿，解热，止泻。叶：降血压，捣烂敷疮疖。

保健应用：果实：止泻痢；治五痔，久泻不止，消化不良，食欲不振，老年性便秘，产后缺乳，阴虚咳嗽，咽喉痛，筋骨酸痛，风湿麻痹，病后虚弱，疮疖，脚癣，赘疣，燥咳声嘶，肠热便秘，痈肿。根：治颈淋巴结核，筋骨痛麻木，蛔虫。叶：治高血压，子宫颈炎，肠炎，小儿腹泻，鱼蟹中毒，白癜风。

禁忌：贫血、低血压、脾胃虚寒、大便溏等症者，慎用。

无花果的养生厨房

痔疮出血

用料：未成熟鲜无花果2个。

制用法：早晚各食1次。

又方：无花果37.5克，猪大肠适量。

制用法：加水炖烂，分2次服。

老人便秘

用料：鲜无花果2个。

制用法：晚睡前食之。

又方：干果适量，蜂蜜适量。

制用法：干果洗净捣碎，煎汤，加生蜂蜜调味，空腹时温服。

产后乳汁不足

用料：鲜无花果3个，红枣2枚，猪瘦肉56.3克。

制用法：加水适量，共煮烂吃，1日1次。

干咳无痰，咽喉痛

用料：鲜无花果2个，蜜枣2枚。

制用法：隔水炖烂吃，1天2次。

消化不良，食欲不振

用料：鲜无花果2～4个。

制用法：早晚各吃1～2个。

又方：无花果（炒）11.3克，山楂（炒）7.5克，鸡内金（炒）7.5克，厚朴3.8克。

制用法：水煎服。

疮疖已出脓，伤口久不收口

用料：干无花果1～2个。

制用法：炒成焦黑，研细末，撒患处。

筋骨酸痛，风湿麻痹

用料：鲜无花果56.3克，猪瘦肉56.3克，米酒60毫升。

制用法：加水200毫升，共炖熟吃，1天服1次。

久泻不止

用料：干无花果37.5克，姜炭9.4克。

制用法：干无花果切片炒香，水2碗共煎成8分服用。

高血压

用料：干无花果叶18.8克。

制用法：水400毫升煎成200毫升，分3次空腹时饮服。

肠炎，小儿腹泻

用料：无花果叶11.3克，红糖适量。

制用法：水煎去渣，加红糖调服。

颈淋巴结核

用料：无花果根37.5克。

制用法：水煎服。

咽喉痛

用料：无花果适量。

制用法：晒干，研末，每用少许，吹入喉中。

又方：无花果8个，忍冬花18.8克。

制用法：水煎服。

子宫颈炎

用料：鲜无花果叶112.5克。

制用法：洗净，加水煎浓汁坐浴。

肺热声嘶哑，肺热咳嗽，咽干喉痛，便秘，痔疮出血

用料：无花果37.5克，冰糖适量。或加胖大海18.8克。

制用法：加水共煎，分2次服，连服5天。

效用：润肺止咳，祛痰理气，润肠解毒。

脾胃虚弱，消化不良，食欲减少，便溏服泻

用料：无花果37.5克，白糖适量。

制用法：无花果洗净切片，炒至半焦，每次11.3克，加白糖、开水冲泡代茶服。

胃癌、肠癌食疗

用料：无花果5个。

制用法：饭后生食5个无花果。干果者加水煎服。

膀胱癌食疗

用料：无花果37.5克，木通15.0克。

制用法：水煎，分2次服。

阳痿

用料：鲜无花果10个，猪瘦肉225.0克。

制用法：共煮熟，吃肉饮汤。

干咳，久咳

用料：无花果11.3克，葡萄干15.0克，甘草5.6克。

制用法：水煎服。

食用保健常识

1. 未成熟果实中所得的乳汁有抗癌成分，能抑制大鼠移植性肉瘤、小鼠自发性乳癌，致使肿瘤坏死，还能延缓移植性腺癌、骨髓性白血病、淋巴肉瘤发展，使其退化。

2. 无花果含的乙醇提取物，对兔、狗、猫有降压作用。

3. 无花果有缓泻作用，还有助消化作用。

罗汉果

润肠通便 清热利咽

- **科名** 胡芦科（Cucurbitaceae）
- **英文名** Fruit of Momordica Grosvenori
- **学名** Momordica grosuenori swingle
- **别名** 拉汉果，汉果，红毛果

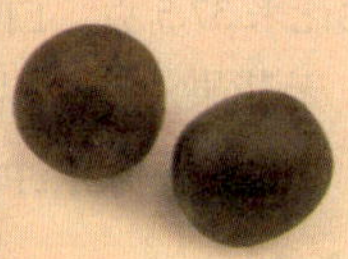

多年生攀援性草质藤本。茎、枝被黄褐色柔毛。叶卵状心形，背面密生黑色疣点，卷须顶端分2叉。雌雄异株，雄花6～10朵生于花序轴，花冠黄色，密生黑色疣点，雄花萼5裂，花室S形折曲。果实近球形。花期夏季，果期夏秋间。

·性味归经·

味甘，性凉。入肺、脾、大肠经。

·营养成分·

罗汉果含多量葡萄糖、糖甙、多种的维生素及钙、磷、铁等成分。

·热　　量·

每百克33千卡。

养生功效

食用部： 果肉。

药用部： 果实，叶，根。

用量用法： 果实：15.0 ～ 37.5克，水煎服，或炖肉服，或开水泡。叶：鲜用或晒干用。根：11.3 ～ 18.8克，水煎服，或研末，或与猪脑同蒸。

功能效用： 果实：清肺化痰，润肠通便，清热利咽，消暑，凉血，止咳。叶：解毒，止咳。

保健应用： 果实：治支气管炎，百日咳，咽喉炎，扁桃体炎，胃热，急性胃炎，肠燥便秘，感冒，暑热，高血压，肺热痰火咳嗽，痰火咳嗽。叶：治慢性咽炎，慢性支气管炎，痈肿，疮毒。根：治腹泻，胸膜炎后遗症，舌变形增大。

禁忌： 1. 脾胃虚弱而泄泻者，不可久服。2. 小儿，不可多食。3. 肺寒及外感咳嗽者，忌服。

罗汉果的养生厨房

慢性咳嗽，慢性支气管炎

用料： 罗汉果1个。

制用法： 水煎2次，分2次服。

又方： 罗汉果半个，沙参9.4克，雪梨1个。

制用法： 将罗汉果洗净，捣碎；雪梨洗净，连皮切碎；沙参洗净，共放入锅内，加适量的水煮30分钟，早晚各服1次，6日为一疗程。

说明： 适用于咳痰多、痰黏、喉痒之慢性支气管炎者。

声哑失音

用料： 罗汉果半个，胖大海4个。

制用法： 水煎，徐徐吞服。

老人便秘

用料： 罗汉果2个。

制用法： 罗汉果去壳，取瓤及种子，捣碎，水煎，睡前服。

急、慢性咽喉炎

用料： 罗汉果半个，胖大海3 ～ 5个。

制用法： 水煎服。

便秘干燥

用料： 罗汉果56.3克，白木耳18.8克。

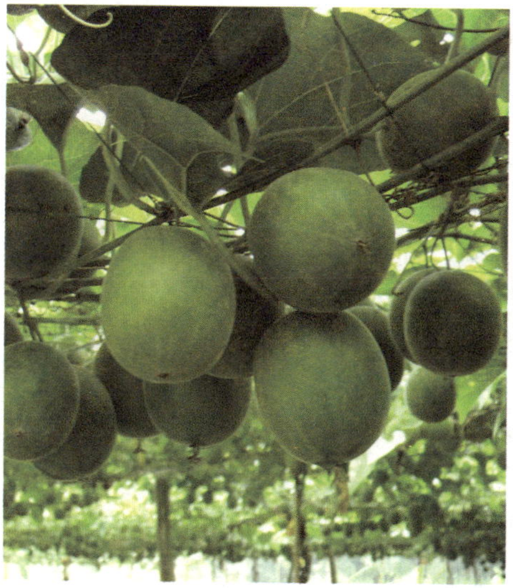

制用法： 加水煎，饮汤吃木耳。

咳嗽咽干

用料： 罗汉果 37.5 克，柿饼 18.8 克。

制用法： 水煎，早晚各服 1 次。

百日咳

用料： 罗汉果 30.0 克，柿饼 15.0 克。

制用法： 水煎，早晚各服 1 次。

又方： 罗汉果 1 个，柿饼 15.0 克

制用法： 水煎服。

又方： 罗汉果 1 个，生橄榄 15 个，冰糖 15.0 克。

制用法： 2 味洗净同蒸，熟后去果渣，加冰糖当茶饮之，1 日 1 剂，分 3 次服。

润肺化痰，清热利咽，音哑

用料： 罗汉果半个，雪梨 1 个。

制用法： 将雪梨洗净，连皮及核切碎，罗汉果洗净，共放入砂锅中，加水适量煎煮 30 分钟，去渣饮汤，早晚各 1 次，连用 3 ~ 5 天。

肺结核

用料： 罗汉果 56.3 克，猪瘦肉 93.8 克，食盐少许。

制用法： 将罗汉果及猪瘦肉洗净切片，加适量的水煮熟，调食盐服，每日 1 剂。

治则： 补虚清肺。

感冒失音

用料： 罗汉果 3 个，麻黄 3.0 克，甘草 3.0 克。

制用法： 用开水冲泡，分 2 次服。

清热止咳

用料： 罗汉果 1/4 个，百合 15.0 克，北沙参 15.0 克。

制用法： 加水共煮 50 分钟后温服。

又方： 罗汉果半个，沙参 11.3 克，大雪梨 1 个。

制用法： 3 味洗净，大雪梨切块，放入锅内加水煮 30 分钟，饮汤。

肺燥咳嗽痰多，咽干口燥

用料： 罗汉果半个，陈皮 5.6 克，猪瘦肉 93.8 克。

制用法： 将陈皮水浸，刮去白皮后与罗汉果、猪瘦肉共煮汤至熟，去罗汉果及陈皮，饮汤吃肉。

食用保健常识

罗汉果富含多种维生素和非糖甜味的成分，适合不宜食用过多糖分的糖尿病者和肥胖症者。内热盛者开水泡服，病后体虚者与肉煮汤服之。

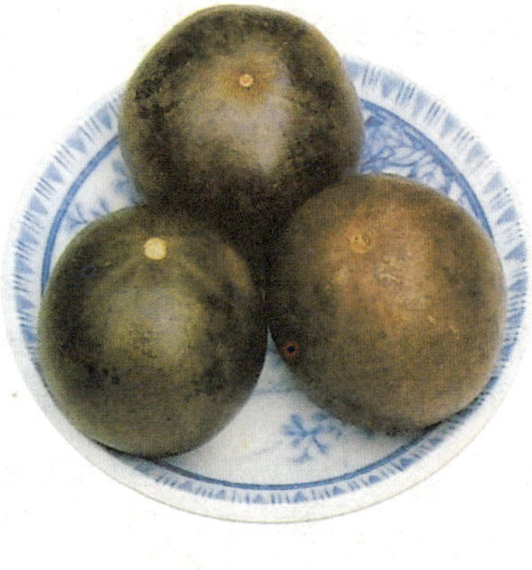

苹果

通便止痢 润肤美容

科　名　蔷薇科（Rosaceae）

英文名　Apple

学　名　Malus Pumila Mill

别　名　林檎，奈

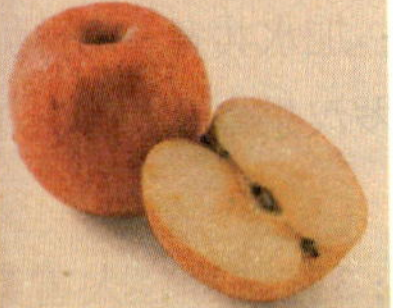

落叶乔木苹果的果实。幼枝被薄毛。叶卵形，先端尖，锯齿锐利，叶柄线形。4月开花，淡红色。果实略呈圆形，黄色或红色，基部有一孔穴的，是苹果的一种，供药用。果期秋季。

·性味归经·

味甘、微酸，性平（温）。入脾、胃、大肠经。

·营养成分·

苹果含果酸、酒石酸、枸橼酸、鞣酸、脂肪、糖类、胡萝卜素、维生素A、维生素B_1、维生素B_2、维生素C、钙、磷、铁、钾、锌等，富含维生素B_1、维生素B_2、维生素D。

·热　　量·

富士苹果每百克46千卡，苹果汁每百克42千卡，五瓜苹果每百克50千卡。

养生功效

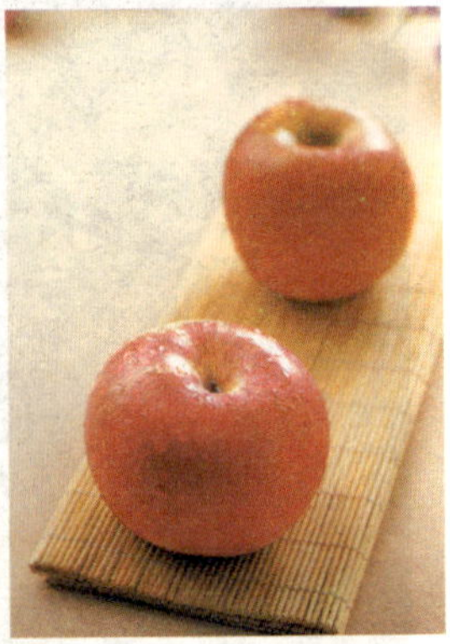

食用部：果肉。

药用部：果皮，干粉，叶。

用量用法：果实：适量，生食，或捣汁。外用：捣汁涂。果皮：15.0 ~ 37.5克，水煎服，或沸汤泡饮。叶：30.0 ~ 56.3克，水煎服。外用：鲜叶贴敷，或烧存性，调擦。

功能效用：果实：生津止渴，清热除烦，补心益气，益智安神，健胃和脾，解暑醒酒，通便止痢，润肺止咳，润肤美容，收敛止泻，降血压。叶：凉血解毒。

保健应用：果实：治津少口渴，脾虚泄泻，食后腹胀，饮酒过度，胃炎，慢性腹泻，结肠炎；促进消化，止泻整肠，对治疗小儿下痢，反胃，皮肤癌，血压高，老人斑，贫血，低血糖，慢性咽喉炎，肺热性咳嗽，脱肛，疝气，子宫下垂，胃下垂；防青春痘，增加血红素有一定作用。果皮：治反胃吐酸，痢疾，妊娠呕吐，肝硬化腹水；降逆止呕，消痰，咳痰。叶：治产后血晕，经血不调，蒸热发烧，风湿消肿止痛。关节炎，疔，疮，疖。

禁忌：1. 苹果过量食用易致腹胀，勿过食。2. 肠胃溃疡、血糖高及脾胃虚寒者，不宜多食。3. 苹果含的糖分较高，糖尿病人不宜吃。4. 苹果食用过量损心，患有心肌梗死、肾炎、肠胃溃疡及妇女痛经等症者，少吃或不吃。

苹果的养生厨房

老人体虚、便秘

用料：苹果1个，芦荟1片。

制用法：将苹果洗净削皮，切片，芦荟去外皮，取肉汁，共放入果汁机榨汁1杯，每天晚饭后饮用。

气管炎，痰多，胸闷

用料：苹果1个，芦荟1片。

制用法：苹果洗净，去皮，切片，芦荟去皮取肉汁，共打汁1杯，每天中午饭后饮用。

低血糖

用料：鲜苹果2个。

制用法：洗净削皮，每天吃3次，连吃3天。

怀孕呕吐，胃口不佳

用料：新鲜苹果皮37.5克，大米37.5克。

制用法：将大米炒至黄为度，同苹果皮加水煎当茶。

肠炎腹泻

用料：苹果干粉18.8克。

制用法：用开水调服，早晚各1次。

说明：将未成熟苹果切成四瓣，晒干，研成细粉，过筛即为苹果干粉。

口干舌燥，肺热咳嗽

用料：鲜苹果1000.0克，蜂蜜500.0克。

制用法：先将鲜苹果洗净，去皮及核，切碎，加蜂蜜500.0克，隔水炖烂即为苹果膏，每次服2汤匙。

促进消化，小儿下痢

用料：红皮苹果1个。

制用法：洗净，切成数块，榨汁，早晨饭前饮用1次，小儿减半少量饮用。

肠胃不适，消化不良

用料：苹果2个，猪瘦肉187.5克。

制用法：水2碗，放入切块苹果先煮，水沸后再加入切片的猪瘦肉，煮至熟透，调味服食，久食有益肠胃。

治则：宜生津止渴，润肠健胃。

反胃

用料：苹果187.5～300.0克。

制用法：洗净，削皮，去核，放入锅中，加适量的水煮汤服。

慢性胃炎

用料：苹果1个。

制用法：洗净，每天饭后吃。

大便干结

用料：苹果1～2个。

制用法：洗净，每天早晚空腹时连皮吃。

急、慢性胃炎

用料：苹果2个，蜂蜜20毫升。

制用法：苹果洗净备用，把蜂蜜蒸20分钟，苹果蘸蜜同吃，1次吃完。

湿热引起的风湿关节炎

用料：苹果叶30.0克，石榴皮15.0克，甘草9.4克。

制用法：加水适量煎服，早晚各1次。

效用：清热祛湿，止痛。

慢性肠炎

用料：苹果适量。

制用法：洗净，将苹果连皮、核切碎，煮烂食。

皮肤癌

用料：苹果1个，橘子半个，胡萝卜150.0克。

制用法：共洗净，切细，酌加冷开水，压汁服。

疔，疮疖

用料：苹果叶一握，茶油少许。

制用法：将苹果叶烧存性，调茶油涂患处。

慢性咽喉炎

用料：苹果1个。

制用法：洗净去皮，生食。

食用保健常识

1. 苹果能止泻又能通便。

2. 苹果中的果酸、纤维素和半纤维素，有吸附胆固醇，并使之随粪便排出体外的功能，从而降低血液中胆固醇含量，防止发生胆固醇沉淀在胆汁中变成胆结石从而减轻污染造成的慢性中毒。

3. 苹果含的钾元素能促进钠盐的排出，所以有降低血压的功能，对高血压病及水肿患者有良好的疗效。

白果

养心益肾 敛肺涩精

· 科　名　银杏科（Ginkgoaceae）

· 英文名　Gingko；Ginkgo nut

· 学　名　Ginkgo biloba L

· 别　名　银杏，白果仁，银杏仁

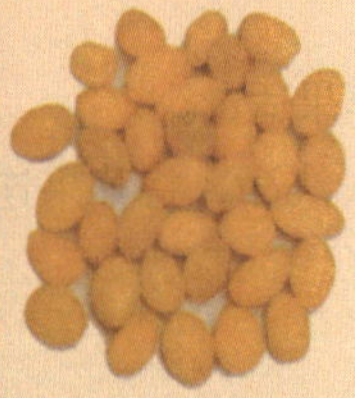

落叶性乔木植物银杏的成熟种仁。树皮灰色。枝有长、短两种，叶在短枝上簇生，在长枝上互生。叶片扇形，顶端2个浅裂，叶边缘呈波状或不规则的浅裂，叶柄长。花单性异株，淡绿色。种子核果状，黄白色，倒卵形或椭圆形，微具白粉，内种皮坚硬，种子肉质，白色。花期春夏间，果期秋季。秋季采叶，晒干。

·性味归经·

1. 果仁：味甘、微苦、涩，性平，有小毒。入肺、肾经。2. 根：味甘，性温平。3. 叶：味甘、苦、涩，性平。入肺、肾、大肠经。

·营养成分·

种子含胡萝卜素、核黄素、钙、磷、铁等化合物，亦含少量氰甙。外种皮含有毒成分白果酸及白果酚、鞣质、糖类等。叶含黄酮醇。

·热　　量·

每百克355千卡。

养生功效

食用部： 果仁。

药用部： 果仁，叶，根，种子。

用量用法： 种子：3.8 ~ 11.3克，或5 ~ 10粒，水煎服。外用：捣敷。叶：3.8 ~ 11.3克，水煎服。外用：捣敷或擦，或煎水洗。根：15.0 ~ 56.3克，水煎服。

功能效用： 果仁：温肺益气，定咳平喘，养心气，益肾气，止白浊。缩小便，敛肺，涩精。叶：益心敛肺，化湿止泻。杀虫，可防治虫害。根：益气，补虚弱。

保健应用： 果仁：治慢性气管炎，支气管炎，痰多咳嗽，气喘，肺结核，歇斯底里，白带，淋浊，遗精，小便频繁，无名肿毒，癣疮。叶：治高血压，冠心病，胸痹心痛，喘咳，痰嗽，泄泻痢疾，杀虫，防治虫害。根：治白带，遗精，劳伤。

禁忌： 1. 白果肉不宜生食，以免中毒。2. 熟食每次3 ~ 9克，过量可引起中毒。症状为发烧、呕吐、腹泻、抽搐、肢体强直、皮肤青紫、脉弱而乱，甚至昏迷不醒，导致死亡。3. 有实邪者，忌服白果根。4. 咳嗽痰稠不利者，不宜食用。

白果的养生厨房

赤白带

用料： 白果9.38克，莲实7.5克，乌骨鸡75.0克，米酒30毫升。

制用法： 加入适量的水共炖熟吃，每日1次。

咳嗽气喘

用料： 白果5 ~ 10个，冰糖15.0克。

制用法： 将白果壳捣碎，加水煎服，早晚各1次。

梦遗

用料： 白果3个，米酒适量。

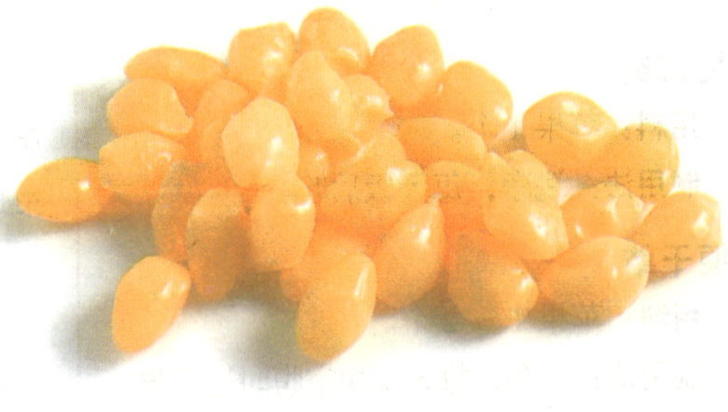

制用法：白果、米酒共煮熟吃，每日1次，连服5天。

遗精

用料：白果15.0克，米酒30毫升。

制用法：加适量水煎服，每晚喝1次。

体癣，疮疖

用料：生白果适量。

制用法：洗净，捣烂，外敷患处，每日换药1～2次。

头痛眩晕，产妇眩晕

用料：白果3个，龙眼肉8粒，红糖适量。

制用法：水煎，调红糖，1次喝完。

冠心病，心绞痛

用料：白果叶11.3克，瓜蒌15.0克，葛根15.0克。

制用法：水2碗半煎成8分，第2次煎用水2碗煎成6分，早晚各服1次。

便秘，整肠

用料：白果3个，苹果、蜂蜜1匙，养乐多1瓶。

制用法：白果洗净，去子，苹果洗净，削皮去核，共放果汁机中，榨匀后饮用。

胆郁痰扰引起的歇斯底里

用料：白果带壳48.8克。

制用法：烧炭存性，研细末，每服8分，1日3次。

脾虚水泛引起的慢性肾炎

用料：白果10个，薏仁56.3克，冰糖或白糖适量。

制用法：加适量的水煮熟后，加入糖调味服，1日3次。

冠状动脉粥样硬化性心脏病、心绞痛

用料：白果叶7.5克，生首乌18.8克，槐花15.0克，钩藤7.5克。

制用法：水煎，早晚各服1次。

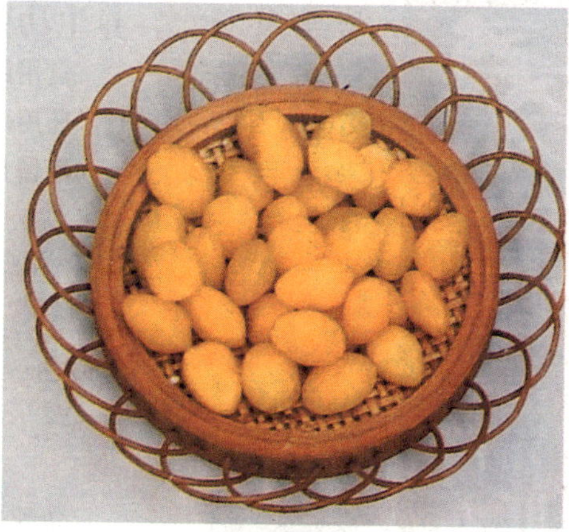

白带

用料：白果10个，生薏仁30.0克，猪小肚3个。

制用法：先将白果去壳洗净；生薏仁洗净，炒至微黄；猪小肚剪开，用清水冲洗至无尿味为止，再将全部料一起放入砂锅内，加适量的清水，先用武火煮沸，改用文火煮3小时，调味，随量食之。

肺结核

用料：白果11.3克，夏枯草30.0克。

制用法：将白果仁捣碎，同夏枯草共煎汤，早晚各服1次。

白果中毒

用料：甘草75.0克。

制用法：水煎服。

又方：白果壳56.3克。

制用法：水煎服。

食用保健常识

1. 白果的总酸性成分有减轻动物结核病病状的作用，故对肺结核病有功效。

2. 银杏叶和种子入中药可治肺病，另其叶中含的维生素有强化血管，减少破坏组织的游离基产生的作用，含的萜烯成分能减少血小板凝集结块等作用。

3. 银杏有改善脑功能和细胞活力的作用。

桑葚

滋阴养血
滋补肝肾

科名　桑科（Moraceae）
英文名　Mulberry
学名　Morus alba L
别名　桑果，桑实

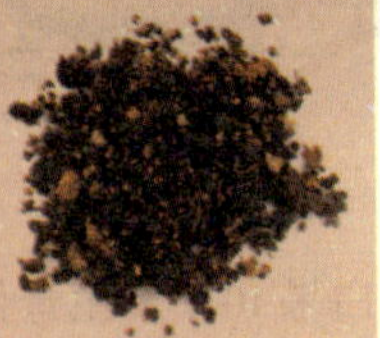

灌木或小乔木植物桑葚的成熟果穗。叶互生，椭圆形，粗锯缘，托叶披针形。花单性，雌雄异株，黄绿色，与叶同时开放，雌花成穗状花序，雄花为柔荑花序。聚合果腋生，肉质成熟时紫黑色。花期春季，果期夏季。

·性味归经·

1.桑叶：味甘、酸、辛，性寒。入心、肝、肺、肾经。2.桑枝：味苦，性平。入肝经。3.桑根：味微苦，性寒。入肝经。4.桑葚汁：味苦，性微寒。入肝经。5.桑寄生：味苦，甘，性平。入肝、肾经。6.桑皮汁：味苦，性微寒。7.桑树皮（桑白皮）：味甘、辛，性寒。入肺，脾经。8.桑葚子：味甘、酸，性寒。入肝、肾经。

·营养成分·

桑葚成熟果含葡萄糖、蔗糖、鞣酸、苹果酸、酒石酸、琥珀酸、钙、磷、铁、维生素B_1、维生素B_2、维生素C及胡萝卜素、烟酸、色素等。未熟桑葚含氰酸等。

·热　量·

每百克49千卡。

养生功效

食用部：果穗（桑葚）。

药用部：桑叶，桑根皮，桑枝，桑根。

用量用法：桑叶：7.5 ~ 18.8克，水煎服。外用：煎水洗或捣敷。桑枝：18.8 ~ 37.5克，水煎服。外用：煎水熏洗。桑根：15.0 ~ 37.5克，水煎服。外用：煎水洗。桑根皮：11.3 ~ 18.8克，水煎服。外用：捣汁涂或煎水洗。桑葚：7.5 ~ 18.8克，水煎服。外用：浸水洗。桑葚酒：内服5 ~ 10毫升。桑皮汁：外用涂擦。桑叶汁：外用涂敷或点眼。

功能效用：桑根：清热定惊，祛风通络。桑葚子：滋阴养血，滋补肝肾，安神益智，生津止渴，润肠通便，明耳目，乌须发，解酒毒，去水气，消肿。桑葚酒：补益肝肾。桑皮汁：清热解毒，止血。桑叶汁：清肝明目，消肿解毒。桑叶：桑叶善于散风热而泄肺热，清肝火，能散风热，但作用较弱。桑叶蒸后，主要用于明目。疏散风热，清肝明目，蜜炙者能润肺止咳。桑枝：清热，祛风利湿，散瘀通络，通利关节。桑根皮：泻肺平喘，利水消肿。桑寄生：祛风湿，补肝肾，强筋骨，养血安胎，降压，利尿。

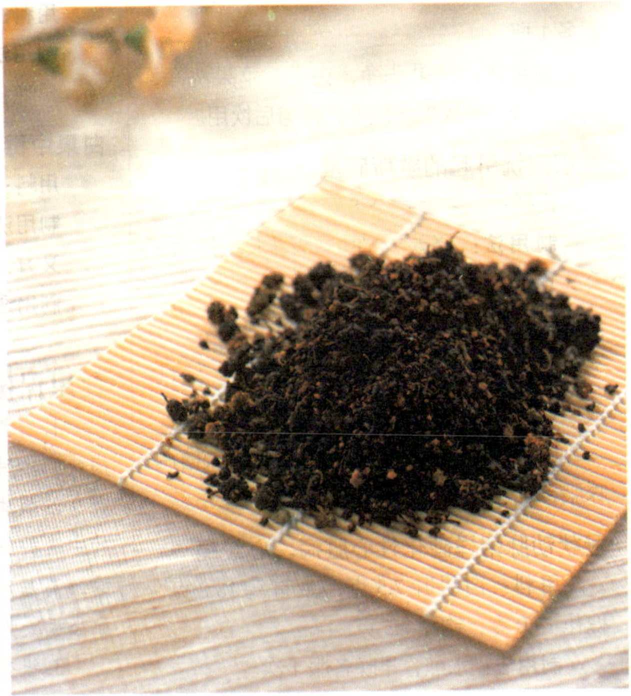

保健应用： 桑根：治筋骨疼痛，牙痛，目赤，惊痫，风湿痛，跌打，高血压病。桑葚子：治头目眩晕，目暗，虚烦失眠，发白，暖腰膝，便秘，腹痛，口干舌燥，神经衰弱，贫血，血虚肠燥便秘，消渴，阴虚肝阳上亢眩晕失眠，慢性肝炎，瘰疬。桑葚酒：治肾虚水肿，耳鸣耳聋，补五脏，明耳目。桑皮汁：治口舌生疮，外伤出血，蛇虫咬伤。桑叶汁：治目赤肿痛，痈疖，蜈蚣咬伤，瘿瘤，金疮。桑叶：治高血压，感冒风热，发热，头痛，肺热咳嗽，燥邪伤肺咳嗽，咽喉肿痛，夜间盗汗，眼结膜炎，目赤涩痛多泪，肝阴不足，眼目昏花（舌伸出，口流清水，连续摇头），治产后或病后血虚头痛，头晕，体虚肌肤枯燥，高血脂，刀伤。桑根皮：治肺热咳嗽，萎缩性鼻炎，热喘，水肿，口渴，吐血；泻肺热而下气平喘，利尿消肿，降血压。桑枝：治肩臂痛，紫癜风，风湿关节炎，腰腿疼痛，四肢麻木，血虚风湿痛，肢节软组织扭挫伤，风湿筋胃痛。老桑枝治湿火骨痛功效较佳。桑寄生：治腰膝酸痛，筋骨痿弱，胎漏崩中，胎动不安。

禁忌： 1. 脾胃虚寒、大便溏泻、消化不良等症者，不宜食桑葚。2. 肾虚元热者，不宜用桑葚。3. 肺寒喘咳者，忌用桑根皮。

桑葚的养生厨房

闭经

用料： 桑葚 26.3 克，鸡血藤 18.8 克，红花 5.6 克，黄酒适量。

制用法： 加黄酒水煎服，早晚各 1 次，温服。

治则： 补血行血，通滞化瘀。

风湿性关节痛

用料： 鲜黑桑葚 70.0 克。

制用法： 水煎服。

神经衰弱

用料： 桑葚 30.0 克，夜交藤 18.8 克，女贞子 18.8 克。

制用法： 水 2 碗煎成 1 碗，第 2 次煎用水 1 碗半煎 8 分，早晚各服 1 次。

心肾衰弱不眠症

用料： 鲜桑葚 56.3 克。

制用法： 水煎服。

自汗、盗汗

用料： 桑葚 18.8 克，五味子 15.0 克。

制用法： 水煎，分 2 次服。

治则： 滋阴养血，敛肺涩精。

习惯性便秘

用料： 鲜桑葚 37.5 克。

制用法： 水煎，分 2 次服。

中蜈蚣毒，中蜀椒毒

用料： 桑根 56.3 克。

制用法： 水煎服。

急性支气管炎

用料： 桑根皮 15.0 克，枇杷叶 15.0 克，天门冬 9.4 克，紫苏叶 7.5 克，陈皮 7.5 克。

制用法： 水煎，分 2 次服。

慢性肾炎

用料： 桑葚 56.3 克，葡萄 30.0 克，薏仁 37.5 克。

制用法： 水煎，分 2 次服。

中暑急救方

用料： 桑叶 37.5 克。

制用法： 洗净，水煎浓汁，分 3 次饮服。

肝肾阴虚引起神经衰弱

用料： 鲜桑葚 37.5 克，白糖或冰糖适量。

制用法： 加水 2 碗煎剩 1 碗，去渣，加糖调服，早晚各 1 次。

效用： 滋补肝肾。

病后身体虚

用料：桑葚 18.8 克。

制用法：水煎代茶饮服。

治则：滋补肾阴，清心降火。

腰腿疼痛、无力

用料：桑寄生 11.3 克，米酒适量。

制用法：桑寄生研细末，用米酒调服。

效用：祛湿通经络。

咳嗽，久咳

用料：桑根皮 18.8 克，枸杞根皮 18.8 克，甘草 3.8 克，秫米少量。

制用法：水煎，分 2 次服。

慢性气管炎

用料：桑根皮 11.3 克，款冬花 30.0 克，百合 15.0 克，杏仁 11.3 克，生姜汁少许，蜂蜜适量。

制用法：水 1 大碗煎成半碗，待冷后加入生姜汁及蜂蜜服用。

更年期综合征

用料：桑枝 18.8 克，决明子 18.8 克，地榆 18.8 克。

制用法：水煎服。

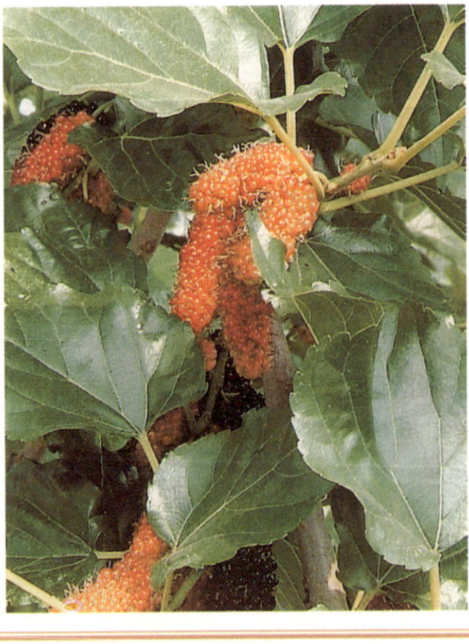

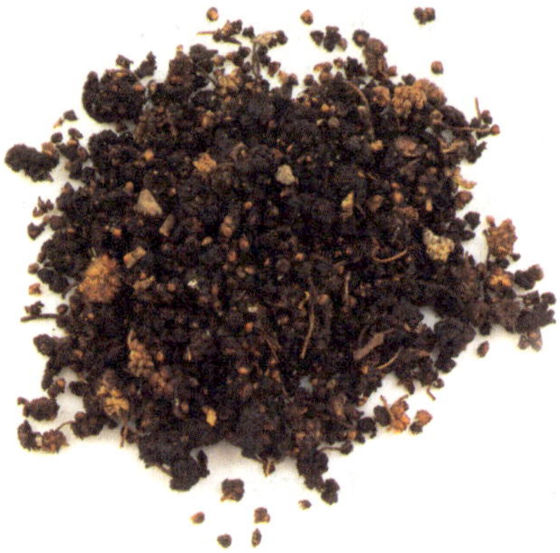

赤眼

用料：鲜桑根 37.5 克，猪肝适量。

制用法：桑根洗净，加适量水共煮，于早晨服。或将鲜桑根 37.5 克水煎服亦可。

蜈蚣伤毒

用料：桑枝适量，白盐少许。

制用法：共和涂之即愈。

桑葚酒

用料：桑葚 375.0 克（未熟尚呈红色时摘取），砂糖 300.0 克，35 度酒 1 升。

制用法：将桑葚洗净，滤去水，装入瓶内，加酒，放入砂糖，贮藏 45 天，即可饮用。

食用保健常识

1. 桑葚子能提高机体免疫力机能，调节免疫平衡，并能生津补液，生津止渴，润燥滑肠，刺激肠液分泌，促进肠蠕动。对老年津伤口渴、津血亏虚引起的肠燥便秘有良效。桑葚子还有利水消肿，安五脏利关节的作用。用于肢体水肿，风湿性关节炎。

2. 桑葚补肝阴能生血，补肾精可化血，有提升外周血中白细胞、调节免疫的作用，常用于抗衰老，生发，常吃能延年益寿。桑葚还有滋阴补血、滋润肠燥、益肝肾、养阴血的作用，应用于血虚肠燥便秘、阴血不足的眩晕、失眠等症。

榴莲

壮阳助火 促进体温

科名：木棉科（Bombacaceae）
英文名：Durian；Durion
学名：Durio Zibethinus Murr
别名：流连

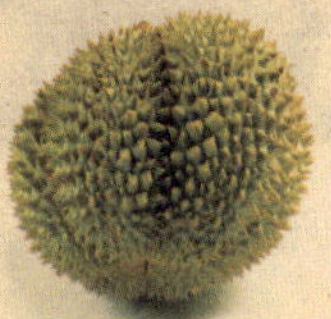

乔木榴莲的果实。树皮黑褐色，枝密生横展。叶互生，革质，长椭圆形，具柄，叶先端尖，基部楔形或稍尖形，全缘，叶面暗绿色，有光泽，背面密生细圆形黄色鳞片。总状花序侧生三分枝呈聚伞花序，着生于老树干或老枝上，花梗有棱角，花瓣5片，短管状，瓣片长椭圆形，反卷，黄绿色。雄蕊多数，5束；雌蕊1枚，子房5室，被鳞片，后发育成锐刺，圆柱头。果实大，长椭圆形，每瓢片有2～5粒种子，茶褐色。花期2～4月，果期6～9月。

·性味归经·

果肉：味甘、淡，性温。

·营养成分·

榴莲含淀粉、蛋白质、糖类、B族维生素、维生素C及钙、磷、钾等成分。

养生功效

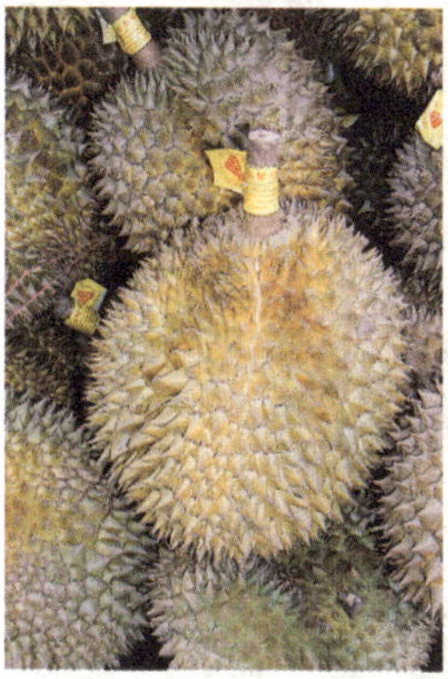

食用部： 果肉。

药用部： 果壳，根，叶。

用量用法： 果肉：适量食用。根：11.3 ～ 18.8 克。种子：适量，烤食。

功能效用： 果肉：壮阳助火，促进体温，增加血液循环。根、叶：解热。全株：滋阴强壮，疏风消热，利胆退黄，杀虫止痒。

保健应用： 果肉：治虚寒症，产后虚寒，心腹冷痛，暴痢。果壳：外用皮肤病。皮肤瘙痒，疥癣。根、叶：治感冒，细菌性痢疾，风热。全株：治精血亏虚，须发早白，衰老，风热，黄疸，皮肤瘙痒，疥癣。

禁忌： 1. 肾脏病、心脏疾病者，不可多食。2. 皮肤病者，不宜吃。3. 癌症或疾病初愈患者，勿食用，以免导致病情恶化。

榴莲的养生厨房

产后补养

用料： 榴莲果肉适量。

制用法： 酌量食之。

菌痢

用料： 榴莲根 11.3 克，地锦草 15.0 克，鲜蛇波 56.3 克，井边草 30.0 克，五根草 15.0 克，忍冬叶 18.8 克。

制用法： 水煎，分 3 次服，连服 3 ～ 6 天。

促进血液循环

用料： 榴莲 600.0 克，水饺皮适量，食用油适量。

制用法： 先用水饺皮将榴莲果肉包成水饺一样，再在锅内放入食用油加热，然后放入包好的榴莲果肉，炸至金黄色，即可捞起食用。

食用保健常识

榴莲原产马来西亚，为果中之王，营养高，但性干热而滞，气味浓，不易消化，未必每个人都适合吃。多吃让人口干舌燥，极易上火，而山竹有清凉解热、不腻不滞的作用，因此一般人食用榴莲时常伴食一些山竹。

板栗

补肾强筋 活血益气

科名：壳斗科（Fagaceae）

英文名：Chestnut

学名：Castanea mollissima Bl.

别名：栗子，栗果，毛栗

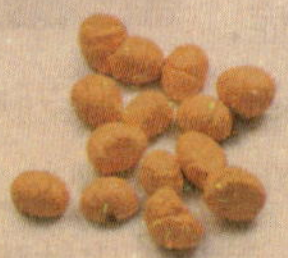

乔木植物板栗的果实。枝条灰褐色。单叶互生，薄革质，长圆形，柄短。花单性同株，雄花序穗状，雌花生于雄花序下方，外有壳斗状总苞，外被刺毛，内有坚果2～3个，深褐色。花期春夏间，果期夏秋间（一般在农历3月间开花，7～8月间收成）。

·性味归经·

1. 板栗：味甘、微咸，性平。入脾、胃、肾经。2. 栗壳（板栗外果皮）：味甘、涩，性平。3. 板栗内果皮：味甘，性平。4. 板栗叶：味微甘，性平。5. 栗花：味微苦、涩，性平。6. 栗树皮：味微苦、涩，性平。7. 栗树根：味甘、淡，性平。8. 板栗总苞：味微甘、涩，性平。

·营养成分·

板栗含蛋白质、脂肪、胡萝卜素、维生素 B_1、维生素 B_2、维生素C及钙、磷、钾等矿物质。叶、树皮鞣质含量较高。

养生功效

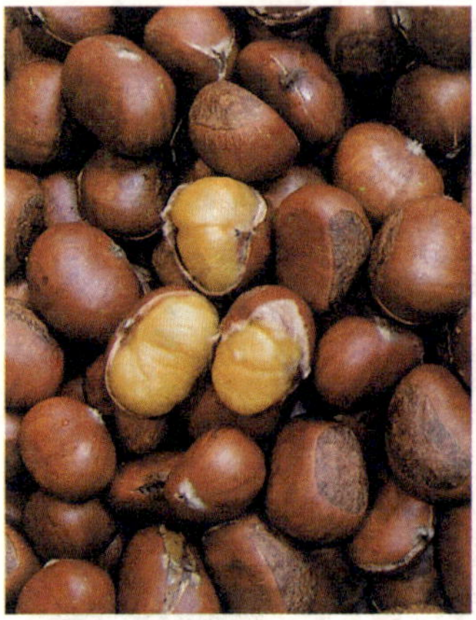

食用部：板栗肉。

药用部：栗壳，树皮，叶，花，根，栗总苞。

功能效用：板栗：益气健脾，补肾强筋，活血止血。栗壳：降逆化痰，清热散结，止血。板栗内果皮：散结下气，养颜。栗叶：清肺止咳，解毒消肿。栗花：清热燥湿，止血，散结。栗树皮：解毒消肿，收敛止血。栗树根：行气止痛，活血调经。栗总苞（带刺总苞）：清热散结，化痰，止血。

保健应用：板栗：治脾虚泄泻，反胃呕吐，腰膝酸软，跌打肿痛，瘰疬，吐血，衄血，便血，肾虚腰膝无力，骨质退化，老人体虚，肠鸣久泻，食少，喘咳，小儿瘦弱，行走乏力。栗壳：治反胃，呕哕，消渴，咳嗽痰多，百日咳，腮腺炎，瘰疬，衄血，便血，高血压病，动脉硬化，冠心病。板栗内果皮：治骨鲠，瘰疬，反胃，皱纹。栗叶：治百日咳，肺结核，咽喉肿痛，肿毒，漆疮。栗花：治痢疾，泄泻，带下，便血，淋巴结核，瘰疬，瘿瘤。栗树皮：治丹毒，癞疮，口疳，漆疮，衄血，便血，创伤出血，跌扑伤痛。栗树根：治疝气偏坠，牙痛，月经不调，风湿痹痛。栗总苞：治丹毒，瘰疬痰核，百日咳，中风不语，衄血，便血。

禁忌：板栗生食不易消化，熟食多食会滞气、腹胀，闷伤脾。

板栗的养生厨房

腹鸣久泻，脾胃虚寒

用料：熟板栗10个。

制用法：每天食用。

老人体虚，腰腿酸软

用料：熟板栗8～12个。

制用法：每天食用。

鼻血，吐血，便血

用料：生板栗8～12个。

制用法：每天1次，生食。

口腔炎，口腔溃疡

用料：生板栗8～10个。

制用法：每天1次，生食。

肾虚，腰酸背痛，脚腿无力

用料：板栗37.5克，红枣5枚。

制用法：加水炖熟食。

肾虚，补脾胃

用料：板栗37.5克，鸡肉75.0克。

制用法：共炖食。

痔疮出血

用料：板栗壳炭7.5克，蜂蜜30.0克。

制用法：将板栗壳炭研末，加蜂蜜，开水调服。

气虚喘咳

用料：鲜板栗56.3克，红枣5枚，猪瘦肉75.0克。

制用法：加水共煮熟吃，每天1次。

小儿脾虚泄泻

用料：板栗48.8克，麦芽48.8克，鸡内金18.8克，山药112.5克。

制用法：共烘干，研成细末，每次30.0克，蒸熟，加糖少许食之，1日1次，连服1星期。

淋巴结核

用料：栗花9.0克，贝母9.0克。

制用法：共烘干，研细末，每次3.0克，半酒水送服，早晚各1次。

小儿瘦弱，行走无力

用料：板栗7.5克，枸杞11.3克，猪排骨93.8克，盐少许。

制用法：加水适量，共炖烂，加盐少许食之。

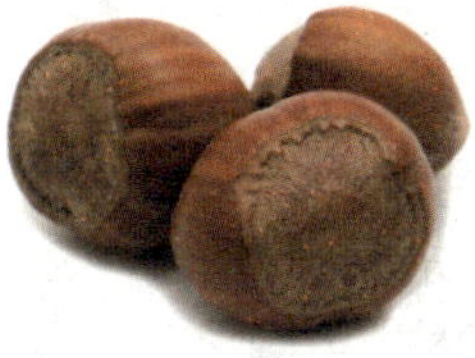

漆疮

用料：栗树皮225.0克，铁钉锈适量。

制用法：水煎，冲铁锈，外洗患处。

丹毒

用料：栗带刺总苞93.8克。

制用法：水煎，外洗患处。

鼻血

用料：栗壳150.0克。

制用法：炒炭存性研细末，每服5.6克，米汤送服。

阴茎不举，补肾壮阳，养心补脾

用料：板栗1200.0克，上好酒4瓶。

制用法：将板栗洗净，放进酒瓮容器内，加入酒浸泡10～15天后即可服用，每在夫妻性交前饮用少许。

腹泻

用料：板栗5个，糖适量。

制用法：板栗去壳捣碎，加水适量煮成糊状，再加入适量的糖，1日服2～3次。

牙痛

用料：栗树根37.5克，猪瘦肉适量。

制用法：共煮食。

风湿关节痛

用料：栗树根56.3克，猪脚1只。

制用法：共炖服，或水煎服皆可。

跌打损伤

用料：鲜栗树皮适量。

制用法：洗净，捣敷患处。

食用保健常识

1. 生板栗每天吃8个，对治疗鼻血、吐血、便血等症均有帮助。熟板栗每天吃8个，有益气健脾、健胃厚肠、补肾气，强筋骨的作用。

2. 板栗营养丰富，富含蛋白质、脂肪、糖类、B族维生素，能补脾益气。

3. 树皮煎水或烧灰外敷可治疮毒。

凉粉果

补肾暖腰 强壮固精

• 科 名 桑科（Moraceae）
• 英文名 magnolia Climbing Fig Fruit
• 学 名 Ficus Pumila Linn
• 别 名 薜荔果，文头果，木馒头，木莲

常绿攀援藤本植物薜荔的果实。茎粗壮，多分枝，不定根吸附树干或墙壁上。结果枝的叶革质，柄短，叶互生，排成二列，椭圆形，先端钝，全缘。隐头花序单生于叶腋，具短粗柄，雌雄异花托，雄花托长椭圆形，带白斑点，雌花托稍大，倒卵形，表面绿紫色，小花多数，着生花托内。榕果单独或成对腋生，倒圆锥状球形，全部有斑点，熟时暗紫色。花期春夏季间，果期夏秋间。

·性味归经·

1. 果实：味酸，性平。入心、肝、肾、脾经。2. 藤：味微苦，性平。3. 叶：味微酸，涩，性凉（平）。4. 茎：味苦、涩，性平。

·营养成分·

果实含蛋白质、脂肪、糖类、多量黏液质、乙醇蒲公醇脂、芸香苷、乙酸香树脂素脂等，全株含橡胶质，根、茎、叶含有鞣质。

养生功效

食用部：果实。

药用部：根，茎，叶。

用量用法：果实：干品 18.8 克，鲜品 56.3 ~ 93.8 克，水煎服或捣汁。外用：捣汁涂或煎水熏洗。汁：外用，涂擦。根：干品 18.8 克，鲜品加倍用，水煎服。

功能效用：果实：健脾肾，暖腰膝，强壮固精，祛风湿，消炎消肿，消痈解毒，通乳。根：祛风除湿，舒筋通络。茎：祛风利湿，活血，消肿，解毒。

保健应用：果实：治阳痿，遗精，淋浊，乳汁不通，月经不调，久痢，止血，疔疮痈肿；壮阳。叶：治血淋，暖腰膝，皮肤炎。根：治关节风湿痛，手脚关节痛，跌打损伤，月内风，早泄，血尿，水肿。茎：治风湿痹痛，四肢关节痛，腰痛，跌打损伤，咽喉肿痛，血尿，石淋，淋疾，梦遗，早泄，热痢，疮疖痈肿。汁：壮阳固精，消炎；治疥癣，白癜风；祛风，杀虫，止痒。

禁忌：胃溃疡者，慎用根、茎。

凉粉果的养生厨房

流行性腮腺炎

用料：凉粉果 3 个，猪瘦肉 112.5 克。

制用法：将凉粉果洗净，切片，加猪瘦肉炖服。

小儿体弱

用料：凉粉果茎 75.0 克，鸡肉 112.5 克。

制用法：加水炖鸡肉，早晚各服 1 次。

妇女乳汁闭塞不通

用料：凉粉果 2 个，猪前蹄 1 个。

制用法：凉粉果洗净切片，猪蹄洗净切块，共炖烂，早晚各服 1 次，饮汤吃肉。

夜盲症

用料：凉粉果 2 个，猪肝 112.5 克。

制用法：凉粉果洗净，切片，加水煎汤，炖猪肝食之。

乳糜尿

用料：凉粉果 6 个。

制用法：洗净切片，加水煎，早晚各服 1 次。

产后腰痛，扭伤

用料：鲜凉粉果 3 个。

制用法：洗净切片，半酒水煎服，1日2次。

关节炎

用料：凉粉果茎200.0克，米酒600.0克。

制用法：将凉粉果茎洗净，放入米酒中，泡半个月后，过滤去渣，早晚饭后各服30～50毫升。

阳痿，遗精

用料：凉粉果茎30.0克。

制用法：半酒水煎服。

产后体虚

用料：凉粉果茎75.0克，猪瘦肉112.5克，甜酒适量。

制用法：加水共炖烂，饮汤吃肉。

腰肌劳损，关节酸痛

用料：凉粉果根18.8克，络石藤18.8克，五加皮18.8克，骨碎补15.0克，土牛膝11.3克，酒适量。

制用法：水煎去渣，加酒冲服，早晚各服1次，连服5天。

小便赤涩夹血

用料：凉粉果茎叶37.5克，车前草18.8克，白茅根37.5克。

制用法：水煎，分2次服。

头痛眩晕

用料：鲜凉粉果根112.5克，鸡蛋2个，冰糖37.5克。

制用法：鸡蛋敲裂痕，加水共炖服，早晚各1次。

坐骨神经痛

用料：凉粉果茎或根30.0克，黄金桂根30.0克，穿山龙根18.8克。

制用法：水煎，分2～3次服。视症状再加他药应用效果更佳。

风湿关节痛

用料：小凉粉果56.3克，金樱子11.3克，穿山龙11.3克，鸡血藤11.3克。

制用法：水煎，分2～3次服。

痢疾

用料：凉粉果根56.3克，叶下珠30.0克，香附30.0克。

制用法：水煎服。

水肿

用料：凉粉果根茎18.8克。或加白茅根37.5克，玉米须30.0克。

制用法：水煎服。

食用保健常识

1.凉粉果实生用活血，炒用止血，主要用于肾虚症、阳痿、遗精、小便白浊、妇女乳汁不通、经闭、久痢不愈、脱肛、睾丸炎、肠痔等症。

2.凉粉果根、茎有强筋壮骨，祛风除湿功能，常用于关节炎风湿痛，跌打伤痛、痔疮、小便涩痛带血、便血、痈疔肿疮等症。

3.果实采后剖开，除去果皮内细小的瘦果，晒干用或酒洗，或蜜炙应用。根、茎、叶鲜用或切片酒醋炮炙应用均可。

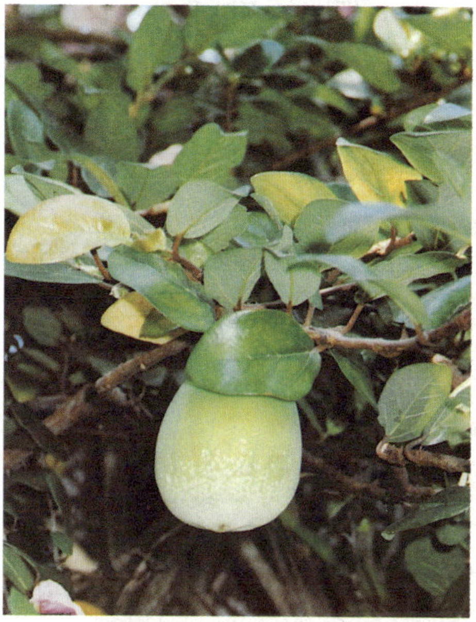

爱玉

涩精强肾 壮骨活血

科名　桑科（moraceae）
英文名　Jelly Fig
学名　Ficus awkeotsang Makino
别名　草枳仔，爱玉子

乔木植物板栗的果实。枝条灰褐色。单叶互生，薄革质，长圆形，柄短。花单性同株，雄花序穗状，雌花生于雄花序下方，外有壳斗状总苞，外被刺毛，内有坚果2～3个，深褐色。花期春夏间，果期夏秋间（一般在农历3月间开花，7～8月间收成）。

·性味归经·

味甘、微涩，性平。入肝、肾经。

·营养成分·

果实含果糖、葡萄糖、黏液质、榖甾醇。爱玉子含蛋白质、果糖、果胶、葡萄糖及其他成分。全株含鞣质及橡胶质。

·热　量·

每百克407千卡。

养生功效

食用部：果实种子外皮之附着物。

药用部：种子（小瘦果），根，茎，叶。

用量用法：根、茎、藤：37.5～112.5克，水煎服。

功能效用：果实：涩精强肾，壮筋骨，活血，通乳。根、茎：袪风利湿，活血，通乳。叶：强壮。

保健应用：果实：治肾虚症，阳痿，遗精，小便白浊，久痢，乳汁不通，糖尿病。根、茎：治腰脊酸痛，风湿关节炎，肝疾，痛风，乳痈。种子：洗制爱玉胶，有消暑解热，清凉，生津止渴作用。叶：应用同根、茎，还可治皮肤病。

禁忌：1. 胃寒者，不宜多食爱玉冻。2. 肝、肾实热者，忌用根、茎。

爱玉的养生厨房

消暑，生津，清凉解热

用料：爱玉子适量。

制用法：洗制成爱玉冰1～2碗食用。

尿赤涩，便秘，退火

用料：爱玉子适量。

制用法：洗制成爱玉冰1～2碗，饭前食用，每日1次。

便秘

用料：爱玉壳37.5克，草决明11.3克，牛舌大黄7.5克，苦瓜根37.5克。

制用法：水煎，早晚各服1次。

尿酸症

用料：爱玉根120.0克，猪肠120.0克。

制用法：加水炖烂，早晚各服1次。

高血压病兼尿酸症

用料：爱玉根37.5克，哈哼花30.0克，万点金37.5克，枸杞根37.5克，狗肝菜30.0克，毛冬青18.8克，苦瓜根37.5克。

制用法：水10碗，煎成3～4碗，分3次服用。

风湿症

用料：爱玉根37.5克，对面花根37.5克，红骨含羞草根30.0克，红鸡屎藤37.5克，伸筋草37.5克。

制用法：水8碗煎成3碗，分3次服用。

受伤引起两脚无力

用料： 爱玉根37.5克，小本山葡萄37.5克，血藤18.8克，黄金桂30.0克，软枝椬梧37.5克，椿根18.8克，猪蹄1只。

制用法： 水8碗煎成3碗，加猪蹄炖烂，早晚饭后及睡前各服1次。

筋骨痛，下肢疼痛

用料： 爱玉根30.0克，牛奶埔37.5克，番仔刺37.5克，川牛膝18.8克，茜草根30.0克，苦蓝盘根30.0克，红骨蛇30.0克，双面刺18.8克，鸡香藤18.8克，猪蹄1只。

制用法： 水8碗煎成3碗，加猪蹄炖烂，早晚及睡前各服1次。

风湿性关节炎

用料： 爱玉根18.8克，红刺葱18.8克，紫茎牛膝18.8克，五加皮18.8克，豨签草15.0克，桑枝11.3克，大血藤18.8克，威灵仙11.3克，千斤拔18.8克。或加猪蹄1只。

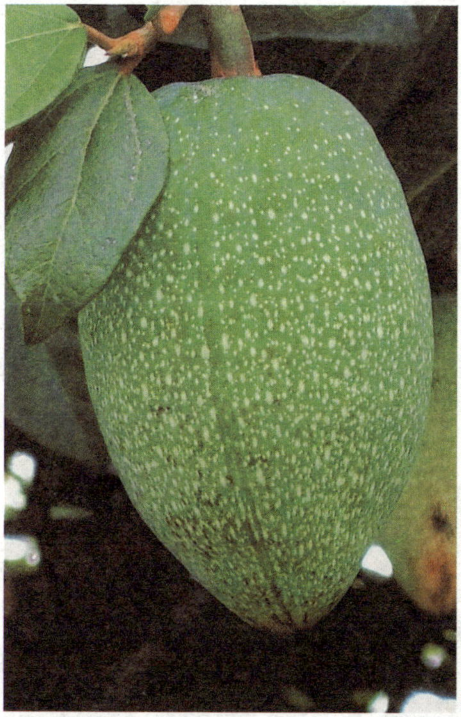

制用法： 水煎，分2～3次服。或用半酒水，加猪蹄炖，分2～3次服。

高血压病

用料： 爱玉根18.8克，抱壁家蛇30.0克，苦瓜根30.0克，桑叶11.3克，夏枯草15.0克。

制用法： 水煎服。

风湿性膝、踝关节痛

用料： 爱玉根18.8克，五加皮30.0克，络石藤30.0克，牛膝11.3克，千斤拔18.8克，猪蹄1只。

制用法： 加清水适量，共炖烂去药渣，酌加米酒服用。

爱玉冰

用料： 爱玉子37.5克，冷开水8碗，糖适量，冰块适量。

制用法： 爱玉子及纱布冲洗干净，将爱玉子用纱布包裹，放在冷开水中揉搓15分钟左右，使其透明果胶溶于水里，停放15分钟后，加入糖、冰块，即成为爱玉冰，适量食用。

食用保健常识

1. 爱玉果实有涩精强肾功能、对肾虚症、性功能障碍、阳痿、遗精、小便白浊、久痢不愈、妇女闭经、乳汁不通等症均有良效。

2. 爱玉根、茎、叶具有舒筋活血、强筋壮骨、消炎利湿功效，主要用于腰脊酸痛、风湿性关节炎、跌打内伤、尿血、便血等病症。茎可用蜜炙、酒洗、醋泡等法制后应用。

3. 成熟隐花果内的爱玉含有很多的果实。把果实两端切掉，削去外皮，放在太阳下曝晒至软时切开，曝晒反卷干燥后取下，称为爱玉子。

蔬菜篇

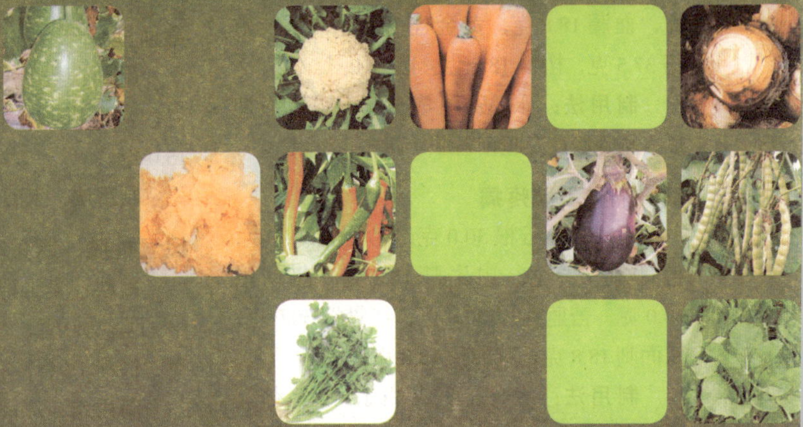

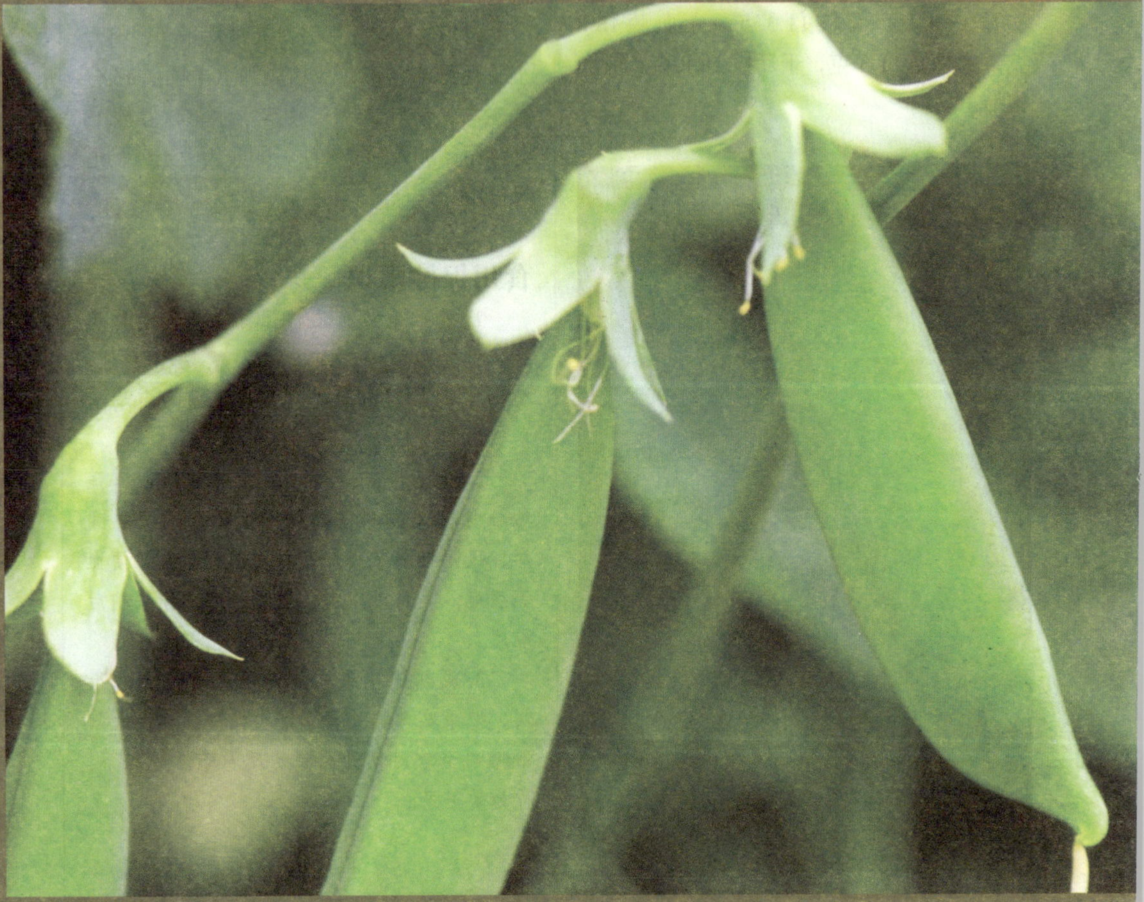

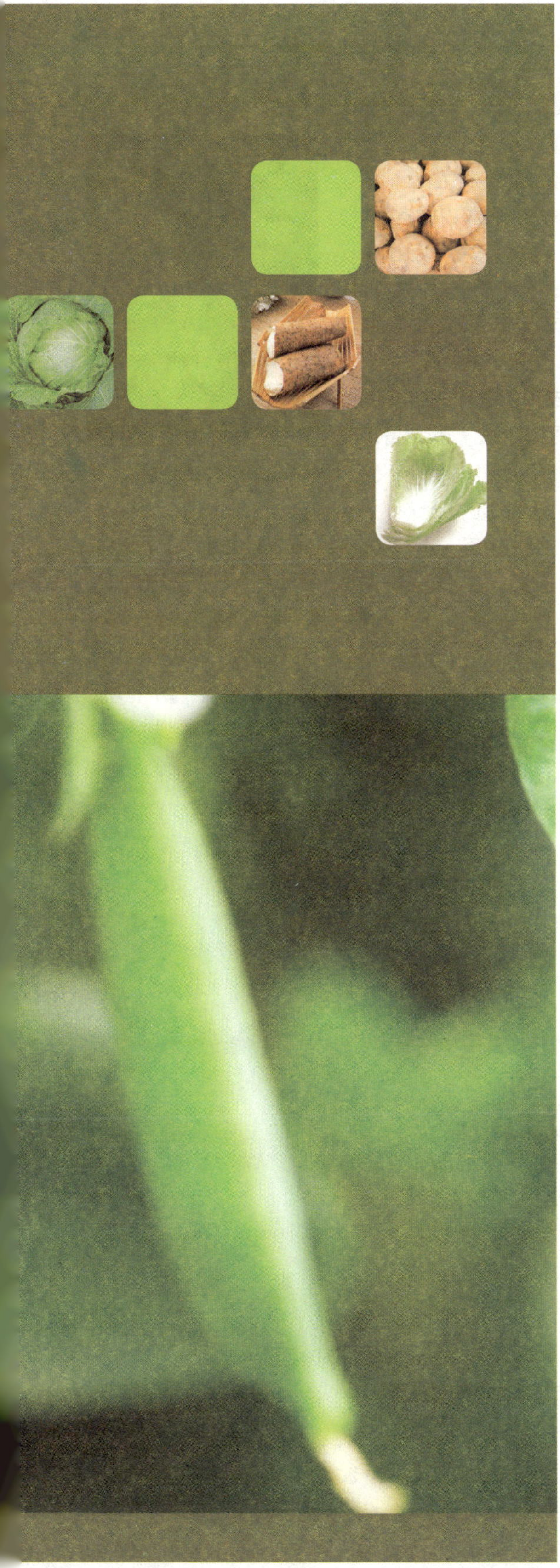

香菜 / 白萝卜 / 姜 / 辣椒 / 香椿 / 猴头菇 /

豆薯 / 冬瓜 / 银耳 / 黄瓜 / 芦笋 / 瓠瓜 / 黑木耳 /

芹菜 / 油菜 / 香菇 / 牛蒡 / 丝瓜 /

芋头 / 甘蓝 / 竹芋 / 菱 / 南瓜 / 胡萝卜 / 番薯 / 蘑菇 /

莲子 / 黄花菜 / 莲藕 / 苦瓜 /

白菜 / 竹笋 / 茄子 / 土豆 / 菠菜 / 落葵 /

花椰菜 / 韭菜 / 山药 / 海带 /

香菜

健胃理气 消食下气

- 科名　伞形科（Umbelliferae）
- 英文名　Coriander；Collender；Parsley
- 学名　Coriandrum sativum L
- 别名　胡荽，芫荽，香荽

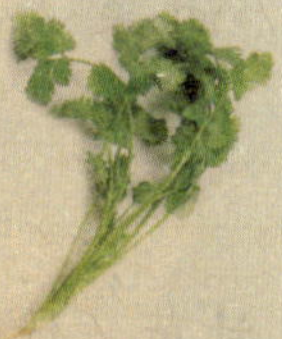

1年生草本植物。全株无毛，有香味。主根细，纺锤形，有多数支根，茎直立，中空，有细条棱，根生叶具长柄，1～2回羽状分裂，茎生叶互生，柄短，2～3回羽状全裂，复伞形化序顶生。春夏间开花结果。花白色或淡红色。果近球形，光滑，有棱。

·性味归经·

1. 香菜：味辛，性温。入肺、脾、肝经。2. 香菜子：味辛、酸，性平。

·营养成分·

香菜含蛋白质、脂肪、膳食纤维、碳水化合物、维生素C、钾、钠、钙、铁、镁、铜、磷。香菜富含维生素B_1、维生素B_2、维生素D。果实含挥发油、脂肪类。叶含脂肪油。药用成分有黄酮甙、挥发油。

·热　量·

每百克28千卡。

养生功效

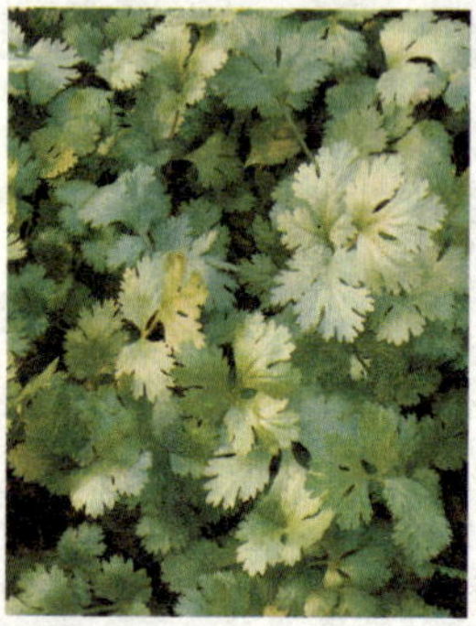

食用部：全株。

药用部：全株，香菜子，花。

功能效用：香菜：健胃理气，发汗透疹，消食下气，利大小肠，促进血液循环，健胃，驱风解毒，利尿，改善心肌收缩功能。香菜子：透疹，健胃，去鱼腥。

保健应用：全株：治食物积滞，麻疹透发不快，伤风感冒，风寒感冒，流感，咳嗽，消化不良，胃脘痛，呕吐，肺原性心脏病，盗汗，高脂血症，肝炎，小儿痱子，大便出血，痔疮肿痛，脱肛，附子中毒，止头痛，通心窍，产后无乳，小便不利，牙痛。全草：治麻疹透发不畅，食物积滞，感冒无汗。

禁忌：1. 本品不宜久煎。香菜多食耗血伤气，勿多食。2. 气虚者，不宜多食；麻疹已透足、溃疡病、皮肤瘙痒者，不宜食用；目疾、口臭、狐臭者，慎用。3. 服食一切补药及药中有牡丹皮、白术者，不可食香菜。

香菜的养生厨房

高脂血症

用料：香菜30.0克，葱须30.0克，黑木耳18.8克。

制用法：加清水适量，煎服，早晚各服1次。

感冒咳嗽

用料：香菜37.5克，饴糖18.8克。

制用法：将香菜和饴糖置于碗内，加半碗的米汤，蒸溶化后服之，1日3次。

消化不良，胃弱

用料：香菜子7.5克，苍术11.3克，陈皮7.5克。

制用法：水煎服。

又方：鲜香菜37.5克。

制用法：水煎服。

流感

用料：鲜香菜37.5克，黄豆15.0克。

制用法：水煎服，连服数日。

盗汗

用料：鲜香菜150.0克，桑枝30.0克，枸杞根皮30.0克。

制用法：加清水适量，煎服，1 日 2 次。

咳嗽

用料：鲜香菜 37.5 克，鸡蛋 1 个。

制用法：先将香菜洗净，切细，油炒后，倒入搅散的鸡蛋，再炒片刻，加水 1 碗，煮 2 分钟即可，1 次吃完，每日 1 ~ 2 次。

阳痿，性冷淡，体虚

用料：鲜香菜 100.0 克，鲜羊肉 250.0 克，生姜适量。

制用法：将香菜、羊肉洗净切片，生姜切碎，加水 500 毫升，烧开后入羊肉、生姜，羊肉熟时加香菜、精盐即成。或炒食。

说明：香菜有消食下气、壮阳助兴作用；羊肉有补气血、固肾壮阳、开胃作用。风邪者不宜服。

闭经

用料：鲜香菜花 56.3 克，鸡蛋 1 个。

制用法：将香菜花加水 2 碗煎剩 1 碗，去渣，打入鸡蛋调味服之。

小儿麻疹透发不畅，烦热口渴

用料：香菜 18.8 克，马蹄 75.0 克，红糖适量。

制用法：先将马蹄去皮，洗净，切片，加水 300 毫米，大火煮沸后加入红糖，转用小火煮至熟透后，再将香菜洗净，切段放入，煎一沸即可，分 2 次食马蹄喝汤。

咽喉炎

用料：香菜 11.3 克，艾叶 18.8 克。

制用法：水煎服，每日 2 次。

又方：岗梅根 37.5 克，忍冬藤 18.8 克，土牛膝 15.0 克。

制用法：水煎去渣，少量含服。

麻疹不透

用料：香菜 18.8 克，西河柳 56.3 克。

制用法：分别洗净，水煎熏洗全身。

又方：西河柳 11.3 ~ 15.0 克。

制用法：水煎服。

水痘

用料：香菜 37.5 克，胡萝卜 37.5 克，冰糖适量。

制用法：将上药分别洗净，加水煮烂，加冰糖调溶化，分 3 次服用，连服 7 天。婴儿服汤。

浮肿

用料：香菜适量，鲫鱼 1 ~ 2 条，香油适量。

制用法：将香菜洗净备用，鲫鱼去肠杂，再将香菜放入鲫鱼腹中，用香油煎食。

风寒感冒，头痛鼻塞

用料：香菜 11.3 克，紫苏叶 7.5 克，生姜 7.5 克。

制用法：水煎服。

声音嘶哑

用料：香菜适量，冰糖适量（或加炒茶米）。

制用法：加适量的水，共煎 10 ~ 20 分钟后服用。

牙龈炎，牙龈出血

用料：鲜香菜 56.3 克，食用醋适量。

制用法：先将香菜用冷开水洗净，捣烂浸醋。将醋液含在口中 5 分钟后吐出，每日含 3 ~ 4 次。

治则：清热利尿，消肿解毒。

食用保健常识

1. 香菜性味辛温，芳香健胃，能驱风解毒，透发麻疹及风疹，有促进外围血液循环的作用。脚气患者及阴虚火旺者，不宜食用。

2. 香菜中含的胡萝卜素较多，在人体内转化成维生素 A，有促进人的生长、防治夜盲症的作用，有益人体健康。

3. 香菜所含的苹果酸、钾等成分能促进血液循环。香菜亦有利尿、改善心肌收缩的能力。

白萝卜

健胃消食
宽胸利膈

- 科名：十字花科（Cruciferae）
- 英文名：Radish Chinese Radish
- 学名：Raphanus sativus L
- 别名：莱菔，菜头，莱菔子（种子），萝卜

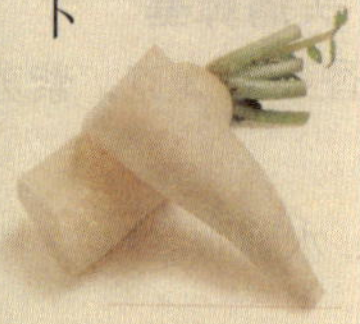

1年生或2年生草本植物。主根肉质肥厚。根生叶丛生，羽状分裂，上端裂片特大，常有粗毛，边缘有齿，具柄。茎直立，略带白粉，茎生叶小，长卵形或披针形。冬至春间开白花或淡红色花，总状花序顶生，花瓣4片，倒广卵状十字形。长角果不裂开，尖端有缘。内有种子扁圆形，褐色。春夏结果。

·性味归经·

1. 萝卜：味辛、甘，性凉，无毒。入肺、胃、脾经。2. 种子：味辛、甘，性平。入肺、脾、胃经。3. 汁：味辛、苦，性平。4. 叶：味辛、苦，性平。5. 茎叶：味辛、苦，性微温。

·营养成分·

白萝卜含有蛋白质、膳食纤维、碳水化合物、胡萝卜素、维生素A、B族维生素、维生素C、维生素E、钾、钠、钙、镁、磷、硒、酶类，富含维生素D。种子含脂肪油、油中有芥酸、甘油酸、微量挥发油。

养生功效

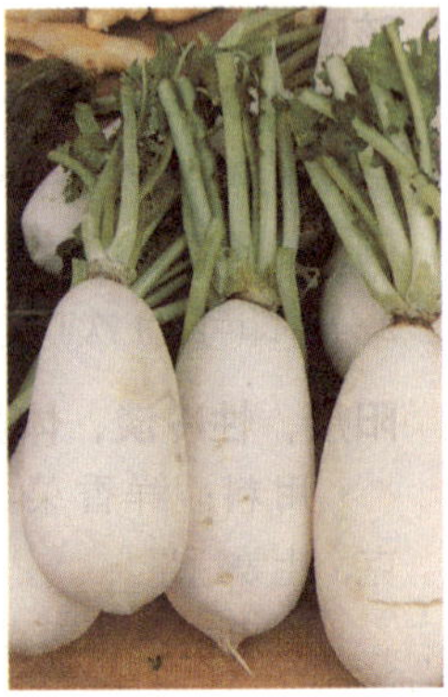

食用部：粗壮根，种子，茎叶。

药用部：粗壮根，种子，汁，茎叶。

功能效用：白萝卜：下气行气，宽胸利膈，健胃消食，止咳化痰，清热生津，凉血止血，润肺，解毒消肿，利尿止渴。汁：消积滞，化痰热，解毒散瘀，下气宽中。种子：消食除胀，降气化痰。叶：消食理气。茎叶：清咽喉，和胃。

保健应用：白萝卜：煮熟食可用于脾胃不和，胀气食滞，饮食不消，肺热吐血，痰多，口干欲饮；还可解酒毒，利小便。萝卜食疗可治风寒感冒，咳嗽，高血脂，头痛，水肿，小儿支气管炎，糖尿病，慢性鼻炎，角膜溃烂，痢疾。汁：治声嘶咽干，胸闷，腹胀，吐血，衄血，石淋，热淋，小便不利，哮喘，百日咳，白喉，呃逆，小儿麻痹，煤气中毒；消渴。种子：治支气管炎，硅肺，消化不良，胃痛，腹胀，食欲不振，三叉神经痛，冻伤。叶：治新生儿黄疸，中暑，偏头痛，呕吐，腹泻，痢疾，结肠炎，便血，痔疮，荨麻疹，感冒。茎叶：治消化不良，赤白痢，咽痛。

禁忌：1. 萝卜不宜和人参、地黄、何首乌同用。2. 胃虚寒者，不宜生食；本品耗气，气虚哮喘者，不宜用。3. 种子入药多炒用，生用会引起恶心。

白萝卜的养生厨房

风寒感冒

用料：白萝卜1条，香菜15.0克，葱白15.0克。

制用法：共煎汤，每天1次。

又方：白萝卜1条，生姜15.0克，葱白根6根。

制用法：用水3碗先将白萝卜煮熟，再放葱白根及姜，煮剩1碗汤，连渣1次服。用于风寒咳嗽，痰多泡沫，伴畏寒，身倦酸痛等症。

治则：宣宣肺解表，化痰止咳。

扁桃体炎

用料：白萝卜汁30毫升，甘蔗汁20毫升，白糖适量。

制用法：共冲服，1日3次。

流鼻血

用料： 鲜萝卜汁 20 毫升，白糖 18.8 克。

制用法： 共调匀服下，早晚各 1 次。

百日咳

用料： 白萝卜 487.5 克，冰糖 56.3 克。

制用法： 将白萝卜切片，加冰糖、水煎服，每日 3 次，连服数日。

慢性鼻炎

用料： 白萝卜 93.8 克，白果 11.3 克，细辛 3.8 克。

制用法： 白萝卜切成块，加水适量，煎汤，早晚各服 1 次。

哮喘

用料： 白萝卜汁 200 毫升，生姜汁 3 毫升，蜂蜜 30 毫升。

制用法： 2 味汁炖后加蜜温服，每日 1 次。

咳嗽痰多

用料： 白萝卜 7.5 克，生姜 11.3 克，梨子 37.5 克。

制用法： 将白萝卜、梨切片，加适量水共煎汤当茶饮用。

中暑

用料： 白萝卜叶 18.8 克，丝瓜藤 37.5 克，薄荷 7.5 克。

制用法： 加水适量，煎服，分 2 次服。

呃逆

用料： 白萝卜汁 30 ～ 50 毫升，生姜绞汁 5 ～ 10 毫升。

制用法： 共和匀服。

痔疮

用料： 白萝卜叶 56.3 克，南瓜藤 37.5 克，割人藤（拉拉藤）37.5 克。

制用法： 加水煎服，早晚各服 1 次。

头晕头痛，突然肢体麻木，语言障碍

用料： 鲜白萝卜 487.5 克。

制用法： 洗净，捣烂，挤汁，尽量服之，1 日 2 次。

久咳不愈

用料： 鲜白萝卜 1500.0 克，麦芽糖 18.8 ～ 37.5 克。

制用法： 白萝卜切碎绞汁 500 毫升，将萝卜汁加入麦芽糖蒸化，趁热慢慢吸饮。干咳、久咳无痰者，调冬蜜服。

急性肠炎初起，细菌性痢疾（菌痢）

用料： 干萝卜叶 225.0 克，黄糖 37.5 克，白糖 37.5 克。

制用法： 水 8 碗煎 2 碗，去渣。赤痢者调黄糖服；白痢者加白糖调服。

水肿，小便不利

用料： 白萝卜老根 37.5 克，冬瓜皮 30.0 克，瓠瓜壳 18.8 克。

制用法： 上 3 味洗净，加水 6 碗煎 3 碗，分 2 次服。

哺乳妇女乳房红肿疼痛，乳汁不通畅

用料： 鲜白萝卜茎、叶 1500.0 克，米酒少许。

制用法： 将萝卜茎、叶用清水洗净，绞汁，煮沸，加米酒少许服之。

食用保健常识

1. 白萝卜根含有葡萄糖、氢化果胶、莱菔脑、B 族维生素、维生素 C、碘、淀粉酶等。白萝卜叶含挥发油及维生素 A 等。种子含脂肪油、油中有芥酸等甘油酯、微量挥发油等。

2. 白萝卜中的粗纤维可促进肠蠕动，减少粪便在肠内停留时间，可及时把大肠中的有毒物质排出体外。白萝卜中的芥子油可促进胃肠蠕动，增进食欲。

3. 白萝卜中的糖化酵素和淀粉酶能分解食物中的淀粉和脂肪，有助消化、促进新陈代谢的作用。

姜

开胃止呕
发汗散寒

●科名　姜科（Zingiberaceae）
●英文名　French Ginger；Common ginger
●学名　zingiber delee
●别名　生姜，老姜，姜母，紫姜

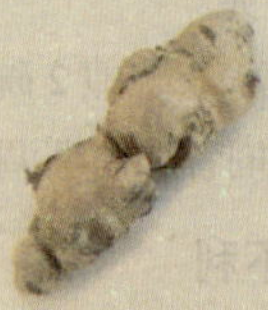

多年生草本植物（宿根草本）。地下根茎肉质，扁圆横走，分枝，气味芳香辛辣。叶互生，二列，无柄，具长鞘，抱茎，叶片线状披针形。夏秋间开绿黄色花，花茎自根茎抽出，总状花序椭圆形。蒴果三瓣裂，种子黑色。秋冬为果期。

·性味归经·

1. 生姜：味辛，性温。入肺、胃、脾经。2. 生姜汁：味辛，性微温。3. 生姜皮：味辛，性微温。4. 姜炭：味苦、辛、涩，性温。入脾、肝、肾经。5. 姜叶：味辛，性温。

·营养成分·

姜含有蛋白质、脂肪、碳水化合物、膳食纤维、胡萝卜素、维生素C、钾、镁、钙、磷、钠、锰、铁、姜辣素、挥发油，富含维生素D。

·热　量·

老姜每百克20千卡，嫩姜每百克21千卡。

养生功效

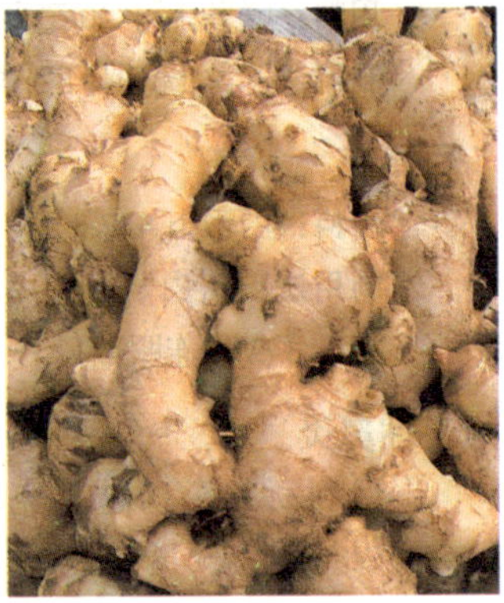

食用部：姜的根茎。

药用部：根茎，生姜汁，生姜皮，姜叶，姜炭。

用量用法：生姜：3.8 ~ 11.3克，水煎服或捣汁冲。外用：捣敷、炒热熨或绞汁涂擦。姜炭：3.8 ~ 7.5克，水煎服。外用：研末调敷。生姜皮：3.8 ~ 11.3克，水煎服。生姜汁：3 ~ 10滴，冲服。姜叶：研末，每次服2.0克或捣汁。

功能效用：生姜：开胃止呕，发汗解表，散寒止咳，解毒。生姜汁：祛风痰，止呕吐。姜炭：温经止血，温脾止泻。生姜皮：利水消肿。姜叶：活血散结。

保健应用：生姜：治感冒风寒，虚寒性咳嗽，胃痛，咳嗽痰白，腹泻，呕吐。姜叶：治症积，扑损瘀血。姜炭：治虚寒性吐血，便血，崩漏，阴虚泄泻。生姜皮：治水肿。外擦治皮肤癣。

禁忌：痔疮患者，不宜用；高血压病者，勿多食；肺热燥咳、胃热呕吐者，忌用。

姜的养生厨房

肺原性心脏病

用料：生姜11.3克，鱼腥草37.5克，香菜30.0克。

制用法：水煎，早晚各服1次。

腹泻

用料：干姜11.3克，香椿树皮37.5克，蜜草7.5克。

制用法：共研细末，每服3.0克，1日3次。

慢性腰痛

用料：生姜112.5克，香椿叶112.5克。

制用法：共捣烂，外敷腰部。

呃逆

用料：生姜汁5毫升，白萝卜汁30毫升。

制用法：共调匀服，1日2次。

又方：鲜生姜37.5克，蜂蜜适量。

制用法：生姜捣汁，取汁去渣，加蜂蜜适量调匀，开水冲服，1日2～3次。

咳嗽痰多

用料：生姜7.5克，紫苏叶7.5克，橘皮7.5克，红糖适量。

制用法：水煎去渣，加红糖调匀服，早晚各服1次。

慢性支气管炎

用料：生姜5～8片，白萝卜262.5克，红糖37.5克。

制用法：水煎服。

哮喘

用料：生姜15.0克，鸡蛋1个。

制用法：生姜切碎，同鸡蛋搅匀，炒熟食之。

又方：生姜37.5克，蜂蜜56.3克。

制用法：生姜捣烂取汁，加蜂蜜混匀，分3次，用开水冲服。

胃寒呕吐

用料：生姜15.0克，橘子带皮93.8克。

制用法：加水煎，饭前温服，连服5～7日，早晚各1次。

伤风咳嗽

用料：鲜姜18.8克，红枣37.5克，红糖37.5克。

制用法：水3碗煎汤，温服，汗出勿吹风即愈。

类风湿性关节炎

用料：干姜3.8克，丝瓜皮18.8克，薏仁37.5克。

制用法：加水煎服，早晚各1次。

习惯性流产

用料：姜皮3.8克，红枣10枚，南瓜皮（越老越好）37.5克，红糖37.5克。

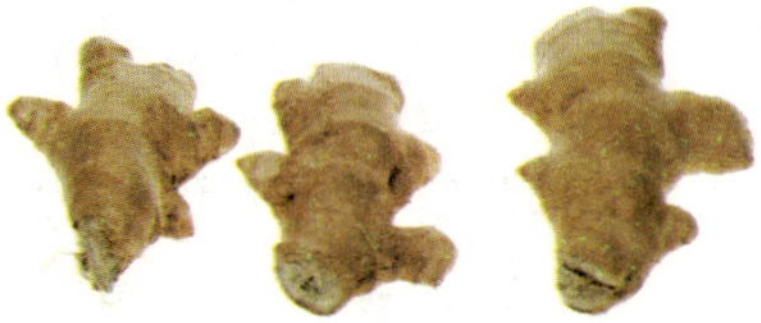

制用法：加水煎汤服，1日1～2次。

肾虚腰痛

用料：生姜9.0克，杜仲30.0克，猪腰1对。

制用法：先将猪腰用清水洗净，切片块，再加入杜仲和生姜，加适量的清水，炖烂，分次食之。

小儿流涎

病因：小儿多涎，由脾气不足，不能四布津液而成。

症状：精神疲倦，面色萎黄，涎多清稀。

用料：生姜3.8克，甘草7.5克。

制用法：水1碗煎8分，少量多次频服之。

说明：宜补益脾气。可用补中益气汤或参苓白术散加减。

打嗝不停

用料：生姜汁适量，蜂蜜30毫升。

制用法：将生姜汁和蜂蜜调匀，分2次，开水配服。

腹痛

用料：生姜适量。

制用法：捣烂，外敷肚脐，即止痛。

手脱皮症

用料：生姜37.5克，米酒80毫升。

制用法：生姜切片，浸酒24小时后，每日2次擦患部。

食用保健常识

1. 姜辣素刺激消化道黏膜，增进食欲，促进消化。

2. 生姜含的挥发油、姜辣素、氨基酸等，有促进食欲、兴奋呼吸中枢和心脏、升高血压、发汗、止吐等作用。

3. 生姜能增强血液循环，刺激胃液分泌，兴奋肠管，促进消化。

辣椒

温中健胃 开胃消食

- 科名：茄科（Solanaceae）
- 英文名：Long Pepper；Pepper；Capsicum
- 学名：Capsicum frutescens L
- 别名：番椒，番仔姜，长辣椒，牛角辣椒

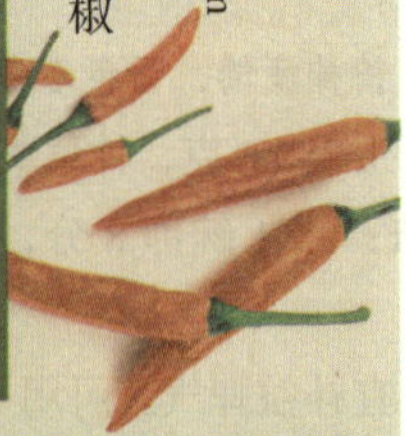

1年或2年生草本或小灌木植物辣椒的果实。全株光滑无毛，多分枝。叶互生，长椭圆状披针形，具长柄，两端尖，全缘。轮状花冠，花1～3朵腋生，白色。浆果形状不一，大多为长条状，种子多数，扁圆形，淡黄色。浆果熟时红色或橙黄色。

·性味归经·

1. 辣椒：味辛，性热（大热）。入心、脾、胃经。2. 辣椒叶：味辛、甘，性温。入脾、胃经。3. 辣椒茎：味辛，性热。4. 辣椒头：味辛、甘，性热。

·营养成分·

辣椒含有蛋白质、脂肪、碳水化合物、胡萝卜素、尼克酸、维生素C、维生素E、钾、钙、镁、钠、硒等。辣椒富含维生素A、维生素D。药用成分为辣椒碱、辣椒红素。种子含龙葵碱及龙葵胺等。

·热　量·

辣椒每百克61千卡，甜椒每百克25千卡。

养生功效

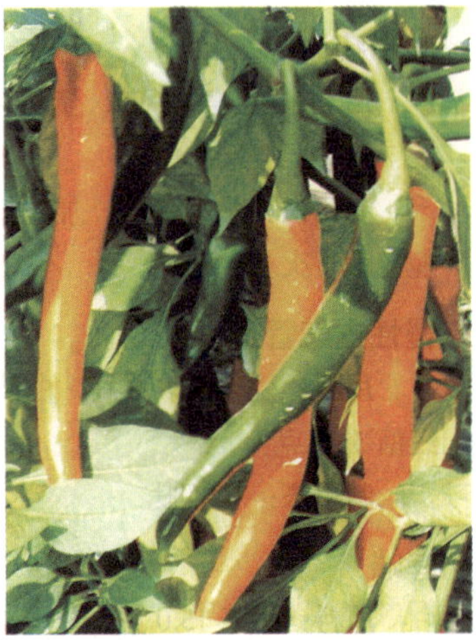

食用部： 辣椒。

药用部： 辣椒，根茎，叶。

功能效用： 辣椒：温中健胃，散寒燥湿，开胃消食，发汗。辣椒叶：除寒湿，逐冷痹，活血，治风湿冷痛。辣椒根：活血散瘀，助消化，止喘，消肿，散寒除湿。辣椒茎：除寒湿，散瘀血，逐冷痹。

保健应用： 辣椒：治感冒，风寒感冒，腹泻，疝气，类风湿关节炎，伤风头痛，风湿性关节炎，关节肿痛，肩周炎，腰腿痛，风火牙痛，冻疮，月经延后，腮腺炎，口疮，腋臭，子宫出血，黄水疮。辣椒叶：治慢性腰痛，中风，风湿冷痛。辣椒根：治手足无力，五更泻，阴囊肿胀。辣椒茎：治风湿冷痛，冻疮。

禁忌： 1. 消化道溃疡及有热者，不宜用，过量食用会引起口腔、胃部或肛门灼热感。2. 肺结核咯血及痔疮者，忌用。3. 高血压病、喉痛、牙痛、风火赤眼等病人，不宜吃辣椒。4. 阴虚火旺及诸出血者，禁服辣椒。5. 辣椒不辣者不入药。

辣椒的养生厨房

秃发

用料： 小尖辣椒10.0克，米酒50.0克。

制用法： 先将辣椒切成细丝，浸泡米酒10～15天，过滤去渣，每日数次擦秃发部位，可使头发再生。

痄腮，腮腺炎

用料： 老红辣椒（干品）20.0克。

制用法： 焙焦研细末，撒于腮肿处。

胃痛，胃酸过多

用料： 小粒生辣椒3个。

制用法： 洗净，每夜间服3个，滚水送服，7日见效。男女皆可食用。

偏头痛

用料： 辣椒根10枝，糖适量。

制用法： 水煎去渣，加糖调服。

又方： 白马骨37.5克，食盐少许。

制用法： 水煎去渣，加食盐少许调服，分2次服用。

内痔

用料： 小粒辣椒37.5克，猪大肠适量。

制用法： 将小粒辣椒装入大肠内，两边缚绳，加水炖熟，连猪大肠食2次，然后再取小辣椒根112.5克，半酒水炖猪大肠，食2次即可。

妊娠水肿

用料： 辣椒根56.3克，猪小肠150.0克。

制用法： 加水共煎服。

功能性子宫出血

用料： 辣椒根37.5克，白鸡冠花15.0克，白扁豆花7.5克，乌贼骨11.3克。

制用法： 共煎水服。

又方： 辣椒根37.5克（辛辣最佳，鲜品者75.0克），鸡爪4个。

制用法： 辣椒根洗净，共煎服。煎服2次血止后，为巩固疗效需续服5～10剂。

风湿骨痛，跌打肿痛

用料： 辣椒15.0克，米酒500毫升，冰糖适量。

制用法： 辣椒捣碎，浸泡10天，过滤，每服10毫升，并涂擦患处。无冰糖可用白糖。亦治冻疮。

转骨，发育不良

用料： 小号辣椒根37.5克，红骨九层塔37.5克，红骨茄冬根37.5克，蛇总管37.5克，狗脊18.8克，狗尾草根37.5克，含壳草37.5克，小本牛乳埔37.5克，鸡肉300.0克。

制用法： 水10碗，酒2碗，煎剩6碗，加鸡肉块，以文火炖熟烂，分2天服，1星期服2次。风邪感冒者，不宜服。

肩周炎

用料： 辣椒1个，薏仁30.0克，红糖30.0克。

制用法： 水煎服，每日1～2次。

风湿性关节炎

用料： 辣椒粉适量，夏天用醋，冬天用酒。

制用法： 调和敷患处。

经水淋漓不止

用料： 辣椒根18.8克（鲜品者用37.5克），鸡爪4个。

制用法： 水煎，分2次服。血止后续服7～10剂，以巩固疗效。

肝硬化，肝肿大引起腹部胀痛

用料： 老辣椒根112.5克，母鸡1只（约750.0克）。

制用法： 先将辣椒根洗净，同母鸡加水共炖至熟，吃鸡肉饮汤。

一般腹泻

用料： 辣椒根6.0克，陈醋20毫升。

制用法： 水煎服，每日1～2次。

慢性腰痛

用料： 辣椒叶30.0克，大黄30.0克（或加生山栀同用）。

制用法： 捣烂，外敷患处。

又方： 辣椒叶适量，酒少许。

制用法： 洗净，捣烂，炒热，将酒频频洒上，趁热外敷患处，用布条束之。

食用保健常识

1. 辣椒含辣椒碱和辣椒酊，内服有促进食欲和改善消化功能的作用，可当健胃剂。

2. 辣椒有刺激心脏跳动，使血液循环加快，使人体发热，出汗等作用。辣椒外用能使皮肤局部血管扩张，促进血液循环，对风湿痛及冻伤有治疗作用。

香椿

健胃理气 祛暑化湿

- 科名　楝科（Meliceae）
- 英文名　Chinese cedar
- 学名　Toona sinensis Roemer
- 别名　椿芽树，香椿皮，香椿叶，椿根白皮

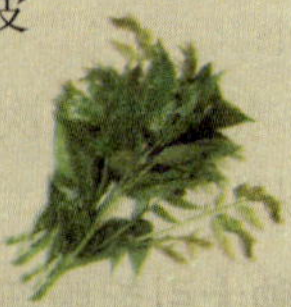

长年生落叶乔木。树皮赤褐色，成片状剥落。偶数羽状复叶，叶互生，小叶对生或近对生，长圆状披针形，疏浅齿缘。夏季开花白色，圆锥花序顶生。叶片有特殊香气。蒴果卵圆形，种子有翅。果期9月，夏秋采香椿子，晒干。

·性味归经·

1. 香椿叶：味辛、苦，性平。入脾、胃经。2. 香椿皮：味苦、涩，微寒。入大肠、胃经。3. 香椿子：味苦，性温。4. 香椿花：味辛、苦，性温。入肝、肺经。

·营养成分·

香椿含有蛋白质、钙、磷、铁、维生素C、胡萝卜素、B族维生素，富含维生素D。香椿皮含川楝素、固醇、鞣质、儿茶粉。香椿叶含胡萝卜素、B族维生素、维生素C、蛋白质、脂肪等成分。

·热　量·

每百克99千卡。

养生功效

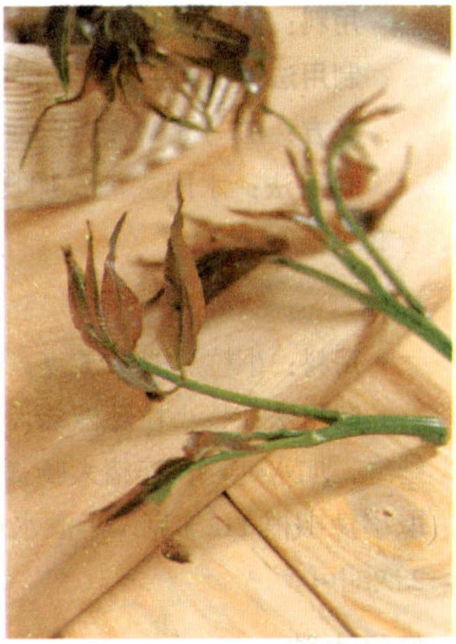

食用部：嫩芽叶。

药用部：根，树皮，香椿子，叶。

用量用法：香椿子：7.5 ~ 18.8克，水煎服或研末服。香椿叶：鲜叶30.0 ~ 56.3克，水煎服。外用：煎水洗或捣敷。香椿皮或根皮：18.8 ~ 75.0克。水煎服。外用：煎水洗或研末调敷。香椿花：7.5 ~ 15.0克，水煎服。外用：煎水洗。

功能效用：香椿根：收敛，止血，止痛。香椿叶：祛暑化湿，解毒，健胃理气，涩肠，固精，消炎杀虫，止血。香椿树皮：去热燥湿，收敛止血，涩肠止痢，杀虫解毒。香椿根皮：清热解毒，止泻止痢，抑制分泌。香椿子：祛风散寒，发汗止痛，收敛止血，止痒。香椿花：祛风散寒，止痛，止血。

保健应用：香椿根皮：治肠炎，痢疾，便血，痔肿，赤白带，梦遗，产后血不止，月经过多，胃溃疡，腹泻，赤白痢，尿路感染，风湿性关节炎，疮痈肿痛，疮疥癣癞，跌打损伤，滴虫性阴道炎，子宫出血，肠出血，子宫炎，白浊。香椿嫩芽：治细菌性痢疾，心肌炎，慢性腰痛，胃火牙痛，丝虫病，荨麻疹，褥疮，白秃不生头发，肠炎，子宫炎，尿道炎。香椿子：治风湿痹痛，误吞鱼刺，疝气痛，膀胱炎，心气胃痛，慢性胃炎，胃痛，十二指肠溃疡，筋骨疼痛。也用于风寒感冒，赤白痢，虚火头晕，尿道炎，便血，遗精，百日咳。香椿树汁：治鼻病。香椿花：治外感风寒头痛、身痛，风湿关节痛，肠风泻血。

禁忌：1. 椿芽多食动风，熏二经脉、五脏六腑，令人神昏气微；和猪肉热面频食则腹部胀满，盖拥经络，不宜过食。2. 泻痢初起及脾胃虚寒者，慎服香椿皮；气虚汗多者，慎服香椿叶。

香椿的养生厨房

胃溃疡，胃溃疡出血

用料：香椿根皮37.5克，红枣5枚。

制用法：水煎，分 2 次服，连服 5 天。

尿路感染，膀胱炎

用料：香椿皮 30.0 克，车前草 30.0 克，积雪草 30.0 克，白茅根 30.0 克。

制用法：水煎服。

腹泻

用料：香椿皮 37.5 克，干姜 11.3 克，甘草 7.5 克。

制用法：各用干品共研细末，每服 3.0 克，1 日 3 次。

食积腹泻

用料：香椿根皮 30.0 克，神曲 15.0 克，滑石 11.3 克。

制用法：水煎，分 2 次服。

赤白痢

用料：香椿皮 50.0 克。

制用法：洗净，晒干，研细末，每服 5.0 克，开水送服。

类风湿性关节炎

用料：香椿根皮 18.8 克，? 木根白皮 18.8 克，黄金桂 11.3 克，红藤 11.3 克。

制用法：半酒水煎，早晚各服 1 次。

心肌炎

用料：香椿叶 15.0 克，桑叶 11.3 克，白糖 18.8 克。

制用法：水煎，分 2 ~ 3 次服。

病毒性心肌炎

用料：香椿叶 18.8 克，党参 30.0 克，龙眼肉 15.0 克，苦参 9.4 克。

制用法：水煎，分 2 次服。

又方：生姜 24.0 克，制半夏 18.0 克，茯苓 12.0 克。

制用法：水煎服。

便血

用料：香椿根白皮 112.5 克，地榆炭 56.3 克，忍冬花 56.3 克。

制用法：三味共焙干，研细末，每服 6.0 克，温开水送服，1 日 3 次，连服 5 天。

细菌性痢疾（菌痢）

用料：鲜香椿叶 37.5 克，鲜红乳仔草 30.0 克，鲜白扁豆花 11.3 克。

制用法：水煎，分 2 次服，连服 5 天。

又方：香椿叶 37.5 ~ 112.5 克。

制用法：洗净，水煎，分 2 次服。

慢性腰痛

用料：鲜香椿叶 75.0 ~ 112.5 克，鲜生姜 75.0 ~ 112.5 克。

制用法：共捣烂，外敷腰部。

荨麻疹

用料：香椿叶 11.3 克，苍耳子 7.5 克。

制用法：苍耳子炒去刺，共水煎，分 2 次服。

又方：粉红色花的肖梵天花干品 15.0 克。

制用法：开水冲泡，分次服，每日 1 剂，连服 5 天。

白秃不生头发

用料：香椿叶心适量，桃树叶心适量，楸叶心适量。

制用法：共捣烂绞汁，频擦患处。

说明：楸，紫葳科，又名梓树、木王、臭梧桐、木角豆、豇豆树等，学名为 Catalpa。叶具消肿、解毒功效。果可利尿消肿、杀虫。皮有清热、和胃、解毒、杀虫作用。木材治手足痛风、杀虫。

鼻出血

用料：香椿根皮 18.8 克，柳叶 18.8 克，冰糖 18.8 克。

制用法：水煎服，每日 2 次。

眩晕

用料：香椿子 15.0 克，菊花 11.3 克（或加首乌 18.8 克，枸杞 15.0 克）。

制用法：水煎服，每日 2 次。

中风年久瘫痪

用料：香椿皮 500.0 克，楮枝 500.0 克，槐枝 500.0 克，茄枝 500.0 克。

制用法：将 4 味洗净，加水煎 3 大桶，倒入大盆中洗身体，水冷再加热，洗后覆被取出大汗。

禁忌：1 星期禁吹风，如未愈再煎洗。

慢性结肠炎

用料：香椿嫩叶 100.0 克，面粉、食盐、清水各适量。

制用法：将香椿叶洗净，切碎，面粉加适量水和盐调成面糊，然后将香椿叶放入面糊内调匀。再将锅烧热，放入植物油，至 6 成热时，把糊料用勺子徐徐倒入锅内，成条状，炸黄熟透后捞起，即可食用。

湿热白带

用料：香椿根白皮 11.3 克，白鸡冠花 11.3 克，牡蛎 15.0 克，墨鱼骨 11.3 克，龙骨 11.3 克。

制用法：水煎 2 次，早晚各服 1 次。

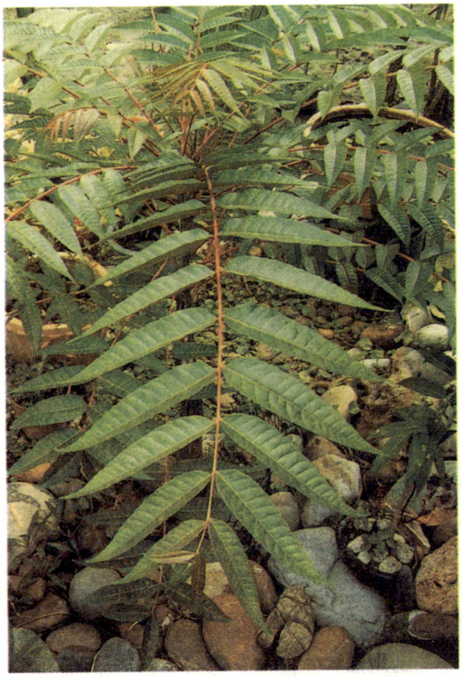

五更泻

用料：香椿皮 30.0 克，干姜 11.3 克。

制用法：研为细粉，每服 2.0 ~ 3.0 克，每日 3 次。

说明：五更泻又名肾泄、鸡鸣泄，每天早晨天还没亮就要腹泻。主要原因是肾阳不足。

产后乳汁不足

用料：香椿根皮 56.3 克。

制用法：洗净，切段，水煎浓汁服。或加凉粉果 56.3 克，半酒水炖猪前蹄 1 只服。

虚火头痛

用料：香椿子 6.0 克，白菊花 9.0 克，生牡蛎 18.0 克。

制用法：水煎服。

风湿疼痛

用料：香椿花 15.0 克，香椿子 11.3 克。

制用法：水煎服或炖猪瘦肉服，或加野葡萄根 37.5 克，五加皮 18.8 克，松节 11.3 克，半酒水煎服。

牙痛

用料：香椿树皮 37.5 克，糖适量。

制用法：加适量的水煮滚后去渣，加糖调服，1 次可见效。

食用保健常识

1. 香椿含有丰富的营养。通常有蛋炒香椿，蛋煮香椿汤，香椿拌豆腐，油炸香椿鱼，盐渍生香椿及其他食用法。适量食用香椿可补益健身。香椿具有抗癌、降血糖的功效，还可治肠炎、痢疾、尿道炎、子宫炎等疾病，可作为保健食品，辅助病患康复。

2. 香椿煎剂对金黄色葡萄球菌、大肠杆菌、肺炎球菌、伤寒杆菌、痢疾杆菌、绿脓杆菌均有抑制作用。痢疾、泌尿道感染等症宜食用。

猴头菇

健脾养胃 有助消化

- **科名** 猴头菌科（Hericiaceae）
- **英文名** Bearded tooth mushroom
- **学名** Hericium erinaceus（bull.ex Fr.）pers
- **别名** 猴头蘑，猴头菌，刺猬菌，狮子菇，猴菇

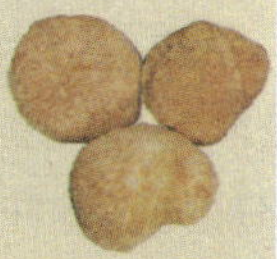

真菌猴头菌，珊瑚状猴头菌的子实体。全体椭圆形至半球形，由多数肉质长软刺状密集着生于短柄上，最初肉质，后变硬，新鲜时白色，干燥后浅黄色至褐色。菌刺针形，末端渐尖，直或稍弯曲，下垂，单生于子实体表面中，下部，上部刺退化或发育不充分。孢子近球形，无色，光滑，含有一个大油滴。每年入冬后至隔年3月前皆是产期。

·性味归经·

味甘、淡，性平。入脾、胃经。

·营养成分·

猴头菇含蛋白质、脂肪、碳水化合物、粗纤维、水分、维生素B_1、维生素B_2、胡萝卜素、磷、铁、钙及16种氨基酸，其中有7种为人体所需成分。

·热　　量·

每百克27千卡。

养生功效

食用部：干燥子实体。

药用部：干燥子实体全体。

用量用法：干品18.8 ~ 37.5克，鲜品30.0 ~ 93.8克，煎汤、煮食、压碎服或浸酒。

功能效用：健脾养胃，利五脏，助消化，安神，抗癌，滋补养生。有增进食欲，增强胃黏膜屏障机能，提高淋巴细胞转化率，提升白细胞等作用。提高对疾病的免疫功能，无病可增强抗病能力，常吃有益健康。

保健应用：治体虚乏力，消化不良，失眠，慢性胃炎，胃、十二指肠溃疡，消化道肿瘤，胃癌，食道癌，贲门癌。猴头菇药性平和，能健脾助运、抗癌，脾虚失运者尤宜，消化道癌症患者亦宜用。本品扶正祛邪。

禁忌：大便溏泄有便血者，宜配合其他药对症使用。

猴头菇的养生厨房

神经衰弱，体虚

用料：干猴头菇150.0克，鸡肉适量。

制用法：猴头菇切片，共煮食，每日1次。

胃溃疡

用料：干猴头菇37.5克。

制用法：加适量水煮食。

消化不良

用料：猴头菇56.3克，黄酒适量。

制用法：将猴头菇用温水浸泡软后，切成薄片，加水煎汤，稍加黄酒服，1日2次。

胃癌，肝癌，食道癌

用料：猴头菇56.3克，白花蛇舌草56.3克，猕猴桃根56.3克。

制用法：水煎服。

脾胃虚弱，食欲不振

用料：猴头菇18.8克，猪瘦肉56.3克。

制用法：共煮汤，饮汤食肉，1日2次。

食少，消化不良

用料：猴头菇56.3克。

制用法：水煎服，1日2次。

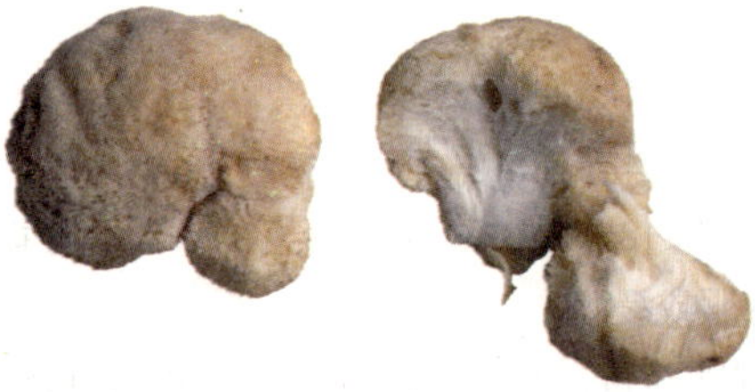

胃癌辅助食疗

用料：猴头菇37.5克，附子7.5克，食盐适量。

制用法：将附子加适量水煎汤，去渣，取汤加入猴头菇煮熟，加食盐调味服之。

癌肿术后康复

用料：猴头菇干品150.0克，猪瘦肉或鸡肉适量。

制用法：将猴头菇切片，同肉共煮食。

消化道肿瘤

用料：猴头菇93.8克，枕头菜93.8克，佐料适量。

制用法：将猴头菇切片，加入枕头菜及佐料，共煮汤食之。

说明：枕头菜又名扇子草、只只菜、荠菜，为十字花科植物。味甘、微苦，性凉。入肝、心、肺、胃经。有清热解毒，凉血止血，降血压，和中，明目效用。

贲门癌，消化道肿瘤

用料：猴头菇56.3克，蛇舌草37.5克，猕猴桃根56.3克。

制用法：水适量，煎汤，分2次服，15天为一个疗程。

消化道癌

用料：猴头菇37.5克，薏仁56.3克，红糖适量。

制用法：将猴头菇洗净，切碎，与薏仁同入锅，加水适量煎汤，食用时加红糖调味食之。

抗癌饮食汤

用料：干猴头菇37.5克，海带37.5克，调味料各少许。

制用法：先将海带用清水浸泡，洗净，切成条状，猴头菇洗净，用温水泡开，切成块状。再将上2味药放入锅内加水适量煮汤，汤煮滚后加入油、盐、葱、蒜各少许，再煮片刻后即可食用。

抗癌饮食菜肴

用料：鲜猴头菇100.0克，鲜花椰菜150.0克，蒜苗15.0克，葱花15.0克，花生油、食盐、酱油各适量。

制用法：先将猴头菇用水泡发，洗净切开，花椰菜洗净，切细。再将上2味一起放入锅中，加花生油、盐稍炒片刻，加水适量烧煮至将熟时，倒入葱花、蒜苗和酱油煮沸，略加味精少许，然后再煮片刻后即可食用。

食用保健常识

1. 猴头菇性味甘平。有补脾益气，助消化，增进食欲，增强胃黏膜屏障机能，提升白细胞及提高淋巴细胞转化率等作用。

2. 常吃猴头菇可使人体提高对疾病的免疫机能，健康者可增强抵抗力，病患者食之有治疗等功效。

3. 猴头菇药性平和，有健脾，抗癌，扶正祛邪作用。

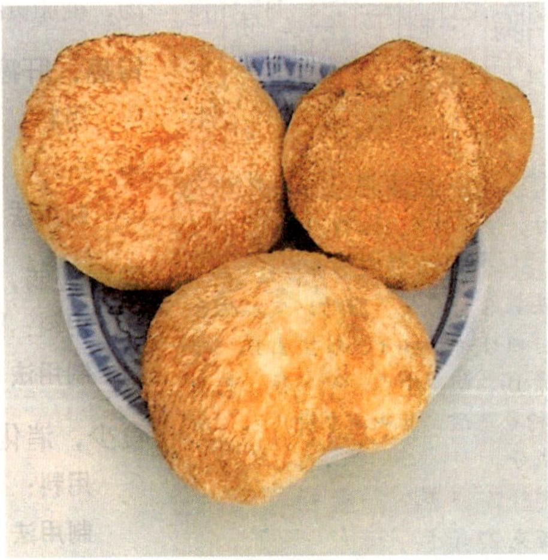

豆薯

清热除烦
生津止渴

科名：豆科（Leguminosae）

英文名：Yam bean

学名：pachyrhizus erosus urban

别名：凉薯，葛薯，地瓜，地萝卜

1年或多年生藤本植物。地下根肥大，呈块状纺锤形、扁球形或碟形，肉质。茎蔓匍匐，叶互生，具长柄，小叶3枚，顶生小叶菱形，上部不规则浅裂，两侧小叶斜卵形，两面均疏披毛。总状花序疏散，有黄色柔毛。花冠紫黄色。荚果厚条形，稍膨胀，长约7～13厘米，披毛。内有种子5～9粒，扁椭圆形，黄褐色。花期夏秋间，果期秋冬间。

·性味归经·

味甘，性凉。入脾、胃经。

·营养成分·

豆薯含有蛋白质、脂肪、碳水化合物、膳食纤维、维生素C、维生素E、钾、磷、钙、镁、硒、钠、铁、豆薯皂甙，黄铜等成分。根含淀粉，氨基酸，胆碱。

·热　　量·

每百克36千卡。

养生功效

食用部：地下块根。

药用部：块根，花，种子。

功能效用：豆薯：清热除烦，生津止渴，解酒毒，降血压。花：解酒毒。种子：杀虫药，能杀灭甘蔗和烟叶上的蚜虫。

保健应用：豆薯：治热病口渴，慢性酒精中毒，便秘，口腔炎，高血压，感冒发热，头痛，下痢。花：治肠风便血，酒毒。

禁忌：1. 豆薯种子毒性甚强，切勿误入口中，适量外用则可。2. 脾胃虚寒者，不宜多食豆薯。

豆薯的养生厨房

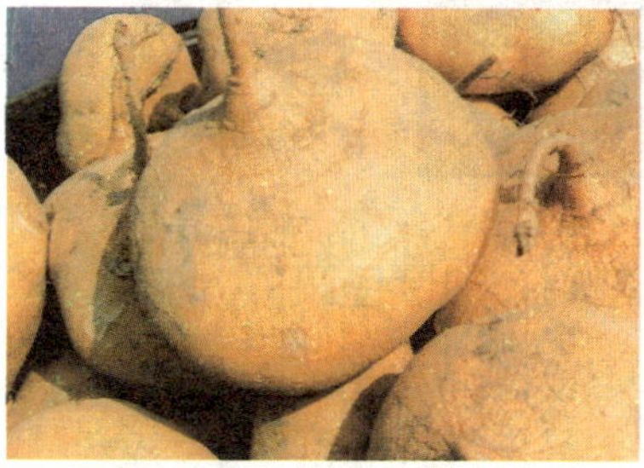

中暑烦热口渴

用料：豆薯适量。

制用法：去皮，生吃。

放射性口腔炎

用料：鲜豆薯150.0克。

制用法：洗净，切碎，绞汁，频频含漱。

感冒发热，烦渴

用料：鲜豆薯75.0～150.0克。

制用法：洗净，水煎服。

大便秘结

用料：鲜豆薯37.5～112.5克。

制用法：去皮，洗净，捣烂，绞汁，用凉开水和服，每次1杯，每日2次。

感冒发热，头痛

用料：豆薯（干品）18.8克，葛根18.8克。

制用法：水煎服，每日2次。

食用保健常识

豆薯生吃味甜，可作水果，可做菜煮炒食用，如刨丝炒鸡蛋，油炸，切块煮排骨汤，亦可做成淀粉。

冬瓜

生津止渴 清热化痰

● 科　名　葫芦科（Cucurbitaceae）
● 英文名　wax gourd；White gourd
● 学　名　Benincasa hispida（Thunb）Cogniaux
● 别　名　白冬瓜，枕瓜，东瓜，白瓜

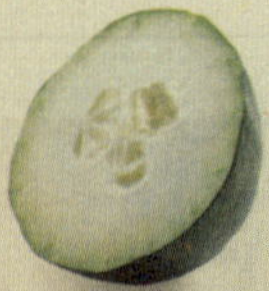

蔓性草本植物。藤粗略方形，密布黄色刺毛，卷曲状。叶互生，叶片呈心脏形或近圆形，细锯齿缘，两面均有粗毛。花单性，雌雄同株，单生叶腋，花梗有硬毛。瓠果肉质，椭圆形或长筒形，种子多数白色或黄白色，卵形。花果期春、夏间。

·性味归经·

1. 冬瓜肉：味甘，淡，性微寒。入肺、大小肠、膀胱经。2. 冬瓜皮：味甘，性微寒。入肺、脾、小肠经。3. 冬瓜子：味甘，性微寒。入肺、大肠经。4. 冬瓜藤：味苦，性寒。5. 冬瓜叶：味苦，性凉。入肺、大肠经。6. 冬瓜瓤：味甘，性平。

·营养成分·

冬瓜含有蛋白质、脂肪、糖类、膳食纤维、碳水化合物、胡萝卜素、维生素 B_1、维生素 B_2、维生素 C、维生素 E、钾、磷、钠、钙、镁、铁等。果皮含树脂、蜡质。种子含皂甙、脂肪、尿素。

养生功效

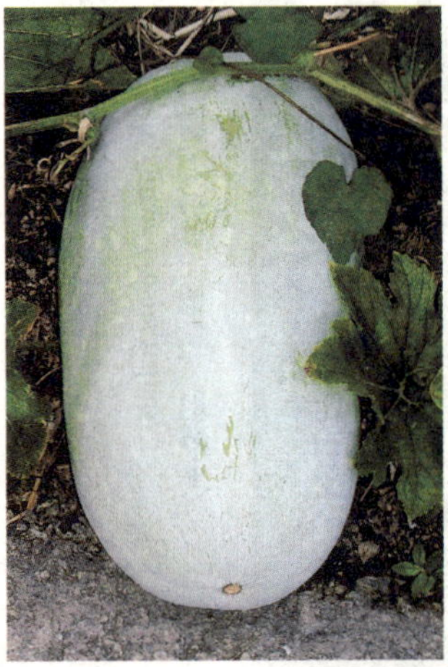

食用部： 冬瓜肉。

药用部： 冬瓜瓤，冬瓜皮，藤，冬瓜子，叶。

功能效用： 冬瓜肉：利尿，清热，化痰，生津止渴，消肿，解毒。冬瓜皮：清热利水，消肿，祛暑。冬瓜子：清肺化痰，消痈排脓，利湿止带。冬瓜瓤：清热止咳，利水消肿。冬瓜叶：清热，利湿，解毒。冬瓜藤：清肺化痰，通经活络。

保健应用： 冬瓜肉：治水肿胀满，淋症，脚气，痰喘，肾炎水肿，孕妇水肿，血浊，动脉硬化，冠心病，高血压病，胆囊炎，口腔溃烂，急性咽喉炎，声哑，电光性眼炎，白内障，痱子，鼻疖，鱼毒，酒毒，痈肿痔漏；解渴解暑，减肥，抗衰老，润肤。冬瓜皮：治水肿，小便不利，泄泻，疮肿，头痛，急性结膜炎，牙周炎，更年期综合征，月经失调，产后恶露，产妇缺乳，新生儿黄疸。冬瓜子：治痰热咳嗽，肺痈，肠痈，带下，水肿，淋症，硅肺，伤寒，咯血，癫狂，慢性喉炎，钩虫病，不孕症，阑尾炎，类风湿关节炎。冬瓜瓤：治热病烦渴，淋症，水肿，痈肿，扁桃体炎，肾小球肾炎，麦肿粒，慢性腰痛，荨麻疹；消渴。冬瓜叶：治暑湿泻痢，痢疾，疮毒，蜂螫伤；消渴。冬瓜藤：治肺热咳痰，关节不利，脱肛，疮疥。

禁忌： 脾胃虚寒、阳气不足者，不宜过食。

冬瓜的养生厨房

肺热咳嗽，痰稠

用料： 鲜冬瓜 487.5 克，鲜荷叶 1 片，食盐少许。

制用法： 加水适量，共炖汤，加入食盐调味，饮汤食冬瓜。

中暑烦热

用料： 鲜冬瓜适量。

制用法： 去皮，捣烂，绞汁，多量饮服。

流行性腮腺炎

用料： 冬瓜子 7.5 克，丝瓜 37.5 克。

制用法：加水适量，共煎汤服，1日2次。

荨麻疹

用料：冬瓜瓤187.5克，茅草根56.3克，芹菜37.5克。

制用法：共煎汤服。

尿毒症

用料：冬瓜肉112.5克，赤小豆56.3克。

制用法：按常法煮汤食用。

治则：清热解毒，利尿消肿。

肾炎水肿

用料：冬瓜皮18.8克，西瓜皮18.8克，白茅根18.8克，玉米须18.8克，赤小豆75.0克。

制用法：水煎，分3次服。

治则：清热解毒，利湿。

声音嘶哑

用料：冬瓜150.0克，桑白皮11.3克，鸡蛋壳3个。

制用法：水煎汤，早晚各服1次。

消渴不止，尿多

用料：冬瓜皮75.0克，麦门冬37.5克，黄连3.8～11.3克。

制用法：水煎，分3次服。

妇人妊娠水肿

用料：冬瓜187.5克，红糖适量。

制用法：冬瓜洗净刮皮，切成小块，加入红糖，蒸熟服用，每日食1次。

高脂血症

用料：冬瓜皮37.5克，荷叶30.0克，老南瓜皮37.5克。

制用法：加水煎汤，早晚各服1次。

肥胖症，脂肪肝

用料：冬瓜150.0克，薏仁56.3克。

制用法：冬瓜去皮、切块，薏仁洗净，先将薏仁放入锅内，加适量的水煮50分钟，再加入冬瓜块至煮熟，顿服。

说明：适合秋季食用。

肺痈

用料：冬瓜子18.8克，桃仁11.3克，桔梗7.5克，牡丹皮7.5克，甘草7.5克。

制用法：水煎，早晚各服1次。

治则：宜清肺化痰，利湿排脓。

误食蟹、河豚、鱼类中毒，腹痛

用料：鲜冬瓜112.5～150.0克。

制用法：捣烂，绞汁，大量饮服。

肠痈

用料：冬瓜子18.8克，牡丹皮7.5克，桃仁11.3克（便秘则加芒硝7.5克，大黄7.5克）。

制用法：加水煎汤，早晚各服1次。

单纯性肥胖症

用料：冬瓜225.0克，白萝卜225.0克。

制用法：水煎，分2～3次服。

效用：燥湿祛痰、和胃。

水肿

用料：冬瓜皮37.5克，五加皮11.3克，姜皮11.3克。

制用法：水煎服。

老人气管炎咳嗽，急性肾炎

材料：冬瓜皮37.5克，忍冬花30.0克，白糖适量。

制用法：加水400毫升煎30分钟，煎2次，2次煎液混合，加白糖，代茶喝。

食用保健常识

1. 冬瓜子含有脂肪油、腺嘌呤、蛋白质、糖类、维生素B_1、维生素B_2、烟酸及葫芦巴碱等成分，有清热化痰、消痈的作用。

2. 冬瓜含维生素C较多，并且钾盐含量高，盐含量低，因此肾脏病、浮肿病及高血压病等患者很适合食用。

银耳

润肺化痰
益胃生津

- 科名：银耳科
- 英文名：Jelly Fungus；Tremella
- 学名：Tremella fuciformis Berkeley
- 别名：白木耳，白耳子，雪耳，白耳

于腐朽树木上自生。子实体纯白色，胶质，半透明，由多数平滑柔软瓣片组成。子实体4～9月采收。

·性味归经·

味甘、性平。入肺、胃经。

·营养成分·

银耳含蛋白质、脂肪、膳食纤维、碳水化合物、粗纤维、无机盐类、钙、磷、钾、钠、镁、铁、硫、B族维生素，并含木糖、甘露糖、葡萄糖醛酸、葡萄糖等抗肿瘤多糖。

·热　量·

银耳每百克35千卡，银耳罐头每百克49千卡。

养生功效

食用部：干燥的子实体。

药用部：子实体全体。

功能效用：银耳：润肺化痰，益胃生津，滋补强壮，止血，止咳。银耳含的糖浆能显著增强巨噬细胞的吞噬能力，有保护放射损伤的作用。

保健应用：银耳：治肺热咳嗽，肺燥咳嗽，咽干口渴，低热出汗，大便燥结，胃阴虚，病后体虚，高血压，血管硬化，虚劳咳嗽，咯血，㖊血，水肿，干咳，痰咳，痰中带血。

禁忌：1. 大便泄泻者，勿用。2. 湿痰者，不宜服；风寒咳嗽者，忌用。

银耳的养生厨房

阴虚肺燥，痰中带血

用料：银耳30.0克，百合30.0克，沙参18.8克，麦门冬11.3克。

制用法：水煎服，1日2次。

肺热咳嗽，干咳

用料：银耳30.0克，鲜百合37.5克，冰糖37.5克（或蜂蜜）。

制用法：先将百合用清水浸泡5小时，洗净，加入银耳、白糖，共炖，连服5天。咯血，鼻血，齿衄也可用。

又方：银耳30.0克，冰糖30.0克。

制用法：水煎烂，分2次服。

干咳无痰

用料：银耳30.0克，白茅根30.0克，枇杷叶15.0克，白糖（或蜂蜜）37.5克。

制用法：枇杷叶刷去毛，与其他材料共水煎去渣，加白糖（或蜂蜜），早晚各服1次。

胃阴虚，咽干口渴，大便燥结

用料：银耳30.0克，冰糖37.5克（或加冬葵子15.0克）。

制用法：加水共炖烂服，早晚各服1次。

白内障

用料：银耳30.0克，白菜叶56.3克，茶叶3.0克（或加枸杞11.3克）。

制用法：水煎服，1 日 2 次。

阴虚咳嗽，头痛眩晕，肥胖症

用料：银耳 100.0 克，黑木耳 100.0 克，鲜菊花 100.0 克，葱 10.0 克，姜 5.0 克，料酒 10.0 克，食盐 3.0 克，味精 2.0 克，植物油 30.0 克。

制用法：将银耳用清水浸泡发透，切成瓣状，洗净，菊花用清水漂，洗净，去水分，葱切段。将炒锅用武火烧热，放入植物油，烧成 6 分熟时，先加入姜、葱爆香，再下银耳，加入料酒、食盐、味精炒热，最后加入菊花即可。

多汗症

用料：银耳 56.3 克，冰糖 37.5 克（或加龙眼肉 18.8 克，红枣 6 枚）。

制用法：水煎，喝汤吃银耳。

咯血

用料：银耳 15.0 克，白菜花 56.3 克，冰糖 18.8 克。

制用法：水煎服，每日 2 ~ 3 次。

功能性子宫出血

用料：银耳 15.0 克，黑木耳 15.0 克，山楂 15.0 克，糖适量。

制用法：先将银耳和黑木耳用温开水浸泡 1 小时，洗净与山楂同煮，以文火熬成羹，加糖调食。

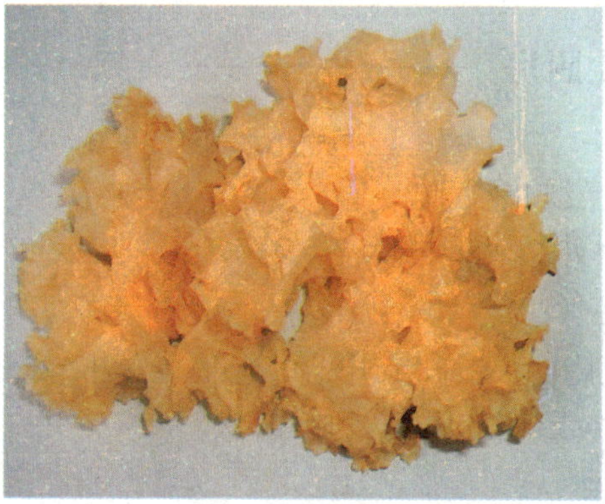

清热止咳

用料：银耳 11.3 克，北沙参 15.0 克，鸡蛋 1 ~ 2 个，冰糖适量。

制用法：先将银耳、北沙参洗净，加水煎，放入冰糖，煎 1 小时，再把鸡蛋打入碗内搅匀，倒入锅内，蛋熟即可食用。

咽干，声音嘶哑，干咳

用料：银耳适量，青壳鸭蛋 1 个。

制用法：共煮食。

阴虚肺燥引起咳嗽痰多、咽干口渴

用料：银耳 15.0 克，冰糖 26.3 克，鸡蛋 1 个。

制用法：将银耳与冰糖同煮，水沸后打入鸡蛋，蛋熟即可服用，1 日 2 次。

治则：宜滋阴清肺，止渴生津。

更年期综合征之阴虚火旺，心烦内燥，潮热盗汗，心悸失眠

用料：银耳 18.8 克，红枣 15 枚，白糖适量。

制用法：按常法煮汤食之，连服 10 ~ 15 天。

治则：宜滋阴润燥，养血安神。

食用保健常识

1. 银耳有润肺化痰，养阴生津，止血的作用。银耳糖浆能显著增强巨噬细胞的吞噬能力，对放射伤害有保护作用，而且适用于高血压病、血管硬化等症。

2. 银耳有促进造血功能，保护肝细胞，抗凝血，抑制血栓，降血脂，降血糖，延缓衰老，抗癌等作用。

3. 银耳能滋阴生津、益气养血、补肾健脑、滋阴润肺、补脾安神、和胃增进食欲，对高血压、高脂血症、动脉硬化、白细胞减少症、神经衰弱、胃炎、胃溃疡等疾病有一定的食疗效果。

黄瓜

清热利尿 止渴消肿

- 科名　葫芦科（Cucurbitaceae）
- 英文名　Cucumber
- 学名　Cucumis sativus L
- 别名　胡瓜，王瓜，刺瓜

1年生蔓性草本植物黄瓜的果实。茎粗糙，阔叶上有毛。花黄色，管状。果实深绿色圆筒状，稍弯曲。夏、秋开花结果。

·性味归经·

1. 黄瓜：味甘，性凉。入肺、脾、胃、大肠经。2. 黄瓜霜：味甘、咸，性寒。3. 黄瓜叶：味苦，性寒（平）。4. 黄瓜藤：味苦，性凉。入心、肺经。5. 黄瓜皮：味甘，性寒。6. 黄瓜根：味甘、苦，性凉。7. 黄瓜蒂：味苦，性寒。

·营养成分·

黄瓜含蛋白质、脂肪、碳水化合物、糖类、胡萝卜素、芸香甙、维生素A、维生素B_1、维生素B_2、维生素C、维生素E、钙、镁、磷、铁等成分。药用成分有木质素及活性酶。种子含脂肪油，富含维生素B_2、维生素E。

·热　　量·

每百克17千卡。

养生功效

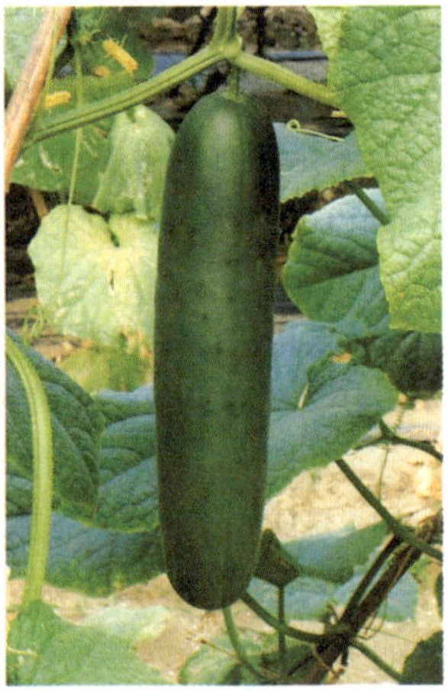

食用部：瓜肉。

药用部：黄瓜皮，瓜肉，叶，根，藤，蒂，黄瓜霜，黄瓜子，汁。

功能效用：黄瓜：清热利水，解毒消炎，止渴，消肿。黄瓜子：续筋接骨，祛风，消痰。黄瓜叶：清湿热，消毒肿。黄瓜皮：清热利尿。黄瓜根：清热，利湿，解毒。黄瓜藤：清热，化痰，利湿，解毒。黄瓜霜：泻火明目，消肿止痛。

保健应用：黄瓜：治热病口渴，小便短赤，水肿尿少，汗斑，痱疮，水火烫伤，湿热痢疾，咽痛，高血脂，冠心病，火眼，小便出血，新生儿黄疸；降低眼压。黄瓜子：治骨折筋伤，风湿痹痛，老年痰喘，呕血。黄瓜叶：治湿热泻痢，湿脚气，无名肿毒，偏头痛，视力减退，盗汗，麻疹，惊风，发烧及肠流行感冒。黄瓜皮：治水肿，四肢浮肿，猩红热，肥胖症。黄瓜根：治湿热泻痢，黄疸，疮疡肿毒，中耳炎，膀胱炎，小儿支气管炎；消渴。黄瓜藤：治痰热咳嗽，癫痫，高血压病，湿热泻痢，痰湿流注，疮痈肿毒，流行性乙型脑炎。黄瓜霜：治咽喉肿痛，口舌生疮，牙龈肿痛，火眼赤痛，跌打焮肿。

禁忌：1. 胃虚冷、腹痛吐泻者，不宜食或慎服。2. 病后体虚者，不宜服，不易消化。

黄瓜的养生厨房

痱子

用料：鲜黄瓜1条。

制用法：切片擦患处，每日2～3次。

冠心病

用料：黄瓜汁30毫升，荷叶汁15毫升，生姜汁3毫升。

制用法：共混合均匀服用，早晚各1次。

蜂螯伤

用料：老黄瓜适量。

制用法：捣烂取汁，涂患处，1日数次。

偏头痛

用料：黄瓜叶56.3克，桑叶30.0克，茶叶7.5克。

制用法：加水煎汤，早晚各服1次。

高血压，高脂血症

用料：黄瓜藤18.8克，野菊花30.0克，山楂37.5克，冬桑叶18.8克，忍冬花15.0克。

制用法：共烘干，研粗末，每次用30.0克（装入纱布袋），开水冲泡，可冲2次，1日服3次。

高血压

用料：黄瓜藤37.5克，淡竹叶11.3克，玉米须18.8克，西瓜藤37.5克。

制用法：水煎汤，分2次服。

又方：黄瓜藤37.5克，桑叶11.3克，夏枯草15.0克，野菊花11.3克。

制用法：水煎服。

癫痫

用料：黄瓜藤37.5克。

制用法：水煎服，每日1剂。

小儿热泻

用料：鲜黄瓜叶、根各56.3克，车前草18.8克，白糖适量。

制用法：水煎去渣，加白糖调服。

头痛

用料：黄瓜藤18.8克，百合11.3克，枇杷叶15.0克。

制用法：枇杷叶刷去毛，共水煎，分2次服。

肾炎水肿，小便不利

用料：老黄瓜皮（或干黄瓜皮）37.5克，冬瓜皮37.5克，白茅根37.5克，玉米须18.8克。

制用法：水煎，分2次服。

风湿

用料：小黄瓜112.5克，胡萝卜112.5克，苹果112.5克，蜂蜜1小匙，柠檬汁少许。

制用法：将小黄瓜、胡萝卜洗净切块，苹果去皮切成块状，放入果汁机，榨取原汁，加蜂蜜1小匙，柠檬汁少许，拌匀，1次喝完。

湿热下痢，小儿腹泻

用料：黄瓜根18.8克，铁苋菜18.8克，白糖适量。

制用法：水煎，加白糖调服。

黄疸型肝炎

用料：黄瓜根适量。

制用法：洗净，捣烂，取汁15毫升，每日早晨温服。

水肿

用料：黄瓜皮18.8克，醋适量。

制用法：黄瓜皮用醋煎，空腹服，1日服2次。

老年哮喘

用料：黄瓜子15.0克，杏仁15.0克，核桃仁15.0克，蜂蜜15.0克。

制用法：黄瓜子炒黄研末，混合捣碎，睡前服7.5克。

食用保健常识

1. 黄瓜所含的维生素B_1有增强大脑和神经系统的功能，且能辅助治疗失眠等症。

2. 黄瓜纤维素有促进人体肠道内腐败物质消除和降低胆固醇等作用。

3. 黄瓜含有丰富的黄瓜酶，有较强的生物活性，能促进机体的新陈代谢。黄瓜含的维生素E，有抗衰老作用。

4. 黄瓜藤有良好的降压、降胆固醇、抗肿瘤及提高人体免疫力等作用。因为黄瓜藤含有葫芦素C。

芦笋

润肺镇咳 祛痰降压

科名 百合科（Liliaceae）

英文名 Garden Asparagus；Asparagus

学名 Asparagus officinalis L.var altilis L

别名 石刁柏，龙须菜，野天门冬，绿芦笋

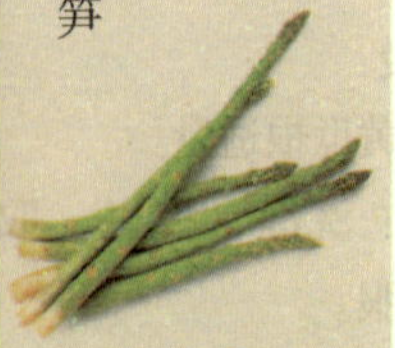

多年生宿根性草本植物天门冬属石刁柏的嫩茎。高可达1米，块根肉质。茎上部在后期常俯垂，分枝较柔弱，无毛。叶状枝每3～6枚簇生，近圆柱形，纤细。叶鳞片状，基部刺状短矩或近无矩。花单性，1～4朵腋生，雌雄异株，绿黄色；雄花披6片，花丝中部以下贴生于花被片上，花药长圆形；雌花较小，子房有三棱，有6枚退化雄蕊。浆果球形，成熟时红色，种子2～3粒。花期春天，果期夏季。

·性味归经·

味甘、苦，性凉。

·营养成分·

芦笋含蛋白质、膳食纤维、脂肪、糖类、维生素B_1、维生素B_2、维生素C、胡萝卜素、碳水化合物、钾、磷、钙、铁、铜、锌、锰、硒等。

养生功效

食用部：嫩茎，芦笋汁。

药用部：芦笋嫩茎，汁，根。

用量用法：37.5 ～ 75.0 克内服，或当菜适量食用，榨汁每次服 100.0 克。

功能效用：芦笋：润肺镇咳，祛痰，降压，杀虫，去石，抗癌，降血脂，健身解毒，清热利湿。芦笋汁：解尼古丁。

保健应用：芦笋：用于肺虚咳嗽，高血脂，过敏性体质，哮喘，荨麻疹，银屑病（牛皮癣），肝炎。

禁忌：消化道溃疡者，慎用。

芦笋的养生厨房

养颜防皱，抗皱美白

用料：鲜芦笋 1 支，胡萝卜 100.0 克，鲜芹菜 100.0 克，苹果 100.0 克，柠檬汁 20.0 克。

制用法：将 4 味洗净，切碎，榨汁去药渣，加柠檬汁混合拌匀服用。

食道癌，消化道癌

用料：芦笋罐头 1/3 量，天门冬 56.3 克，红枣 11.3 克，粳米 22.5 克。

制用法：共煮成稀粥，当作早餐。

功能性子宫出血，贫血

用料：芦笋适量，黄花菜适量。

制用法：2 味配合煮食。

风湿热痹

用料：芦笋根 30.0 克，忍冬藤 30.0 克，桑根 30.0 克，

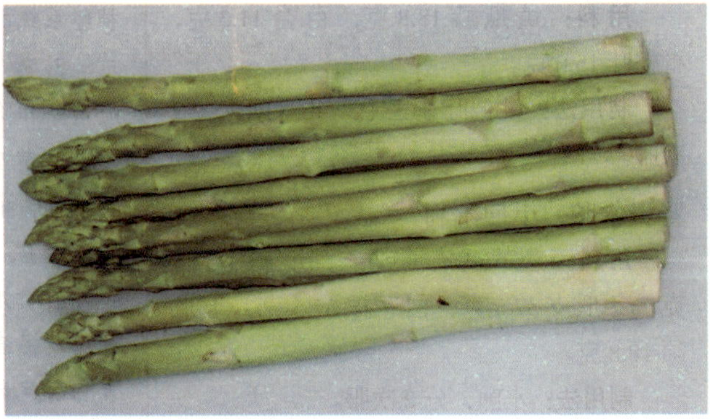

枸杞根皮 30.0 克，南天烛根 30.0 克。

制用法：水煎，先熏后洗患处 30 分钟，每日 2 ~ 3 次。

肺癌

用料：芦笋 150.0 克，百合 100.0 克，猪肺 1 具，姜片、黄酒、麻油、精盐、味精各适量。

制用法：将芦笋洗净切段，百合洗净沥干，和姜片备用。猪肺挑除血丝气泡，洗净，切成小块放置锅中，加清水 600 毫升，用武火煮开后，撇泡沫，再加入芦笋、百合、姜片、黄酒，转用小火炖至熟透，再下精盐、味精，淋麻油，分 2 次趁热服之。

减肥

用料：罐头芦笋 243.8 克，冬瓜 300.0 克，姜丝、葱末、食盐、味精、淀粉各适量。

制用法：先将芦笋放盘中，冬瓜去皮洗净，切成条块状，入滚水中烫透，再以凉水浸泡沥水，与芦笋、姜、葱、食盐一起煨烧 30 分钟，放入味精、湿淀粉使成浓汁，佐餐食之。

说明：用湿纸或面糊包裹药材，置于火旁或烘房中徐徐烘烤的方法称煨。目的在于除去油质、刺激性，缓和毒性。

老年高脂血症

用料：芦笋罐头固体 100.0 克。

制用法：每天早晚服芦笋罐头固体 100.0 克，1 个月后，高血清会有显著的下降。

抗癌饮食菜肴

用料：芦笋 100.0 克，海参 50.0 克，调味料各适量。

制用法：先将芦笋洗净切细，海参用温水泡透，洗净切片，共入锅加油炒片刻，加水适量煮熟，然后放入葱、蒜、姜少量共煮沸，再加味精少许，即可食之（亦可加些食盐）。

又方：芦笋 500.0 克，香菇 50.0 克，猪

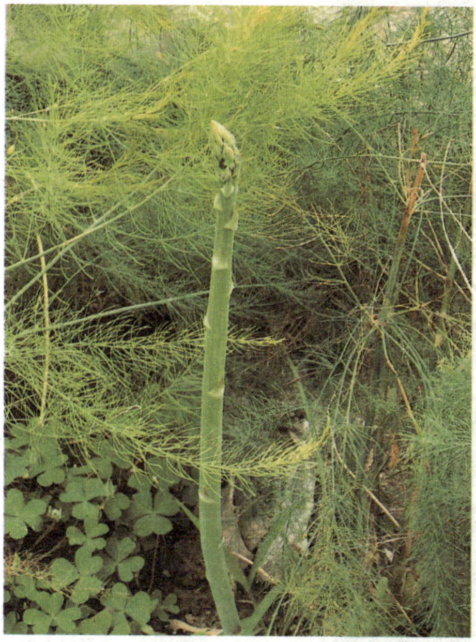

瘦肉 250.0 克，鸡蛋 2 个。

制用法：将芦笋洗净切碎，香菇用温水泡发洗净，切成条状，共放入油锅内，加油、盐少许，翻炒数分钟后，打入鸡蛋同炒，加水适量炒熟，放些味精、香油、葱、姜，炒片刻即成。

凉拌芦笋

用料：鲜芦笋适量，白糖、食盐、醋各少许。

制用法：将芦笋洗淨削皮，切成细丝，放在盘内，加入白糖、盐、醋等调味料，拌匀食之。

食用保健常识

1. 芦笋性味苦、甘，性平。含有组织蛋白、维生素、核酸、叶酸及微量元素硒，有抗癌防癌作用，含的天冬酰胺酶亦有效控制癌细胞生长。对肺癌、膀胱癌、皮肤癌有良效。

2. 芦笋的主要成分为天冬酰胺，有解毒作用。

3. 本品还有降血脂，利尿作用。

瓠瓜

清热润肺 利水通淋

- **科名**：葫芦科（Cucurbitaceae）
- **英文名**：Bottle gourd White-flowered Gourd Calabash
- **学名**：Lagenaria sicerari（Mol）Standl
- **别名**：花瓠，蒲瓜，葫芦，瓠子，圆蒲瓜，虎皮匏

1年生蔓性草本。茎披柔毛，长有沟棱，卷曲2分歧。单叶互生，叶片心状卵形，具小齿缘，有柄。花单性，雌雄同株，花冠漏斗状，腋生，花白色，花梗长。瓠果因品种不同，形状不一，有长形，葫芦形，椭圆形。内有种子，白色。花果期夏至秋间或冬末至春间。

·性味归经·

1. 匏瓜：味甘、淡，性凉（平）。入肺、脾、肾经。2. 瓜壳：味甘，性平。入肺、脾、肾、大肠经。3. 藤：味微苦，性平淡。4. 叶：味苦。5. 匏瓜子：味甘，性平。

·营养成分·

匏瓜含蛋白质、脂肪、糖类、纤维、钙、铁、磷、维生素A、维生素B_1、维生素B_2、维生素C、维生素E、烟碱酸、灰质、胡萝卜素、碳水化合物、钾、镁、钠、葫芦素等成分。种子含脂肪油、蛋白质。

养生功效

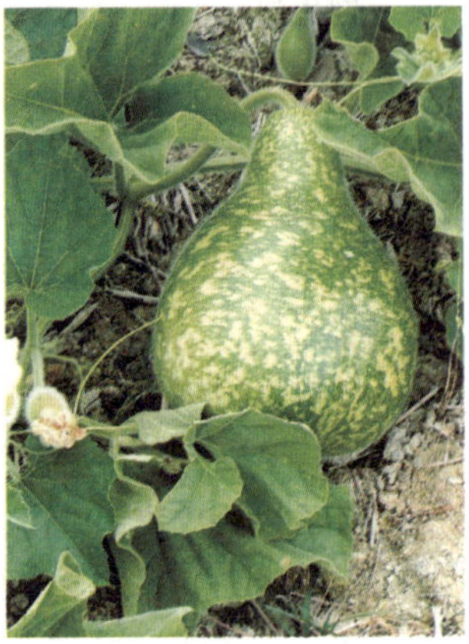

食用部：瓠瓜肉。

药用部：瓜壳，种子，花，瓜瓤，藤。

用量用法：瓠瓜：37.5 ~ 112.5克，水煎服或煅存性研末。种子：11.3 ~ 18.8克，水煎服。茎，叶，花，须：75 ~ 37.5克，水煎服或煅存性研末。

功能效用：瓠瓜：清热润肺，利水通淋，止渴，解毒。瓜壳：利尿消肿。种子：润肠，消炎，清热解毒，消肿止痛。藤：通淋，滋润，润肺，生血，解烦渴。

保健应用：瓠瓜：治肺热咳嗽，黄疸，湿热小便不利，痈疮不收口，目赤，尿黄，肾炎水肿。瓤及种子：治痈疽恶疮，疥癣。种子：治肺炎，阑尾炎，牙痛。果壳：治脚气肿胀，腹水，面浮肿。藤：治虚劳烦闷，五脏积热，热淋，上消。花：治一切痔疮。

禁忌：1. 阳热亢盛偏胜者，少用果壳、藤、种子。2. 脾胃虚寒者，不可多食瓠瓜。

瓠瓜的养生厨房

湿热黄疸

用料：鲜瓠瓜1个，蜂蜜适量。

制用法：将瓠瓜洗净，削皮，切块，捣烂，绞取汁液，每次用1碗，加蜂蜜调匀服用。

急性肾炎

用料：瓠壳18.8克，鲜白茅根37.5克，白花蛇舌草30.0克，车前草18.8克。

制用法：水煎服。

肺热咳嗽，烦渴

用料：瓠瓜487.5克。

制用法：将瓠瓜洗净削皮，切块，煎汤服，1日2 ~ 3次。

目黄，小便黄赤

用料：瓠瓜487.5克，茵陈30.0克，鲜白茅根30.0克，栀子根30.0克。

制用法： 水煎，分 2 ~ 3 次服。

湿热小便不利，水肿

用料： 瓠瓜 112.5 克，西瓜皮 112.5 克，冬瓜皮 56.3 克，玉米须 18.8 克。

制用法： 水煎，分 2 ~ 3 次服。

肾炎水肿，小便不利

用料： 瓠瓜 37.5 克，冬瓜皮 30.0 克，西瓜翠衣 18.8 克，白茅根 37.5 克，玉米须 15.0 克。

制用法： 水煎，分 2 ~ 3 次服。

肾炎

用料： 瓠瓜瓤 1 个，黄芪 11.3 克，枸杞 11.3 克，党参 11.3 克。

制用法： 水煎服，每日 2 次。

疮痈不收口

用料： 瓠瓜瓤（或种子）适量。

制用法： 烧灰存性，研细末，外敷患处，1 日 2 次。

阑尾炎

用料： 瓠瓜种子 18.8 克，红藤 30.0 克，大蓟 56.3 克。

制用法： 水煎服，每日 1 剂。

肺炎

用料： 瓠瓜种子 18.8 克，蒲公英 18.8 克，万点金 30.0 克，叶下红 30.0 克，鱼腥草 18.8 克（后下煎）。

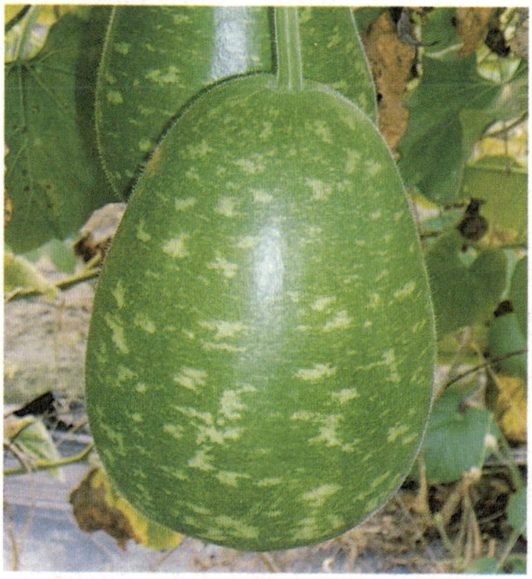

制用法： 水煎，分 2 ~ 3 次服，每日 1 剂，连服 5 ~ 7 天。

又方： 瓠瓜种子 18.8 克，鱼腥草 18.8 克。

制用法： 将种子捣碎，水煎服。

利尿消肿

用料： 瓠瓜壳 112.5 克，西瓜皮 56.3 克，冬瓜子 37.5 克。

制用法： 水煎，分 2 ~ 3 次服。

治则： 适合水湿内阻者。

痢疾

用料： 瓠瓜花 11.3 克，南瓜叶 7.5 克，生石膏粉少许。

制用法： 水煎服。

水肿

用料： 瓠瓜瓤 1 个，赤小豆 30.0 克。

制用法： 水煎服，1 日 2 次。

脚气浮肿

用料： 瓠瓜 37.5 克，鲫鱼 112.5 克。

制用法： 去鱼鳞及肠杂，煮食。

高血压，烦热口渴，肝炎黄疸，尿路结石症

用料： 鲜瓠瓜，蜂蜜适量。

制用法： 瓠瓜捣烂绞汁，半杯至 1 杯调蜂蜜服，每日 2 次。亦可煮水服。

食用保健常识

1. 瓠瓜有清热利水、止渴解毒的作用，用于黄疸腹水、肾炎、心脏病、水肿及慢性肝病腹水及晚期血吸虫病腹水等病症。种子有润肠、消炎的作用，用于肺炎及阑尾炎。

2. 瓠瓜所含的葫芦素，用于慢性肝病腹水、晚期血吸虫病腹水（蛊毒、水毒病）、肾炎、黄疸、腹水、心脏病水气浮肿等症。

黑木耳

润肺益胃
养血活血

- 科名：木耳科（Auriculariaceae）
- 英文名：Jew's Ear
- 学名：Auricularia auricula-judae
- 别名：木耳，云耳，桑耳

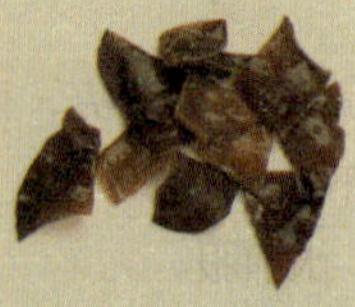

寄生于腐朽的阔叶树木上，自生植物木耳的子实体。古时称五木耳，因寄生于桑、楮、槐、榆、柳等树的朽树上。现今用栽培法种植。春秋间采集，晒干。

·性味归经·

味甘、性平。入肺、脾、大肠、肝经。

·营养成分·

黑木耳含蛋白质、脂肪、碳水化合物、膳食纤维、胡萝卜素、维生素C、维生素E、钾、磷、钙、镁、钠、铁、锰、锌、铜、糖类等。

·热　量·

每百克35千卡。

养生功效

食用部：子实体。

药用部：子实体全体。

用量用法：3.8 ~ 11.3克，水煎服、炖汤或烧炭存性研末。外用：研末调敷。

功能效用：润肺益胃，凉血止血，养血活血，营养，抗肿瘤。

保健应用：治便血，痔疮出血，妇女崩漏，咽干口燥，咯血，吐血，衄血，高血压，便秘，气虚血亏，贫血，血管硬化，月经过多，赤白带，眼底出血，肺虚咳嗽，眼流冷泪，慢性肝炎。

禁忌：大便溏、易于腹泻者，慎用黑木耳。

黑木耳的养生厨房

痔疮出血，大便燥结

用料：黑木耳8.0克，柿饼35.0克。

制用法：将黑木耳用清水浸泡洗净，同柿饼煮烂食用。

血痢，腹痛

用料：黑木耳50.0克，食盐少许，食用醋少许。

制用法：将黑木耳用清水浸泡洗净，以2碗半水加入黑木耳煮熟，再放入食盐及醋调味，食木耳饮汤，1日2剂。

眼流冷泪水，目障昏蒙多泪

用料：黑木耳30.0克，去节木贼30.0克，猪肝（或羊肝）56.3克。

制用法：将黑木耳烧存性，木贼烘干研细末，共混合，每次7.5克，与猪肝共蒸服。

糖尿病

用料：黑木耳11.3克，山药56.3克（或加黄芪18.8克，白扁豆18.8克）。

制用法：加佐料炒熟，当菜食之。或加黄芪、白扁豆，水煎服。

系统性红斑狼疮

用料：黑木耳7.5克，银耳7.5克，冰糖适量。

制用法：将2味用清水浸泡一夜，以文火煮烂，加冰糖，早晨或睡前服，每日1次。

缺铁性贫血

用料：黑木耳30.0克，红枣6枚，糖适量。

制用法： 加适量的水和糖，煮成黏糊状，随意服之。

心肾阴虚，头晕头痛，心悸，胸痛

用料： 黑木耳 11.3 克，银耳 11.3 克，红枣 15 枚，冰糖适量。

制用法： 将木耳、红枣浸泡洗净后放入碗内，加冰糖，隔水蒸 1 小时，连汤服用，1 日 2 次。

说明： 头部胀重不适，其病多与内、外风湿邪有关。

慢性肝炎，肝硬化

用料： 黑木耳 7.5 克，柿饼 30.0 克，糖适量。

制用法： 将黑木耳浸泡洗净，共煮烂后加糖调服。

肾性高血压

用料： 黑木耳 7.5 克，柿饼 30.0 克。

制用法： 同煮烂，分次食之。

说明： 本病为脾肾亏损，伴有蛋白尿、血尿、肾功能损害等症。

腰肌劳损

用料： 黑木耳 11.3 克，银耳 11.3 克，冰糖 30.0 克（或加灵芝 7.5 克）。

制用法： 先将黑木耳与银耳洗净，加清水煮沸，再放入冰糖服用。

阴虚阳闭型心绞痛

用料： 黑木耳 11.3 克，薏仁 18.8 克，佛手 11.3 克，猪肉 56.3 克，调料适量。

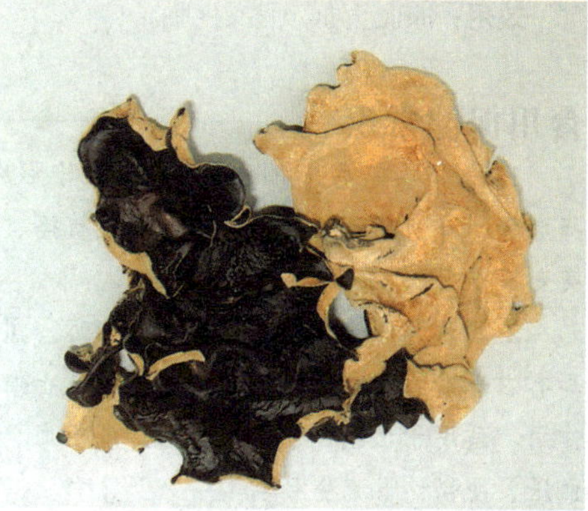

制用法： 按日常煮法，煮汤食之。

效用： 滋阴通络，调和阴阳。

高血压

用料： 黑木耳 7.5 克，柿饼 56.3 克，冰糖少许。

制用法： 加水共炖烂，常食有效。

效用： 清热，润燥。

抗衰老，养颜美白

用料： 黑木耳、鲫鱼各适量。

制用法： 共煮食。

更年期综合征，贫血，眩晕症，肺结核等症

用料： 黑木耳、红枣各适量。

制用法： 黑木耳与红枣同煮食。

益肾补脑，去头风

用料： 黑木耳、猪脑各适量。

制用法： 黑木耳与猪脑共炖食。

暑热症

用料： 黑木耳 11.3 克，绿豆 30.0 克，白糖适量。

制用法： 先将黑木耳用清水浸泡透发，绿豆洗净，共煮至绿豆熟烂，再加入白糖调匀即成。

多汗症

用料： 黑木耳 18.8 克，桑叶 30.0 克，红枣 6 枚。

制用法： 水煎服，1 日 2 ~ 3 次。

又方： 黑木耳 15.0 克，麦门冬 15.0 克，红枣 10 枚，鸡蛋 1 个。

制用法： 水煎服，吃鸡蛋、黑木耳，喝汤，1 日 1 ~ 2 次。

久咳

用料： 黑木耳 15.0 克，冰糖 15.0 克（或加杏仁 7.5 克）。

制用法： 加水炖服。

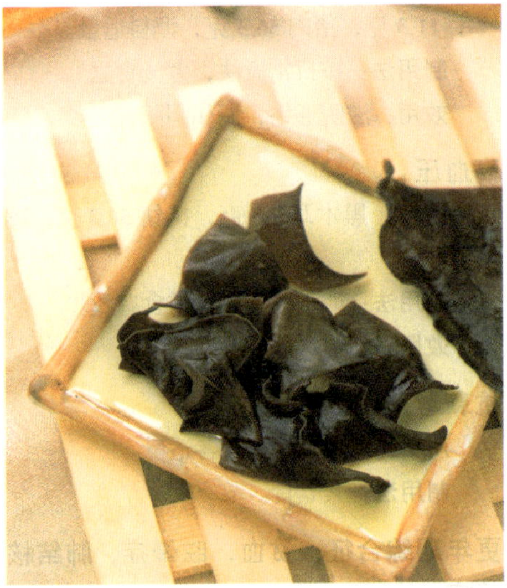

类风湿性关节炎

用料：黑木耳30.0克，细辛3.8克，生姜3片，冰糖18.8克。

制用法：水煎，分2次服。

贫血

用料：黑木耳18.8克，鸡肝112.5克（或加红枣5枚）。

制用法：煮熟食，每日1次。

咳血

用料：黑木耳15.0克，大白菜叶150.0克，生姜1片，冰糖18.8克。

制用法：水煎服，每日2～3次。

眩晕

用料：黑木耳5.6克，土黄芪（棉花根）30.0克（或加向日葵根18.8克）。

制用法：水煎服，1日2次。

产后气喘

用料：黑木耳15.0克，红枣10枚，生姜7.5克。

制用法：水煎，饮汤吃木耳及红枣。

产后腹胀

用料：黑木耳10.0克，陈皮20.0克，红枣3枚。

制用法：共研细末，每次服用3.0克，1日3次。

产后浮肿

用料：黑木耳15.0克，白茅根30.0克，红枣6枚。

制用法：水煎，分2次服。

脾肾两虚引起月经不调

用料：黑木耳15.0克，红枣10枚，红糖30.0克。

制用法：先将黑木耳及红枣洗净，加清水适量，以文火共炖30分钟，再加入红糖炖溶化服食。

小儿气阴两虚，多汗，自汗

用料：黑木耳6.0克，玉米蕊100.0克，乌梅10.0克，红枣20.0克。

制用法：水煎内服，日服3次，连服3～5天。

手脚麻木

用料：黑木耳18.0克，蜂蜜18.0克，红糖10.0克。

制用法：将黑木耳洗净，放在碗内，再将蜂蜜、红糖拌于黑木耳内，置锅内蒸熟食之，连服数日。

扁桃体炎

用料：黑木耳11.3克。

制用法：焙干，研成细末，用小细管吹入喉内，数次即愈。

效用：凉血止血，润燥生肌。

食用保健常识

1. 黑木耳有促进免疫功能，抗血栓形成，降血糖，降血脂，抗动脉粥样硬化及抗癌、抗突变等作用。

2. 黑木耳与银耳所含成分大致相近。黑木耳有滋养益胃，和血营养，润肺养阴，止血等作用。适用于血痢、崩中漏下、痔疮出血、高血压、便秘、眼流冷泪等。

芹菜

清热利湿 平肝健胃

科名 伞形科（Umbelliferae）

英文名 Celery

学名 Apium graveolens L.var dulce DC

别名 蕲菜，香芹，旱芹，药芹

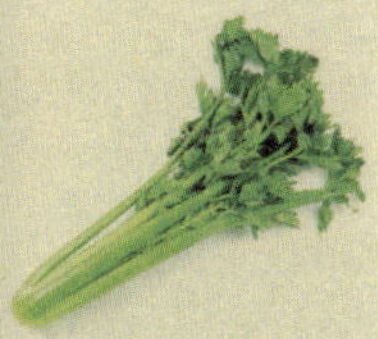

1年或2年生草本植物。茎圆柱形，上部分枝，有纵棱和节。根出叶丛生，单数羽状复叶，倒卵形至矩圆形，具长柄；小叶分裂，裂片三角状圆形，尖端偶有再分裂，粗齿缘；茎生叶为全裂的3小叶。复伞花序顶或侧生，春至夏季间开花，花小，白色。双悬果椭圆形。冬春采全草连根，鲜用。

·性味归经·

1. 旱芹菜：味甘、辛，性凉。入肺、胃、肾、肝经。2. 水芹菜：味辛、甘，性凉。入肺、肝、膀胱经。

·营养成分·

芹菜含蛋白质、脂肪、碳水化合物、膳食纤维、维生素A、维生素B_1、维生素B_2、维生素C、维生素D、烟酸、磷、钙、镁、挥发油等。

·热　量·

每百克17千卡。

养生功效

食用部： 嫩根茎。

药用部： 根茎，叶。

功能效用： 芹菜：清热利湿，平肝健胃，消炎，降血，调经，利尿，镇静，止咳，活血化瘀，固肾止血，解毒。芹菜叶：药用比芹菜梗佳。水芹菜：清热解毒，利尿，止血。

保健应用： 芹菜：治咳嗽痰喘，呕血，高血压，头风，眩晕，中风，尿血，急性肾小球肾炎，泌尿系统结石，糖尿病，阑尾炎，面神经麻痹，荨麻疹，扭伤，盗汗，湿疹，月经不调，月经先期，百日咳，鼻出血，鹅口疮，脱发，齿龈出血，婴儿脐炎，痱子，小儿胃肠炎吐泻，梅核气，耳鸣，白喉，迎风流泪，酒糟鼻，溃疡性角膜炎，眼外伤肿痛。芹菜根：治反胃呕吐，肺结核咳嗽，气管炎，神经衰弱，高血压，高脂血症，失眠，丝虫病，产后出血，肺原性心脏病，乳糜尿。芹菜叶：治麻疹。芹菜：治腰酸腿痛。水芹菜：治一般性菌痢，小便淋痛，流行性腮腺炎，小儿发热。

禁忌： 1. 脾胃虚寒、肠滑不固者，慎食或勿用。水芹菜含有细毛者有毒，不宜食用。2. 发高烧、口干口渴者，禁用。

芹菜的养生厨房

肺结核咳嗽

用料： 芹菜根30.0克，蜂蜜水少许。

制用法： 先将芹菜根洗净，切碎，用蜜水炒食，每日2～3次。

气管炎

用料： 芹菜根1把，橘皮11.3克，麦芽糖（饴糖）30.0克。

制用法： 芹菜根切段用，先将饴糖放在锅中化开，再将芹菜根、橘皮放入锅内炒至微焦，加水煎汤，温服，1日2剂。

高血压

用料： 芹菜根（干品）56.3克，苦瓜93.8克。

制用法： 先将芹菜根切段，苦瓜切片，水煎，分2次服。

又方： 鲜芹菜3根，鲜山楂30.0克，苹果30.0克，冰糖11.3克。

制用法： 将苹果、山楂、芹菜切碎，加水蒸30分钟，加冰糖，渣汤同食。

头风痛

用料：芹菜适量，鸡蛋1～2个。

制用法：将芹菜洗净，捣烂，打入鸡蛋煎熟食之，1日2次。

耳鸣

用料：芹菜93.8克，槐花18.8克，车前子18.8克（包煎）。

制用法：加水共煎服，1日2次。

头发脱落

用料：芹菜30.0克，桑葚子30.0克，乌豆30.0克，红枣10枚。

制用法：芹菜洗净，切段，加水共煎汤服，连服15～20天。

流鼻血

用料：芹菜30.0克，香菜15.0克，鸡蛋2个。

制用法：先将芹菜、香菜洗净，切段，加水煎汤，喝汤吃蛋，每日1次。

又方：芹菜30.0克，遍地锦15.0克，鸡蛋2个。

制用法：水煎，喝汤吃鸡蛋，每日1次。

牙龈出血

用料：芹菜93.8克，乌豆30.0克，冰糖30.0克。

制用法：共煎汤服，1日2次。

面神经麻痹

用料：鲜芹菜56.3克，大蒜1个。

制用法：共捣烂，外敷患处。左斜涂右，右斜涂左，每日1次。

溃疡性角膜炎

用料：芹菜30.0克，野苋菜18.8克，赤小豆30.0克。

制用法：水煎服，1日2次。

荨麻疹

用料：芹菜30.0克，白茅根48.8克，冬瓜二层肉187.5克。

制用法：水煎服，1日2次。

急性胃肠炎

用料：野芹菜50.0克，鲜猪母乳草50.0克，白萝卜干20.0克，生姜3片。

制用法：水煎服，每日1～2次。

呕血

用料：芹菜100.0克，黄连6.0克。

制用法：水煎服，1日2次。

眩晕

用料：芹菜100.0克，龙胆草12.0克。

制用法：水煎服，早晚各1次。

咳嗽，气管炎

用料：芹菜根93.8克，橘皮11.3克，饴糖30.0克。

制用法：水煎代茶饮。

脾胃虚弱

用料：芹菜根56.3克，红枣30.0克。

制用法：水煎服。

经前腹痛

用料：干芹菜30.0克，大戟15.0克。

制用法：用水2碗煎成1碗，温服。月经来前4～5天服，服5次可愈。

治则：祛风利湿，消肿散结。

食用保健常识

1. 常吃芹菜对高血压、血管硬化、神经衰弱、小儿软骨病等有辅助治疗作用。芹菜叶更佳。

2. 芹菜有清热、平肝明目的功效。

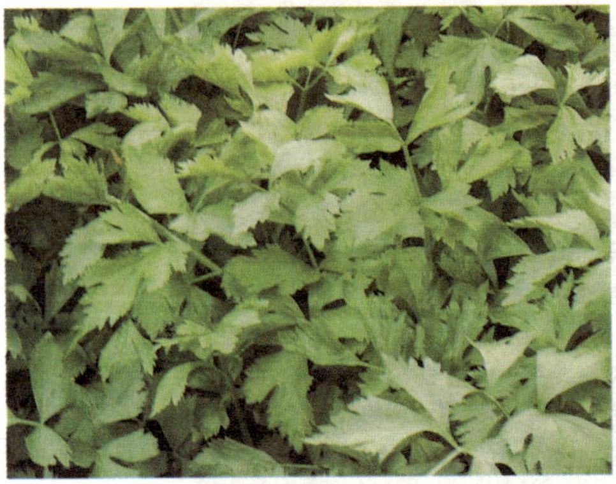

油菜

解毒消肿 破结通肠

- **科名** 十字花科（Cruciferae）
- **英文名** Edible rape；Field Mustard
- **学名** Brassica campestris L
- **别名** 薹芥，芸薹，油菜薹，寒菜，油菜子（种子），油菜心

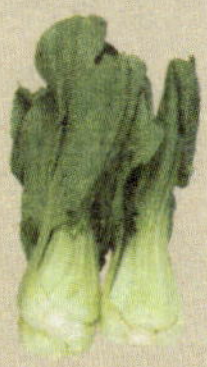

1年或2年生草本植物。叶柄光滑无沟状，结实直立。春季开黄花，结成长串果实，每荚有种7～10粒，果穗可生种子百粒，灰褐色。果期春夏间。

·性味归经·

1. 油菜：味辛、甘，性平。入肝、脾、肺经。2. 油菜子：味辛、甘，性平。入肝、大肠经。3. 油菜子油：味辛、甘，性平。

·营养成分·

油菜含蛋白质、脂肪、膳食纤维、碳水化合物、胡萝卜素、维生素A、维生素C、维生素D、钾、钙、钠、磷、镁、铁、锰、铜、锌等。药用成分油菜含多糖、槲皮甙等。

·热　量·

每百克14千卡。

养生功效

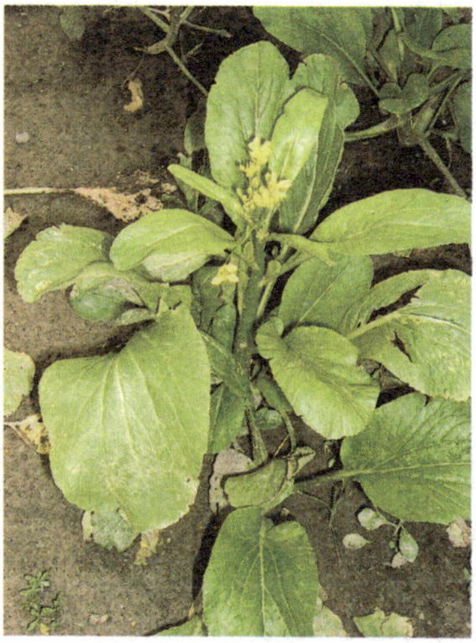

食用部： 嫩茎。

药用部： 油菜，油菜子，油菜子油。

用量用法： 油菜：37.5 ～ 300.0克，煮食；捣汁服20 ～ 100毫升。外用：煎水洗或捣敷。油菜子：3.8 ～ 11.3克，水煎服。外用：研末调敷。油菜子油：内服10 ～ 15毫升。外用：涂擦。

功能效用： 油菜：活血散瘀，破结通肠，通便，解毒，消肿，清血降压，强健，凉血止血。油菜子：活血化瘀，消肿散结，润肠通便。油菜子油：解毒消肿，润肠。

保健应用： 油菜：治便血，心肌炎，产后血瘀腹痛，白细胞减少症，痈疽，无名肿毒，丹毒，便秘，痢疾便血，高血压，高血脂。油菜叶：治痢疾，冠心病，无名肿毒，疮疖。油菜根：治风热肿毒。油菜子：治疟疾，慢性子宫颈炎，小儿丹毒，遗精，不孕症，痈肿丹毒，产后恶露不尽，瘀血腹痛，痛经，肠风下血，血痢，便秘，粘连性肠梗阻，风湿关节肿痛。油菜子油：治虫入耳内，风疮，痈肿，便秘，烫火灼伤。

禁忌： 1. 麻疹后，疮疥、目疾患者，不宜食用油菜。2. 血虚者，禁用油菜子。3. 便溏者，慎服油菜子油。

油菜的养生厨房

白细胞减少症

用料： 野油菜11.3克，桑叶9.4克，鲜荷叶15.0克。

制用法： 加水适量煎服，早晚各服1次。

心肌炎

用料： 油菜30.0克，胡萝卜30.0克，野菊花18.8克。

制用法： 水煎服，1日2次。

小虫入耳不出

用料： 油菜子油适量。

制用法： 将油菜子油1～2滴滴入耳即可。

无名肿毒，丹毒

用料： 鲜油菜叶适量。

制用法： 将油菜叶洗净，捣烂，绞汁1杯，温饮，早晚各1次，并以油菜叶洗净，捣烂、涂敷患处。

效用： 散血，消肿。

冠心病

用料： 油菜嫩叶15.0克，艾叶11.3克，荷叶18.8克（或加麦门冬18.8克）。

制用法： 水煎，分2次服。

病毒性心肌炎

用料： 油菜30.0克，生姜22.5克，制半夏15.0克，茯苓11.3克。

制用法： 水煎服。

疟疾

用料： 油菜子15.0克，艾叶15.0克（或加黄荆根、叶18.8克）。

制用法： 加入适量水煎，病发作前2小时服下。

痢疾便血

用料： 油菜112.5克，蜂蜜适量。

制用法： 将油菜洗净，切碎，捣烂，绞取汁液兑入适量蜂蜜，每服3汤匙。

避孕

用料： 油菜子15.0克，当归11.3克，川芎3.8克，芍药11.3克，生地11.3克。

制用法： 月经净后，水煎服，连服3天，可避孕30天。

清热解毒，生津止渴

用料： 油菜适量，豆腐适量。

制用法： 2味合用，一起食用。

促进人体对钙的吸收，提高机体抗病能力

用料： 油菜225.0克，虾仁56.3克，葱、姜、酱油、食盐、料酒各适量。

制用法： 将油菜洗净切段，并与虾仁共炒食。

大便下血，血痔，金疮

用料： 油菜子适量，炙甘草适量。

制用法： 共研末，每次9.0克，水煎服。

血痢

用料： 油菜225.0克。

制用法： 洗净，切段，加水煎煮，服用。

食用保健常识

1. 油菜品种有会开花及不开花两种，均可食用。油菜含大量的植物纤维素，有促进肠道的蠕动、缩短粪便在肠腔内停留的时间等作用。油菜还有治疗便秘及预防肠道肿瘤的功效。

2. 油菜是低脂肪蔬菜，其含有的膳食纤维能与胆酸盐和食物中的胆固醇及甘油三酯结合，从粪便排出，可减少脂类的吸收，起到降血脂的作用。

3. 油菜有增强肝脏的排毒功能及解毒防癌等作用。

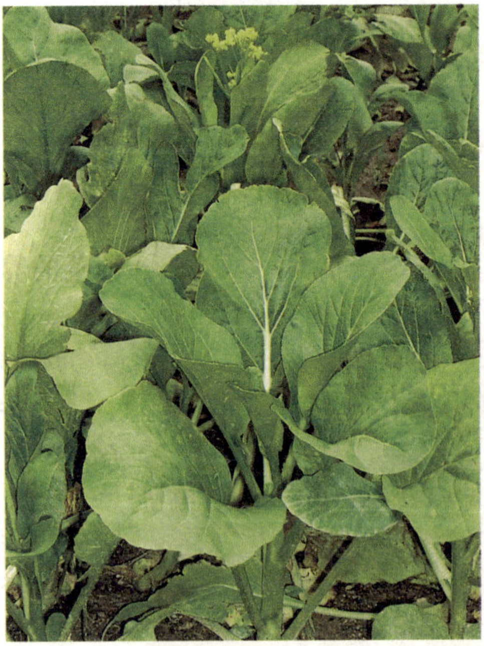

香菇

理气化痰 和中益胃

- 科名 口蘑科（Tricholomataceae）
- 英文名 Shiitake
- 学名 Lentinus edodes（Berk）sing
- 别名 香蕈，香孤（食用菌类孢子植物香菇的子实体）

全体伞形，初生时边缘向内卷，近圆形或肾形，表面黑褐色或茶褐色，具有不规则的裂纹，里面密集分叉状菌褶。菌柄弯曲，白色，盖膜绵毛状，盖开展后，仅在柄上部留存毛状痕迹。

·性味归经·

味甘，性平，无毒。入肝、胃经。

·营养成分·

香菇含蛋白质、脂肪、碳水化合物、膳食纤维、维生素C、维生素D、钙、磷、铁、钾、钠、镁、铜等，富含维生素B_{12}。

·热 量·

每百克40千卡。

养生功效

食用部：子实体。

药用部：子实体全体。

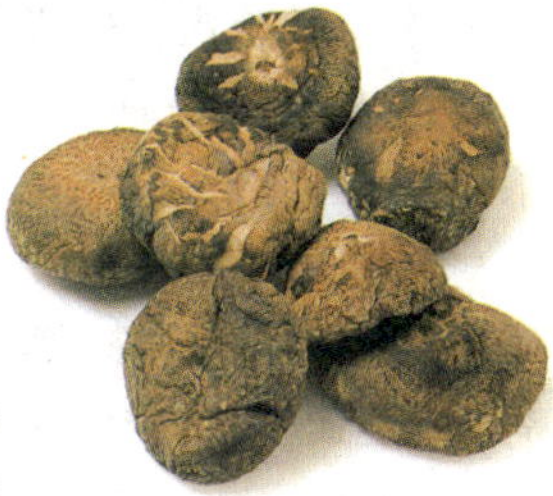

功能效用：补脾益气，和中益胃，理气化痰，扶正抗癌，托痘疹，不饥，治风，解毒，破血。香菇有降低血脂，抑制人体中血清胆固醇上升，增强机体免疫力，促进钙的吸收及防癌抗癌等作用。香菇对酶缺乏病依然有一定的功效。

保健应用：治脾胃虚弱，食欲不振，高血压，高血脂，动脉硬化，慢性肝炎，抗肿瘤，糖尿病，贫血，感冒，咳嗽，血尿，伤食，中暑，鱼中毒，冻疮，佝偻病，癌症，头痛，头晕，盗汗，荨麻疹，误食毒菌中毒，麻疹不透。

禁忌：1. 腹胀胸闷者，慎用。2. 香菇性腻滞，产后、病后及胃寒有滞者，忌服。3. 脾胃寒湿气滞者，不宜服。

香菇的养生厨房

脾胃虚弱，健脾益胃

用料：香菇15.0克，生花生米56.3克，红枣18.8克，猪蹄1个。

制用法：先将香菇、花生洗净，再将猪蹄洗净去毛、蹄甲刮净，切断，上4味共放入锅内，加清水、食盐及其他调味料，炖食。猪蹄换成鸡肉亦可。

用料：香菇18.8克，豆腐2块（也可再加猪瘦肉少许）。

制用法：将香菇用清水浸泡发开变软，切成片丝，豆腐洗净切成小块，共放入锅中，加适量的水和调料，共炖，也可加猪瘦肉少许，炖30分钟即可食用。

咳嗽

用料：香菇11.3克，砂糖或蜂蜜适量。

制用法：香菇加清水煎，砂糖调服。

又方：北沙参15.0克，杏仁11.3克，瘦猪肉56.3克。

制用法：共煎煮饮汤，1日2次。

益脾胃，补肝肾

用料：香菇30.0克，鲈鱼1条，生姜15.0克，食盐少许。

制用法：香菇用清水浸泡发开洗净，鲈鱼洗净，刮去鳞鳃，剖开去内脏，切段，生姜切片，将3味共放锅内，加清水和少许食盐，水煮食之。

补虚劳，益脾胃，气虚食少，消瘦

用料：香菇15.0克，桂鱼1条，食油、食盐、姜丝各少许。

制用法：先将香菇用清水浸泡发开后洗净，切丝，桂鱼刮鳞去鳃，剖开去内脏，洗净，放置于盘上，再将香菇丝放在桂鱼上面，加入调料，放锅中蒸熟，再加少许味精即可。

功能性子宫出血（崩漏）

用料：香菇30.0克。

制用法：焙干研细末，每服3.0克，温开水送服，1日2次。

又方：莲房，荆芥穗各等分。

制用法：炒炭存性，每服10.0克，米汤送服。

又方：大蓟30.0克，茜草20.0克，地榆炭15.0克，黄柏9.0克。

制用法：水煎，分3次服，连服5天。

动脉硬化

用料：鲜香菇93.8克，植物油、食盐各少许。

制用法：先将香菇用植物油、食盐炒过，然后再加水煮成汤食之。

脾胃虚弱，食欲不振，气虚乏力

用料：香菇15.0克，红枣15.0克，花生15.0克，鸡肉112.5克。

制用法：将香菇用清水浸泡发开，红枣洗净，鸡肉切块，花生洗净，4味共放于锅内，加水、食盐、生姜片，共炖吃。

健脾益胃，消食利尿

用料：香菇11.3克，白鱼93.8克，生姜丝、食盐、食油各少许。

制用法：将香菇用清水浸泡发开，切丝，白鱼洗净，切段，置于盘中，再把香菇丝放在白鱼上，加上调料，放锅内蒸熟食之。

慢性腰痛

用料：香菇11.3克，老南瓜皮30.0克，红糖18.8克。

制用法：水煎服，每日2次。

慢性迁延性肝炎

用料：香菇18.8克，猪瘦肉112.5克，食油、盐、味精各适量。

制用法：先将香菇洗净用热水泡，去香菇蒂，先煲香菇，再加猪瘦肉煮熟，加调料食之。

荨麻疹

用料：香菇15.0克，白酒适量。

制用法：炖服。

盗汗

用料：香菇15.0克，白酒适量，白糖适量。

制用法：炖后调白糖服之。

头痛，头晕

用料：香菇适量，白酒适量。

制用法：香菇煮酒食之。

误食毒菌中毒

用料：香菇93.8克（干品）。

制用法：水煮熟食。

食用保健常识

1. 香菇味甘，性平，有补脾胃、益气、促进免疫功能、抗肝炎、抗肿瘤、抗病毒等作用。

2. 香菇中的腺嘌呤有降低血清胆固醇、防止动脉硬化及血管病变等作用。香菇所含糖分及香菇热水提取物有抗氧化作用。

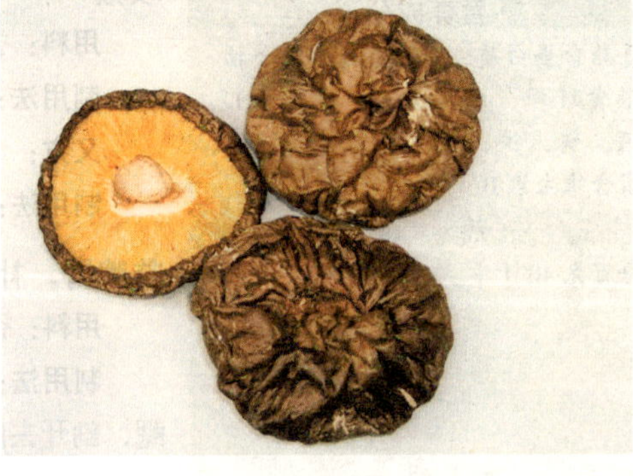

牛蒡

清热解毒 通经利尿

- **科名**：菊科（Compositae）
- **英文名**：Great Burdock；Arctium Fruit
- **学名**：Arctium lappa L
- **别名**：恶实，牛菜，蒡翁菜，牛蒡子，大力子

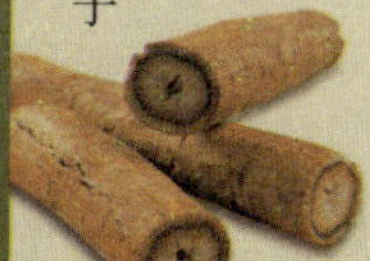

2年生（越年生）草本牛蒡的地下根。根粗壮，圆锥形，肉质。茎直立，上部多分枝，常带紫褐色。基生叶大形，丛生，有长柄；茎生叶互生，阔卵形，先端屯有刺尖，基部心形，全缘或有不规则波状小齿，表面有疏毛，背面密布灰白色短毛。头状花序簇生于茎顶或排成伞房状，红紫色，全为管状花，两性。果瘦长椭圆形，灰褐色。

·性味归经·

1. 牛蒡根：味甘，性平（苦、凉）。入肺、心经。2. 牛蒡：味辛、苦，性寒。入肺、胃经。3. 牛蒡叶：味甘，性凉。

·营养成分·

牛蒡叶含蛋白质、脂肪（热量38千卡）、碳水化合物、粗纤维、钙、磷、铁、胡萝卜素、维生素C，其含抗菌成分对金黄色葡萄球菌有抑制作用，开花期其含量较高。牛蒡根含黏液质、鞣质、糖分，苦味质。

养生功效

食用部：根，嫩叶。

药用部：牛蒡，根，叶。

用量用法：牛蒡：3.8 ～ 11.3 克，水煎服。外用：煎水含漱。牛蒡根：7.5 ～ 18.8 克，水煎服，或捣汁，或研末，或浸酒；鲜根者倍用，水煎服。外用：捣敷或煎水洗。

功能效用：牛蒡根：强壮，利尿，促进新陈代谢、血液循环，通经，利大便。外用：消炎镇痛。牛蒡：疏风透疹，利咽消肿，利尿，散风除热。牛蒡叶：清热解毒，消肿止痛。

保健应用：牛蒡叶：治神经血管性头痛，急性乳腺炎。牛蒡根：治脚气，脑溢血，胃痉挛痛，胃癌，子宫颈癌，急性中耳炎，老年血管硬化，小儿透疹不畅；预防中风。牛蒡子：治风热感冒，咳嗽，腮腺炎，咽喉肿毒，麻疹透发不畅，荨麻疹；预防猩红热。

禁忌：1. 脾胃虚寒者，不宜用嫩叶。2. 气虚便溏、痈肿已溃者，不宜服牛蒡。

牛蒡的养生厨房

急性咽喉炎

用料：鲜牛蒡根 112.5 克（或加桔梗 11.3 克）。

制用法：洗净，水煎，分 3 次服。

又方：岗梅根 30.0 克，忍冬藤 18.8 克，土牛膝 15.0 克，大青叶 18.8 克。

制用法：水煎，分 2 次服。

急性乳腺炎

用料：鲜牛蒡叶 56.3 克（干品用 30.0 克）（或加野菊花 15.0 克）。

制用法：水煎代茶，时时饮之，连服 5 天。

风热感冒

用料：牛蒡 11.3 克，金钱薄荷 15.0 克，桑叶 15.0 克。

制用法：水煎，分 2 次服用，早晚各 1 次。

偏头痛伴眼睛疼痛

用料：牛蒡 11.3 克，苍耳子 11.3 克，菊花 11.3 克。

制用法：水煎，分 2 次服，早晚各 1 次。

痔疮

用料：牛蒡 75.0 克，山防风根 37.5 克，猪大肠适量。

制用法：加水适量，共炖服。

脚腿无力

用料：牛蒡根75.0克，猪瘦肉或鸡肉112.5克（或加千斤拔18.8克，五加皮18.8克）。

制用法：共炖服。

老年血管硬化，预防中风

用料：牛蒡根适量，白米适量。

制用法：共煮粥食之。

风热感冒，咽喉肿痛

用料：牛蒡11.3克，忍冬花15.0克，板蓝根15.0克，甘草5.6克，薄荷5.6克。

制用法：水煎2次，早晚各服1次。

急性中耳炎

用料：鲜牛蒡根适量。

制用法：洗净，捣汁，滴耳，每日数次。

痈疽疮疖

用料：鲜牛蒡根或叶适量。

制用法：捣汁，涂患处，每日数次。

胃痉挛痛

用料：鲜牛蒡根适量。

制用法：洗净，绞汁半杯，温热服用，每日3次。

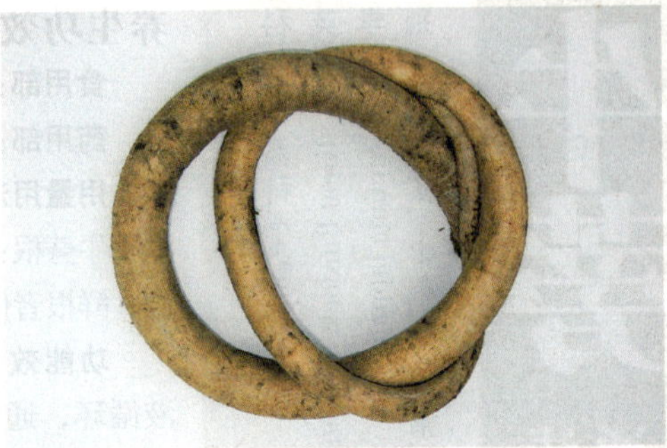

甲状腺肿

食疗：鲜牛蒡根150.0克。

制用法：加水500毫升，煎至一半，分2次服。

说明：亦用于胃癌，子宫颈癌。

食用保健常识

1. 牛蒡根和叶有强壮，利尿，促进新代谢、血液循环，通经，利大便等作用。外用有消炎，镇痛效果。

2. 牛蒡含有脂肪油、牛蒡甙，有通便消炎解毒作用。煎剂对金黄色葡萄球菌、皮肤真菌均有抑制作用。

3. 牛蒡富含油质，其性滑利，气虚便溏及痈疽已溃者不可以用。

4. 夏天用牛蒡叶来洗浴有益保健。

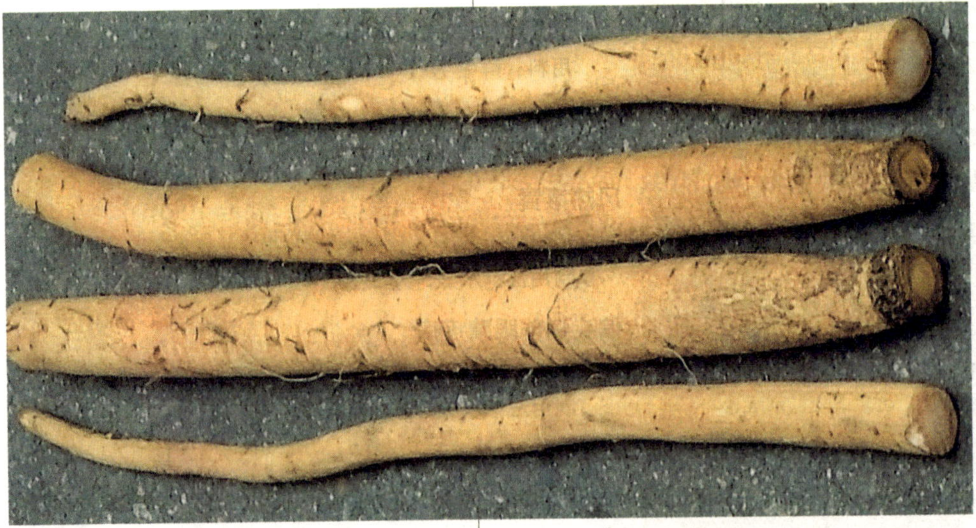

丝瓜

清热解毒 凉血通络

● 科名　葫芦科（Cucurbitaceae）

● 英文名　Vegetable Sponge；Sponge gourd

● 学名　Luffa cylindrica

● 别名　菜瓜，布瓜，天罗瓜，米管瓜

1年生蔓性藤本。茎粗糙柔弱，圆形，有角棱，幼时全株密披柔毛，卷须通常3～4歧。叶互生，具长柄，叶片三角状心形，掌状3～7裂。花单性，雌雄同株，夏秋间开黄色花或黄白色花，5深裂。瓠果下垂，长圆柱形，老时果肉内生坚韧的网状纤维，即丝瓜络。

·性味归经·

1. 丝瓜：味甘，性凉。入肺、肝，胃、大肠经。2. 丝瓜子：味苦，性寒。3. 丝瓜络：味甘，性凉。入肺、肝、胃经。4. 丝瓜藤：味苦，微寒。入心、脾、肾经。5. 丝瓜叶：味苦，性微寒。6. 丝瓜花：味甘、微苦，性寒。7. 丝瓜皮：味甘，性凉。8. 丝瓜根：味甘、微苦，性寒。9. 丝瓜蒂：味苦，性微寒。

·营养成分·

丝瓜含蛋白质、碳水化合物、胡萝卜素、膳食纤维、维生素C、维生素E、钾、钙、镁、磷、铁，药用成分含木聚糖、瓜氨酸等。

养生功效

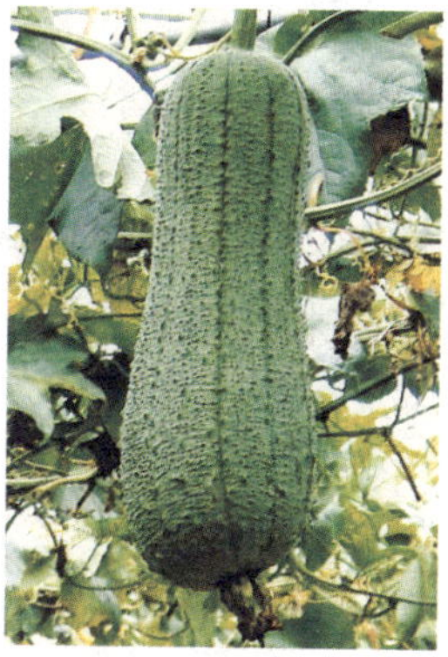

食用部：丝瓜肉。

药用部：丝瓜络，丝瓜叶，根藤，丝瓜皮，丝瓜蒂，丝瓜花，丝瓜子。

功能效用：丝瓜：清热解毒，凉血通络，化痰。丝瓜络：通经活络，解毒消肿，利尿。丝瓜叶：清热解毒，止血，祛暑，止咳化痰。丝瓜根：活血通络，清热解毒。丝瓜子：清热，利水，通便，驱虫。丝瓜皮：清热解毒。丝瓜花：清热解毒，化痰止咳。丝瓜藤：舒筋活血，止咳化痰。丝瓜蒂：清热解毒，化痰定惊。

保健应用：丝瓜：治热病，身热烦渴，痘疮，咳嗽痰喘，咽喉肿痛，肠风，痔疮出血，血淋，崩漏，热痹，乳汁不通，青光眼，白带，疮毒脓疱，手脚冻疮，水肿，无名肿痛，热痰烦渴。丝瓜络：治胸胁疼痛，热痹，筋脉拘挛，乳汁不通，肺热咳嗽，水肿，腹水，痈肿疮毒，乳痈，湿疹，风湿痛，关节不利，跌打损伤，小便不利。丝瓜叶：治痈疽，疔肿，疮癣，暑热烦渴，百日咳，带状疱疹，天疱疮，咽喉肿痛，吐血，衄血，创伤出血，烫火伤，蛇咬伤。丝瓜根：治偏头痛，腰痛，痹症，淋症，乳痈，乳少，鼻炎，鼻窦炎，肠风下血，痔漏，喉风肿痛。丝瓜子：治水肿，石淋，肠风下血，痔漏，便秘，肺热咳嗽，蛔虫病。丝瓜皮：治痈肿疔疮，坐板疮，金疮，退火毒，消肿。丝瓜花：治肺热咳嗽，咽痛，鼻窦炎，痔疮，疔疮肿毒；消烦渴，泻命门相火。丝瓜藤：治腰膝酸痛，肢体麻木，咳嗽痰多，鼻渊，牙宣，龋齿，月经不调；解暑热。丝瓜蒂：治咽喉肿痛，癫狂，痉症，痘疮不起。丝瓜汁：治百日咳。

禁忌：1. 肠虚泄泻者，勿食。2. 阳痿者，不宜多食丝瓜。3. 脾虚者及孕妇，慎服丝瓜子；脾胃虚弱者，慎服丝瓜蒂。4. 阳素大虚者，不宜多食丝瓜皮，以免引起滑精。

丝瓜的养生厨房

流行性腮腺炎

用料：鲜丝瓜叶 37.5 克，鲜鸭跖草 37.5 克。

制用法：将 2 味药洗净，捣烂，外敷患处，每日 2 次。

呕血

用料：丝瓜叶 18.8 克，茅草根 37.5 克，冰糖 18.8 克。

制用法：将丝瓜叶和茅草根洗净，加适量的水共煎汤，早晚各服 1 次。

无名肿毒，痈疖

用料：鲜丝瓜叶或嫩丝瓜适量。

制用法：捣烂，外敷患处，每日 2 次。

急性喉炎

用料：丝瓜叶 18.8 克，紫茄叶或白茄叶 7.5 克，杏仁 15.0 克。

制用法：加适量水共煎汤汁，早晚各服 1 次。

肾虚腰痛

用料：丝瓜藤连根适量，黄酒适量。

制用法：将丝瓜藤根焙干研细末，每服 3.0 ~ 5.0 克，黄酒送下，每日 2 次。

咽喉肿痛

用料：丝瓜 150.0 克，蜂蜜适量。

制用法：将丝瓜切段，捣烂，绞汁，每服半茶杯，加蜂蜜，沸水冲服。

青光眼

用料：丝瓜 1 条，白鸡冠花 30.0 克，玄参 15.0 克。

制用法：加适量的水煎汤，早晚各服 1 次。

痔疮出血

用料：丝瓜 487.5 克，食油少许。

制用法：将丝瓜洗净，切厚片，用食油煎后，加适量的水煮熟，做菜汤食用。

小儿百日咳

用料：鲜丝瓜汁 30 毫升，白糖 11.3 克。

制用法：将丝瓜汁加白糖调匀服下，早晚各服 1 次。

牙周炎

用料：丝瓜根 37.5 克，甘草 7.5 克，野菊花 30.0 克。

制用法：共煎汤，早晚各服 1 次。

又方：老丝瓜 1 条，茶叶 3.8 克。

制用法：水煎服。

多汗症

用料：丝瓜花 7.5 克，竹叶 9.4 克，杏仁 11.3 克。

制用法：共煎汤，早晚各服 1 次。

偏头痛

用料：丝瓜根（鲜品）75.0 ~ 150.0 克，鸭蛋 2 个。

制用法：将丝瓜根洗净，加水共煮服。

赤痢

用料：丝瓜花 10 朵。

制用法：洗净，炖汤服。

喉咙痛

用料：丝瓜蒂适量，白鸡屎藤适量，冰片少许。

制用法：前 2 味煅烧，共研合吹喉。

说明：孕妇忌用。

热毒疮红肿，痔疮

用料：丝瓜花 15.0 克，紫花地丁 15.0 克。

制用法：各用鲜品，捣烂涂敷。

肺热咳嗽，喘急气促

用料：丝瓜花适量，蜂蜜适量。

制用法：共煎服。

腮腺炎

用料：老丝瓜皮 37.5 克，瓠瓜皮 37.5 克。

制用法：共晒干研末，用油底调敷患处。

坐板疮痒

用料：丝瓜皮、烧酒适量。

制用法：丝瓜皮阴干为末，调酒擦患处。

食用保健常识

丝瓜为利尿剂，并有化痰止咳、凉血解毒作用。

芋头

健胃整肠 散结消肿

- 科名：天南星科（Araceae）
- 英文名：Taro
- 学名：*Colocasia esculenta*（L.）Schott
- 别名：芋，芋艿，芋根，芋仔

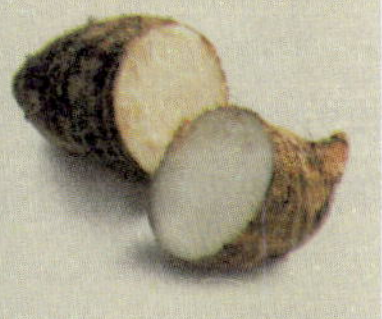

多年生块茎植物。地下茎卵形或椭圆形，叶基生，4～5片簇生，叶大，卵状广椭圆形，叶缘带波状，表面有防火性。冬至春间，花茎1～4枚，由叶鞘基部抽出，佛焰苞淡黄色，肉穗花序长椭圆形，上半部多数黄色雄花，中生中性花，下半部生绿色雌花。

·性味归经·

1. 芋头：味甘、辛，性平。有小毒。入肠、胃经。2. 芋叶：味辛，性凉。

·营养成分·

芋头含蛋白质、脂肪、胡萝卜素、碳水化合物、膳食纤维、维生素C、B族维生素、维生素E、钾、磷、钙、钠、镁、硒、铁、皂甙。

·热　量·

芋头每百克128千卡，山芋每百克124千卡。

养生功效

食用部：芋头，芋梗。

药用部：芋梗，茎叶，芋头。

芋梗（又名芋环干，客家音称芋荷干）：37.5～112.5克，水煎服。外用适量。芋头茎叶：外用适量。

功能效用：芋头：益脾养胃，消瘰散结。芋叶：敛汗，止泻，消肿毒。生芋：内服，治淋巴结肿大。外用，有消炎消肿、镇痛作用。

保健应用：芋头：治慢性淋巴结炎，淋巴结炎，慢性肾炎，痢疾，慢性泻泄，便秘，胃痛，坐骨神经痛，关节痛，无名肿毒，烫火伤，小儿热疮，牛皮癣。芋梗：治下痢，蛇伤，蜂螫，虫伤，肿毒。芋叶：治泄泻，自汗，盗汗，痈疽，肿毒。

禁忌：芋头生品有毒，味辛麻口，不宜食用。

芋头的养生厨房

久痢便血

用料：芋头112.5克，槐花30.0克，地榆30.0克。

制用法：水煎汤，分2次服。

脾胃虚寒

用料：芋头56.3克，猪瘦肉56.3克。

制用法：共煮食，早晚各服1次。

痢疾

用料：芋头56.3克，白糖适量，红糖适量。

制用法：芋头洗净，加水煎汤，白痢加白糖，赤痢加红糖调服。

黄水疮（滴脓疮）

用料：芋头茎叶56.3克，麻油适量。

制用法：芋头茎叶烧存性，研细末，调麻油撒布或涂患处。

疮疖

用料：鲜芋全株。

制用法：捣烂，外敷患处。

食用保健常识

芋头含氟量高，对有些地区饮用水中含氟量较低者，可弥补氟的不足。适量地多吃芋头，亦有预防龋齿作用。但也不能过多地食用，否则会滞气困脾。

甘蓝

养胃健脾 益肾通络

- 科名　十字花科（Cruciferae）
- 英文名　Cabboge
- 学名　*Brassica oleracea* L. var *capitata* L
- 别名　高丽菜，结球甘蓝，包心菜

1年或2年生草本植物甘蓝的叶球状茎叶。基生叶，叶厚大，包卷结成球状，倒卵形，内叶白绿色，包于外部叶淡绿色。总状花序，由茎部抽出，小花淡黄色，花柱长约30厘米。长角果呈圆锥形。花期夏季，果实秋、冬季。

·性味归经·

味甘，性平。入脾、胃经。

·营养成分·

甘蓝含蛋白质、脂肪、胡萝卜素、维生素 B_1、维生素 B_2、维生素C、维生素U、膳食纤维、碳水化合物、钾、钙、钠、磷、镁、硒、铁，还含有抗溃疡和甲状腺类的成分。

·热　量·

每百克23千卡。

养生功效

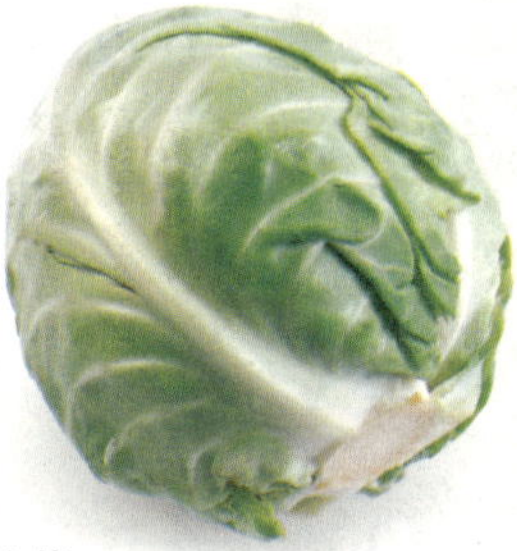

食用部： 叶球状茎叶。

药用部： 叶，汁，种子。

用量用法： 内服，绞汁饮200～300毫升；或适量拌食，煮食。

功能效用： 甘蓝叶：清热利湿，养胃益脾，缓急止痛，利五脏，益肾通络，促伤口愈合。甘蓝鲜汁：对胃溃疡、十二指肠溃疡有止痛及促进愈合的作用。

保健应用： 甘蓝叶：治黄疸，胃脘胀痛，关节不利，胃溃疡，十二指肠溃疡，失眠，胃虚，消化性溃疡疼痛，食欲不振；健胃整肠通便，消除疲劳。种子：治嗜睡。

禁忌： 本品有轻微导泻作用，胃寒者，不宜。

甘蓝的养生厨房

健胃整肠通便

用料： 甘蓝250.0克，苹果1/3个，菠萝50.0克，柠檬汁1小匙，蜂蜜2小匙。

制用法： 先将甘蓝剥片、洗净、切细，苹果削去外皮、洗净、切成细块，共放进果汁机内，加适量的冷开水榨成汁，过滤，倒入杯中，再将菠萝榨出汁倒入果菜汁内，加入蜂蜜、柠檬汁，搅拌均匀饮用。

脾胃不和，脘腹拘急疼痛

用料： 甘蓝500.0克，蜂蜜或饴糖适量。

制用法： 甘蓝洗净，切细，绞汁，加甜料调服，1日2次。

腹胀气痛

用料： 甘蓝适量，食盐少许。

制用法： 洗净，水3碗共煮成2碗，分2次服。

营养失调，食欲不振

用料： 甘蓝75.0克，西红柿1个，柠檬1/4个，食盐少许。

制用法： 先将甘蓝、西红柿1洗净，柠檬去皮，共放入果汁机中加冷开水适量绞汁，再加食盐少许，即可饮用。

消除疲劳

用料： 甘蓝150.0克，苹果1/2个，葡萄225.0克，牛奶100毫升，柠檬汁2小匙，蜂蜜1小匙。

制用法： 先将甘蓝剥开、洗净、切细，苹果洗净、削皮、切成小块，葡萄除去子，加冷开水少许，绞汁过滤成葡萄汁，然后再将甘蓝和苹果加适量的冷开水绞汁过滤，倒入葡萄汁内，加蜂蜜搅拌搅均，最后拌入柠檬汁，即可饮用。

嗜睡症

用料： 甘蓝及种子适量。

制用法： 共煮食，早晚各 1 次。

胃溃疡，十二指肠溃疡

用料： 鲜甘蓝适量。

制用法： 洗净，捣烂绞汁 250 毫升（约 1 杯），稍微加温，睡前服用，早晚各 1 次，连服 7 ～ 10 天为一个疗程。

高血压，动脉硬化

用料： 鲜甘蓝 112.5 克，胡萝卜 112.5 克，苹果 112.5 克，柠檬汁 1 大匙。

制用法： 将甘蓝、胡萝卜洗净、切块，苹果削皮去核，切成块，共放进果汁机中榨取原汁，再加入柠檬汁 1 大匙拌匀，1 次饮完。

高血压

用料： 甘蓝 112.5 克，芹菜（全草）112.5 克，苹果 112.5 克，柠檬汁少许。

制用法： 先将甘蓝、芹菜洗净、切段，苹果不去皮切块，共放进果汁机内，榨取原汁，加入柠檬拌匀服用。

整肠健胃，养颜美容，肥胖症

用料： 鲜甘蓝 112.5 克，菠萝 1/2 个，蜂蜜适量，柠檬汁少许。

制用法： 将甘蓝洗净、切片，菠萝去皮核切块，共放入果汁机内，加适量的水榨汁，再加入蜂蜜、柠檬汁拌匀饮之。

食用保健常识

1. 甘蓝可生食、煎炒或煮食，有助消化。长期食用，最好佐食碘类，以防甲状腺肿大。

2. 甘蓝可减缓神经痛，防治酒精中毒，对肝脏有解毒作用。

3. 甘蓝叶、汁对胃溃疡有奇效，常食甘蓝有健脾益肾、缓急止痛、充髓利关节及防癌作用。

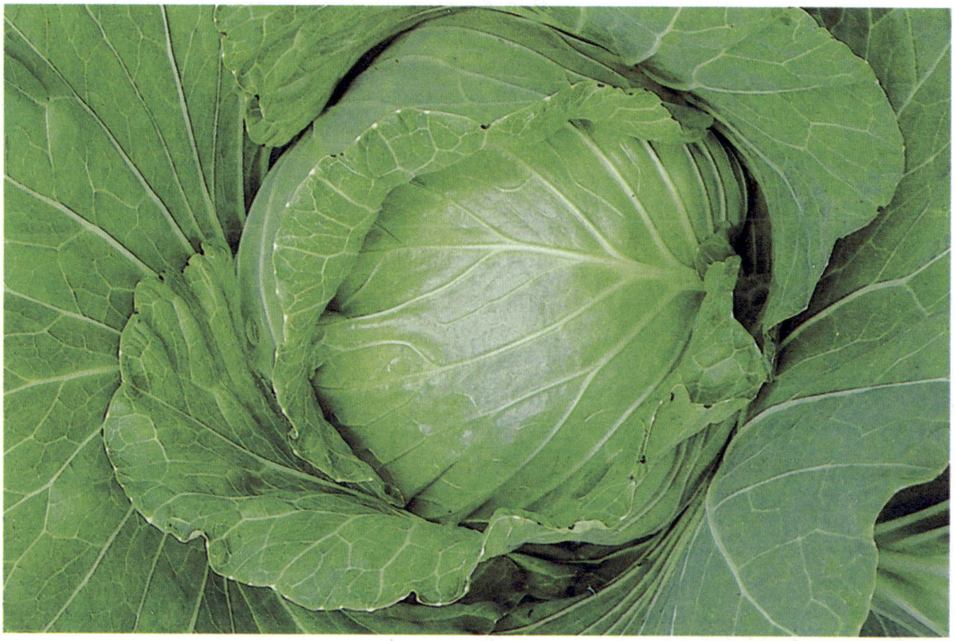

竹芋

强健脾胃 利尿解毒

● 科名 竹芋科（Marantaceae）

● 英文名 Aroow-root Plant

● 学名 Maranta arundinacea L

● 别名 粉薯，金笋，葛郁金（客家称便利薯，太白粉）

多年生草本植物，地下块状根茎肉质，白色，棒状，上端纺锤形，5～16厘米，披三角状鳞片，剥掉后呈节状。叶片卵状披针形，基部钝形，先端尖或渐尖形，全缘。具长柄，基部鞘状抱茎，顶端叶枕圆柱形，长5～10厘米。总状花序顶生，萼片3枚，卵状披针形。花少，花冠白色。坚果褐色，种子1枚。花期春夏间，果期夏秋间。

·性味归经·

味甘淡，性凉。入脾、胃、肺经。

·营养成分·

竹芋含淀粉、糖类、碳水化合物。

养生功效

食用部：块茎，竹芋粉。

药用部：根，竹芋粉。

用量用法：鲜品75.0～112.5克，水煎服或煮食。

功能效用：清热解暑，宣肺，利尿解毒，消炎，安五脏，强脾胃，健胃整肠，散结消肿。

保健应用：治中暑，感冒发烧，肺热咳嗽，咽喉痛，尿赤痛，声哑，膀胱炎，胃肠炎，皮肤肿焮而色赤，胃酸过多，打嗝，无名肿毒，淋巴腺肿，胃溃疡，十二指肠溃疡，消化不良，便溏，青春痘，皮肤炎。

禁忌：粗壮的竹芋纤维含量比较多，不能一次吃太多。

竹芋的养生厨房

无名肿毒

用料：鲜竹芋1～2个。

制用法：洗净，捣烂，外敷患处。

胃炎

用料：生竹芋适量。

制用法：洗净，切片，炒熟食之或炖猪肚服。

红斑狼疮，白血病

用料：生竹芋75.0～112.5克。

制用法：洗净，煮熟食之。或用青蒿37.5克，泡开水当茶服。

中暑发热

用料：竹芋粉37.5～75.0克，红糖适量。

制用法：加冷开水1碗，调红糖服用。

防中暑

用料：竹芋粉18.8～37.5克，乌糖适量。

制用法：开水调服或水煮食之。

止痢，胃肠痛

用料：竹芋粉37.5克。

制用法：加开水500毫升，待凉再服。不可热服，以免引起下痢。

子宫肌瘤，水瘤

用料：竹芋粉37.5～75.0克，绿豆150.0克。

制用法：用竹芋粉冲开水代茶，不加甜料。兼服绿豆汤

（将绿豆加水 4 碗浸 4 小时，煮熟），1 ∶ 1 服用。

清血

用料： 竹芋粉 18.8 克。

制用法： 水煮服。

消肿

用料： 竹芋 75.0 ~ 112.5 克。

制用法： 煮食。

又方： 冬瓜皮 22.5 克，玉米须 15.0 克，白茅根 30.0 克。

制用法： 水煎服。

尿赤涩，肥胖症

用料： 竹芋 150.0 克。

制用法： 洗净，水煎代茶饮。

又方： 南瓜根 30.0 克，白茅根 30.0 克，车前草 18.8 克。

制用法： 水煎服。

咽喉肿痛，声音嘶哑

用料： 竹芋粉 18.8 ~ 37.5 克，红糖适量。

制用法： 共煮成糊状食之。

淋巴腺肿大

用料： 竹芋地下根 75.0 克。

制用法： 煮熟吃，1 日 3 次。

又方： 大青叶 37.5 克，蒲公英 30.0 克，木芙蓉叶 15.0 克，忍冬花 11.3 克。

制用法： 水煎，分 3 次服，连服 5 天。

湿疹

用料： 竹芋粉 11.3 克，绿豆粉 18.8 克，滑石粉 37.5 克，冰片 18.8 克。

制用法： 共搅拌后撒患处。

妇女诸症

用料： 竹芋粉 75.0 克。

制用法： 冲开水 500 毫升服用。

青春痘，尿赤涩痛

用料： 竹芋 150.0 克，冰糖适量。

制用法： 水煎，加冰糖调服，当茶饮服。

尿路感染，膀胱炎

用料： 竹芋粉 30.0 克，红糖适量。

制用法： 共放入杯中，开水冲服。

食用保健常识

1. 竹芋的纤维素疗效效果较好，有清血、防中暑、抗肿瘤作用。

2. 竹芋淀粉品质优于木薯淀粉，可以生食、煮熟、烘熟食用，还可做成其他的副食品。

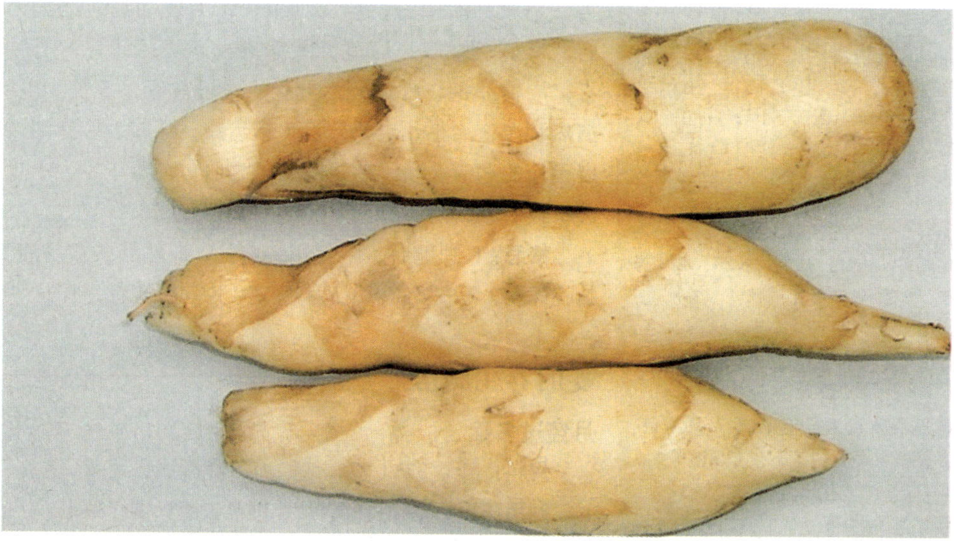

菱

益气健脾
消肿解毒

- 科名　柳叶菜科（Onagraceae）
- 英文名　Water caltrop
- 学名　Trapa bispinosa Roxb；Trapa natans
- 别名　菱角，龙角，水菱，水栗

1年生水生草本植物菱的果肉。根二型，除吸收根外，尚有同化根，同化根生自茎节，羽状细裂。茎细长。叶集生茎顶，呈莲座状，菱状三角形，叶缘上半部有粗锯齿，叶柄长，近顶处有膨大海绵状的气室长纺锤形。花期夏季，花白色，单生叶腋。果期夏冬间，绿色或带红色，扁倒三角形，两角具短刺。

·性味归经·

1.果肉：味甘，性凉。入肠、脾、胃经。2.菱叶：味甘，性凉。3.果壳：味甘、涩，性平。4.茎：味甘、涩，性平（凉）。

·营养成分·

果肉含有淀粉、蛋白质、葡萄糖、富含维生素D，菱壳含有鞣质等。

·热　量·

每百克75千卡。

养生功效

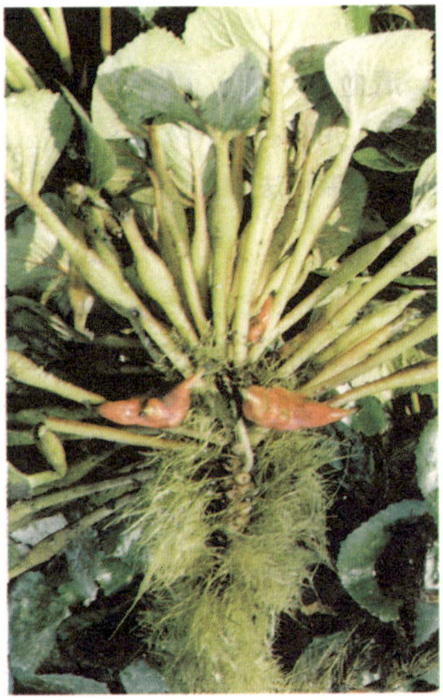

食用部：果肉。

药用部：果壳，茎叶，菱柄，茎蒂。

用量用法：菱叶：干叶15.0克，鲜品倍用，水煎服。外用：研末擦，或鲜品捣敷。菱：18.8克，水煎服。大剂量56.3克，煎汤服或生食。菱茎：鲜品30.0 ~ 56.3克，水煎服。外用：捣烂敷或擦。菱粉：11.3 ~ 30.0克，滚水冲服。果壳：15.0 ~ 30.0克，大剂量56.3克，水煎服。外用：烧存性研末调敷，或煎水外洗。菱蒂（菱之果柄）：鲜品37.5克，水煎服。外用：鲜品擦或捣汁涂患处。

功能效用：果壳：止泻，收敛，消肿解毒，止血。茎叶：清热利湿。菱粉：补脾胃，消暑，益气，利水，解毒。鲜品：清暑解热，除烦止渴，清热生津。熟品：益气健脾，健胃厚肠，消肿解毒，补五脏。

保健应用：果实：治胃癌，遗精，消渴症，白带，月经过多，积热；解酒毒。果粉：补脾胃，强壮，解暑，解毒，利尿。治中暑，烦渴。果壳：治胃溃疡，泻痢，便血，痔疮，脱肛，疔疮，天疱疮。菱蒂：健胃，消肿解毒；治胃溃疡，食道癌，乳腺癌，子宫癌，疣赘。菱叶：清热利湿；治小儿走马牙疳（指齿龈，牙床，口唇溃烂发展迅速的病症。多因感受时疫毒之后，余毒未尽，上攻口齿所致），疮肿。

禁忌：1.脾虚者，不宜用菱鲜品。2.熟品多食易滞气，胸脘痞满，不宜多食。3.脾胃虚寒、中焦气滞者，慎服。

菱的养生厨房

月经过多症

用料：鲜菱375.0克，红糖18.8克。

制用法：将菱肉打碎，加水煎煮去渣，调红糖服。

中暑乏力，烦渴

用料：菱粉 11.3 克，白糖适量。

制用法：将菱粉及白糖放进碗中，先用冷开水调匀，再冲泡沸开水成糊状食之。

胃溃疡

用料：红菱壳 30.0 克，乌甜仔菜 18.8 克，陈皮 11.3 克，黄花地丁 15.0 克。

制用法：水煎，分 2 次服。

疣赘

用料：鲜菱柄适量。

制用法：洗净，每日擦揉患处数次。

酒毒宿醉

用料：鲜菱茎 112.5 克。

制用法：去须根及叶，洗净，水煎服。

脓疱疮，头面黄水疮

用料：老菱壳适量，麻油少许。

制用法：老菱壳烧存性研细末，加麻油调敷患处。

痢疾

用料：菱壳 187.5 克。

制用法：洗净，水煎服。

脱肛

用料：菱壳 112.5 克。

制用法：洗净，煎水外洗患处。

食道癌，乳腺癌，子宫癌

用料：菱壳、菱茎叶、菱蒂 75.0 克，薏仁 37.5 克。

制用法：水煎当茶，连服数日

又方：果实 10 个。

制用法：水煎当茶。

痔疮

用料：菱壳适量，菜子油适量。

制用法：菱壳烧灰，菜子油调敷患处。

胃癌食疗

用料：菱 15 个。

制用法：带壳洗净，切碎，放入瓦罐内，加水用文火煎，煎成藕粉糊状，频频服之。

痢疾，便血

用料：菱壳 150.0 ~ 225.0 克。

制用法：洗净，水煎服。

走马牙疳，疮肿

用料：菱叶适量。

制用法：将菱叶洗净，晒干研末，擦患处。

胃溃疡，胃癌，子宫颈癌

用料：菱蒂 37.5 克，薏仁 30.0 克。

制用法：水煎当茶服，连续服之。

慢性子宫颈炎

用料：菱肉 56.3 克，薏仁 30.0 克。

制用法：按常法煮粥食之。

治则：益气健脾，利湿排脓。

食用保健常识

1. 菱熟食能补中益气，年老体弱以及脾胃气虚引起的各种病症者均可食用。

2. 菱有抗癌、防癌的作用，可做防治癌症的辅助食疗。如菱角壳洗净，晒干炒用可防癌。

3. 食菱粉而腹胀者，用姜汤或酒解之。

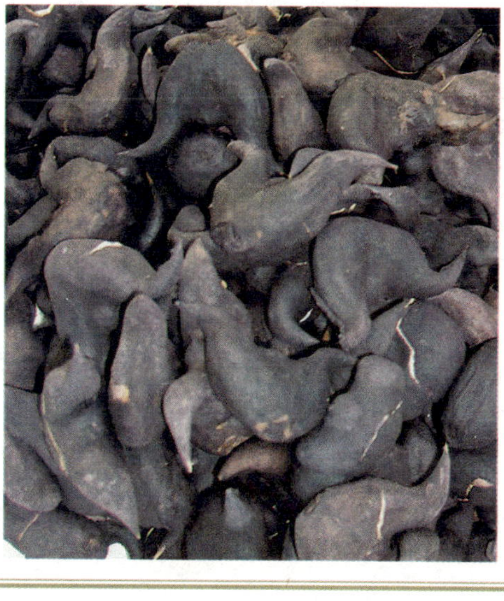

南瓜

补气益中 解毒驱虫

- 科名：葫芦科（Cucurbitaceae）
- 英文名：Pumpkin；Cashaw；Chinese Squash；Pumpkin
- 学名：Cucurbita moschata（Duch）Poir
- 别名：番南瓜，番瓜，金瓜，倭瓜

1年生蔓性草本植物（藤本）。全株有毛。叶互生，阔卵形或浅裂成五角形，基部心形，先端尖，边缘微波形或锯齿缘。叶面绿色，背面淡绿色。花腋生，花冠钟状漏斗形，黄色。夏季间开花，秋季结果。瓜果长卵形或扁圆形，形状不一，熟时赤褐色或黄色。

·性味归经·

1. 南瓜：味甘，性平。入脾、胃、大肠经。2. 南瓜子：味甘，性平，无毒。入脾、大小肠经。3. 南瓜花：味甘，性凉。4. 南瓜藤：味甘、苦，性凉。5. 南瓜根：味甘、淡，性平。

·营养成分·

南瓜含有蛋白质、膳食纤维、碳水化合物、胡萝卜素、淀粉、脂肪、叶酸、维生素A、维生素B_1、维生素B_2、维生素C、腺嘌呤、酶类、钾、钙、磷、镁、铁等。南瓜子含脂肪，蛋白质、维生素A、B族维生素、维生素C、尿酶等。

养生功效

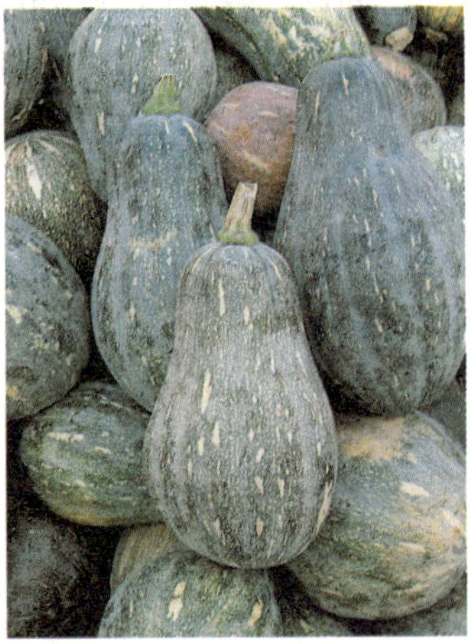

食用部：南瓜肉，南瓜子。

药用部：南瓜皮，南瓜子，南瓜蒂，花，叶，根藤。

功能效用：南瓜：补中益气，解毒驱虫，消炎止痛，化痰排脓，降糖止渴。南瓜子：驱虫，杀虫，下乳，利水消肿。南瓜蒂：解毒，利水，安胎。南瓜叶：清热，解暑，止血。南瓜花：清湿热，消肿毒。南瓜根：利湿热，通乳汁。南瓜瓤：解毒，敛疮。

保健应用：南瓜皮：治习惯性流产，肺原性心脏病。南瓜瓤：治酒糟鼻，新生儿脐炎，痈肿疮毒，创伤，烫伤。南瓜：治哮喘，眩晕，贫血，疝气，轻度烧伤，肛门搔痒，妊娠腹痛，滋补强壮，脾胃虚弱，胃痛，肺痈咳嗽，痢疾，发热，胃蒸劳热，糖尿病，下肢溃疡，阴囊湿疹；驱蛔虫，蛲虫，绦虫。南瓜叶：治肺结核，肝炎，烧伤，黄水疮，牛皮癣，秃疮。南瓜藤：治牙周病，急性喉炎，中耳炎，胸膜炎，阑尾炎，粉刺，支气管炎，胃痛。南瓜根：牙痛，小便赤痛。南瓜花：治便血，健忘症，酒精中毒，胆囊炎，扁头体炎，乳房硬块，夜盲症，慢性喉炎，黄疸，痢疾，咳嗽，痈肿。南瓜蒂：治乳房肿瘤，口疮，乳头疮，小儿呕吐，疥疮，呃逆，慢性气管炎。南瓜子：治糖尿病，肩周炎，高血脂，慢性腰痛，百日咳，血吸虫病，蛔虫，绦虫，摄护腺肿。

禁忌：1. 南瓜和南瓜子，胃热患者，少食；痞闷胀满者，不宜食，否则易产生胃满腹胀，多食会引起壅气生湿。2. 其肉厚色黄，不可生食。

南瓜的养生厨房

新生儿脐炎

用料：南瓜瓤9.4克，白糖5.6克。

制用法：将南瓜瓤捣烂，加白糖调匀，外敷患处，每日2次。

轻度烧伤

用料：南瓜瓤适量。

制用法：捣烂，外敷伤处，1日数次。

又方：南瓜藤适量。

制用法：绞汁频频涂。

呃逆不止

用料：南瓜蒂3～5个（或加生姜汁30毫升）。

制用法：水煎服，饮汤，1日3次，连服4次。或加生姜汁调匀，分2次服。

小儿呕吐

用料：南瓜蒂3～6个。

制用法：加适量的水煎汤，1日3次。

又方：苦瓜根11.3克。

制用法：煎水服。

慢性气管炎

用料：南瓜蒂适量（或黄荆子15.0克，胡颓子叶11.3克）。

制用法：加适量的水煎汤服，早晚各服1次。

口疮，乳头生疮

用料：南瓜蒂1～3个，香油少许。

制用法：将南瓜蒂烧存性，加香油调敷患处。

支气管哮喘，老人慢性支气管炎

用料：鲜南瓜450.0克，红枣20枚，红糖适量。

制用法：先将南瓜切块，红枣去核，加入水400毫升，用大火煮开，下红糖，再以小火煮10分钟，分1～2次食瓜、枣，饮汤。

治则：宜补中益气，定喘。

疝气

用料：老南瓜187.5克，干姜11.3克，陈皮18.8克，红糖37.5克。

制用法：加适量水煎汤，去渣，加红糖调匀，分2次服。

哮喘

用料：老南瓜187.5克，薏仁18.8克，生姜11.3克，红糖37.5克。

制用法：加适量的水共煎汤，饮汤吃瓜，早晚各服1次。

胆囊炎

用料：南瓜花30.0克，百合15.0克，积雪草18.8克，金钱草30.0克。

制用法：水煎服，1日2～3次。

乳房硬块

用料：南瓜花18.8克，陈皮18.8克。

制用法：水适量，煎汤服，早晚各服1次。

又方：仙鹤草15.0克，夏枯草30.0克，青皮15.0克。

制用法：水煎，分2次服。

肺结核

用料：南瓜叶56.3克，枸杞根皮37.5克，大米30.0克。

制用法：共煎汤服，早晚各服1次。

小便赤涩痛

用料：南瓜根18.8克，车前草18.8克，白茅根18.8克，积雪草30.0克。

制用法：水煎服。

慢性扁桃体炎

用料：南瓜花37.5克，鲜芦根93.8克。

制用法：水煎，早晚各服1次。

食用保健常识

1. 南瓜子含脂肪、蛋白质、尿酶、维生素A、B族维生素、维生素C等成分。种子含有脂肪油，若大量服食粉剂，有食欲减退、腹泻等症状，但可自行消失。南瓜子还是有效的驱虫药，又可防治血吸虫病。

2. 南瓜可以防治糖尿病、高血压及肝脏、肾脏病的一些病变，有助肝、肾功能衰弱者增强肝肾细胞的再生能力等作用。

胡萝卜

补脾消滞 补肝明目

- 科名：伞形花科（Umbelliferae）
- 英文名：Carrot
- 学名：Daucus carota L.var.sativa DC
- 别名：红菜头，红萝卜

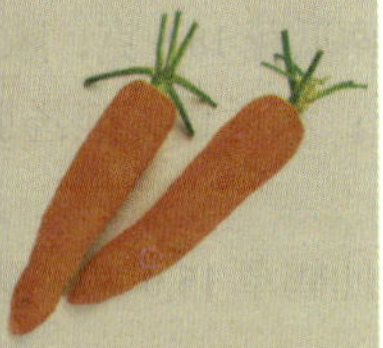

2年生（越年生）草本植物。根单生肉质，倒圆形先端尖，红色，黄红色。叶大而细裂，长椭圆形2～3回羽状分裂，裂片线形至披针形，先端锐尖。春天开花，白色，聚簇如伞状，花梗不等长有毛，花瓣5枚。果实细似伞形科植物蛇床子，长椭圆形，采收期秋冬季。

·性味归经·

1.胡萝卜：味甘、辛，性平，无毒。入肺、脾、胃经。2.胡萝卜叶：味辛、甘，性平。

·营养成分·

胡萝卜含胡萝卜素、蛋白质、膳食纤维、碳水化合物、维生素A、维生素B_1、维生素B_2、维生素C、烟酸、糖类、钾、钙、钠、镁、磷、铁等。药用成分含木质素、咖啡酸、没食子酸、叶酸等。

·热　量·

每百克38千卡。

养生功效

食用部：地下粗壮根。

药用部：根，叶，种子。

用量用法：胡萝卜：37.5～112.5克，水煎服、生食、捣汁或煮食。外用：煮熟捣烂或切片烧热敷。胡萝卜子：3.8～11.3克，水煎服或入散。胡萝卜叶：37.5～56.3克，水煎服或切碎蒸熟食。

功能效用：胡萝卜：补脾消滞，补肝明目，清热解毒，下气止咳，润肤美容，宽胸利膈，利肠。胡萝卜叶：理气止痛，利水。胡萝卜根：富有营养，健胃助消化。胡萝卜子：驱蛔虫，燥湿散寒，利尿。

保健应用：胡萝卜：治肝虚目暗，心胸痛，肠胃不适，赤白痢疾，胃痛，胃寒痛，脘闷气胀，消化不良，大便秘结，皮肤粗糙，贫血，百日咳，偏头痛，高血压，冠心病，急性病毒性肝炎，肝炎，夜盲症，白细胞减少症，少年白，疥疮，火伤，迎风流泪，慢性喉炎，发热，健忘，痈疽，痱子，声哑，急性喉炎。胡萝卜子：治胃痛，久痢，久泻，虫积，水肿，宫冷腹痛。胡萝卜汁：治贫血。胡萝卜叶：治脘腹痛，水肿，小便不通，淋疾，膀胱疾病，便血。

禁忌：1.胡萝卜有降血糖成分，血糖低者少食或慎食。2.胡萝卜宜熟食，多食损肝难消，生食伤胃，过食会引起全身皮肤发黄。

胡萝卜的养生厨房

肝炎，急性病毒性肝炎

用料：胡萝卜56.3克，香菜30.0克。

制用法：加适量的水，共煎汤，早晚各服1次。

大便秘结

用料：胡萝卜487.5克，蜂蜜适量。

制用法：将胡萝卜洗净，打汁，加蜂蜜调服，早晚各服1次。

偏头痛

用料：胡萝卜187.5克，鸡蛋壳37.5克，冰糖18.8克。

制用法：共煎汤，早晚各服1次。

肺结核咳嗽，消化不良

用料：胡萝卜187.5克，红枣12枚。

制用法：水3碗煎1碗，分2～3次服用，连服7～10天。

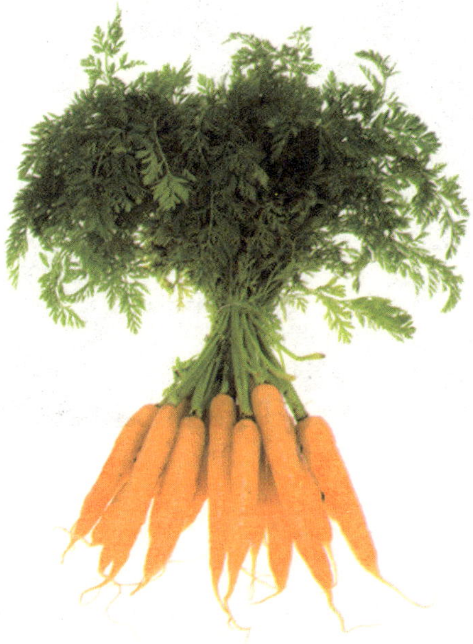

效用：清热解毒，健脾消滞。

百日咳

用料：胡萝卜487.5克，冰糖适量。

制用法：将胡萝卜洗净，挤汁，加冰糖蒸开温服，早晚各服1次。

火伤

用料：胡萝卜适量。

制用法：洗净，捣烂，敷患处。

小儿麻疹

用料：胡萝卜根（或叶）75.0克，马蹄75.0克，香菜37.5克。

制用法：马蹄去外皮，共水煎当茶饮服，1天内分服。

慢性咽喉炎

用料：胡萝卜1条，芦根37.5克，冰糖37.5克。

制用法：共煎汤，早晚各服1次。

水痘

用料：胡萝卜112.5克，香菜75.0克。

制用法：水煎当茶饮用。

冠心病

用料：胡萝卜1条，包心白菜根37.5克，鱼腥草37.5克（后下煎）。

制用法：共煎汤，早晚各服1次。

痢疾

用料：胡萝卜37.5克，冬瓜糖18.8克。

用法：水煎服。

小儿发热

用料：胡萝卜56.3克。

用法：洗净，切块，水煎服，连服数次。

癌症化疗后体虚贫血

用料：胡萝卜112.5克，红枣10枚。

制用法：水3碗煎1碗，分2～3次服。

食用保健常识

胡萝卜富含营养，健胃助消化，常食能防止因维生素A缺乏引起的疾病。胡萝卜还是抗氧化剂，有抑制氧化及保护机体正常细胞免受氧化损害而起的防癌作用。胡萝卜种子可用作驱蛔虫药，也用作肾脏病的利尿剂。

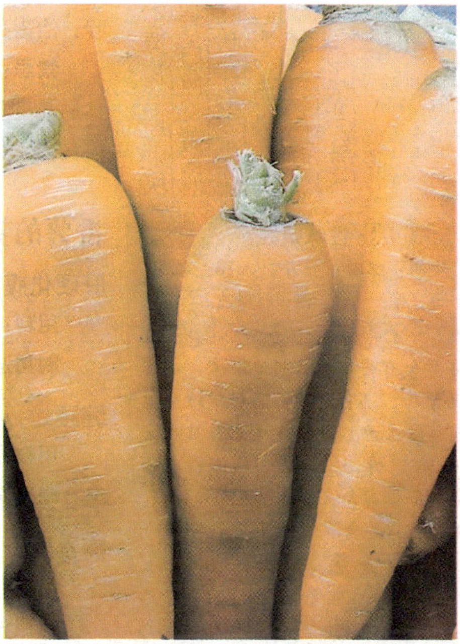

番薯

补脾益气
宽肠通便

●科名　旋花科（Convolvulaceae）
●英文名　Sweet Potato
●学名　Ipomoea batatas L
●别名　甘薯，地瓜，蕃薯，红薯，白薯，土瓜

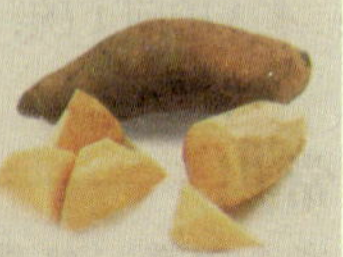

多年生蔓性草本植物。地下块根因品种的不同，有白色、黄色、红色。叶卵形至矩圆状卵形，先端渐尖，基部截形至心形，边缘有角或深裂。聚伞花序，腋生，花冠漏斗状，紫红色或白色，中央紫红色。花果期秋至冬间。

·性味归经·

1. 块根：味甘，性平。入脾，肾经。
2. 番薯藤：味甘，涩，性微凉。

·营养成分·

番薯含有蛋白质、胡萝卜素、碳水化合物、膳食纤维、脂肪、维生素B_1、维生素B_2、维生素C、维生素E、钾、磷、钠、钙、镁、铁、硒等。块根富含淀粉、糖类及粗蛋白。红皮黄心薯含维生素A较多。

·热　　量·

番薯每百克124千卡，番薯叶每百克30千卡，番薯粉每百克354千卡。

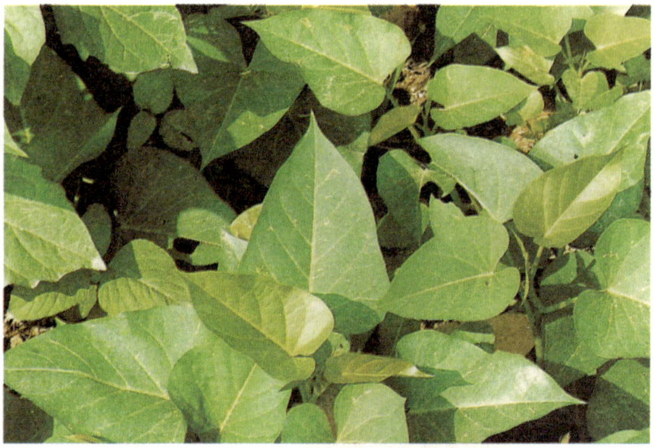

养生功效

食用部：地下块根，茎叶。

药用部：块根，藤，茎叶。

用量用法：番薯：生食或煮食。外用：捣敷。茎叶：炒食。外用：鲜叶捣敷。藤：18.8 ~ 75.0克，水煎服。外用：捣敷。

功能效用：块根：补脾益气，健脾胃，宽肠通便。根：补中和血，益气生津。藤：治吐泻，便血，血崩，乳汁不通，痈疮。

保健应用：块根：治病毒性肝炎，便秘，痢疾，感冒，湿热黄疸，疮毒，冻疮，乳疮，脾虚水肿，疮疡肿毒。茎叶：治霍乱，吐泻，便血，血崩，痈疮肿毒，抽筋。

禁忌：1. 胃酸过多者，不宜多食，多食反酸。2. 胀满者，食后易拥塞不通，勿食或少食。3. 长了黑斑的番薯有毒，不可食用。4. 湿阻中焦、气滞食积者，慎食。

番薯的养生厨房

肝硬化腹水，水臌腹胀

用料：鲜番薯嫩叶、鲜空心菜嫩叶各适量，红糖适量。

制用法：共捣烂，外敷肚脐部。

缠腰蛇

用料：鲜番薯叶适量，冰片少许。

制用法：冰片研细，共捣烂，外敷患部。

痈毒发炎

用料：鲜番薯块根适量。

制用法：洗净，捣烂，外敷患处。乳痈者，白番薯洗

净去皮，切碎捣烂，外敷患处，2小时换药1次。

夏暑吐泻

用料：番薯茎叶75.0克。

制用法：洗净，水煎服。

肚子痛，腹泻

用料：番薯藤112.5克，食盐少许。

制用法：将番薯藤洗净，切段，加食盐共炒成黄色，再冲水煎服。

手指疔，脓性指头炎

用料：鲜番薯叶适量，白糖适量。

制用法：共捣烂，敷患处，每日更换1次。

效用：清热解毒，消炎。

狂犬咬伤，蛇伤，蜈蚣咬伤，毒虫伤，蜂螫伤，蝎螫伤

用料：鲜番薯嫩叶适量，红糖适量。

制用法：共捣烂，外敷患处。

脑疽（对口疮）

症状：发生于枕骨到大椎之间的痈疽。

用料：生番薯适量，鲜鱼腥草适量。

制用法：将番薯、鱼腥草洗净，番薯切细，共捣烂，外敷患处。

痈疮溃烂疼痛出血

用料：生番薯适量。

制用法：洗净，切碎捣烂，外敷患处。

效用：消炎止血，止痛。

糖尿病

用料：鲜番薯叶56.3克，冬瓜112.5克。

制用法：共炖服，1日2次。

乳疮

用料：白番薯适量。

制用法：洗净，捣烂，敷患处，见热即换，连敷数日。

疮毒发炎

用料：生番薯适量。

制用法：洗净，磨烂，敷患处。

效用：消炎去毒，生肌。

妇女乳少

用料：番薯叶225.0克，猪腩肉适量。

制用法：煎汤饮之。

湿热黄疸

用料：番薯适量。

制用法：洗净，切块，煮食。

产后大便难

用料：红番薯200.0克，蜂蜜适量。

制用法：将番薯去皮切小块，加水煮至熟烂，加蜂蜜调服用。

食用保健常识

1. 番薯有补虚乏，益气力，健脾胃，强肾阴，宽肠胃，通便，凉血，止血，解毒的功效。

2. 番薯鲜品或干品能利肝润肺，滋阴补脾，补气通便。番薯粉适用于中暑，发热，咳嗽，音哑等症。

3. 番薯叶清热解毒，利肠胃，通便。

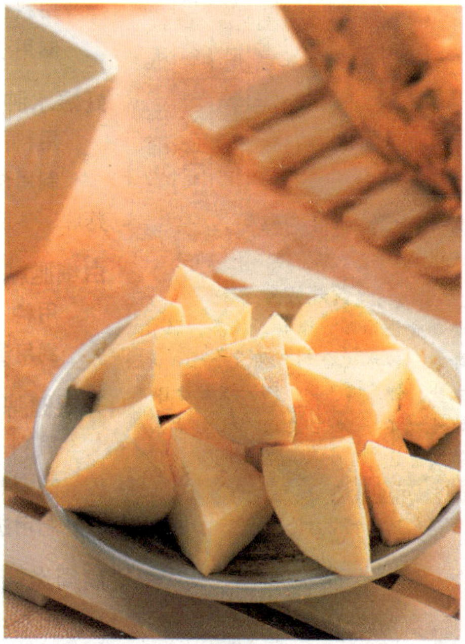

蘑菇

补脾益气 润燥化痰

- **科名** 黑伞菌科；伞菌科
- **英文名** Agaricus ; a variety of edible mushroom
- **学名** Agaricus bisporus sing
- **别名** 蘑菇蕈，肉蕈，鲜蘑，洋茸

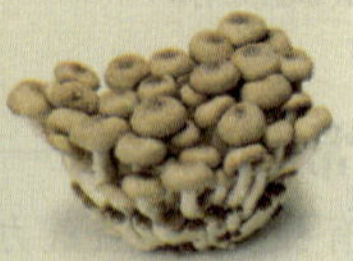

寄生于枯树上或朽根土中植物蘑菇的子实体。蘑菇为伞菌科伞菌属（黑伞属）真菌双孢蘑菇及四孢蘑菇的子实体，尤以菌蕾为佳。

·性味归经·

味甘，性平。入肠、脾、胃、肺经。

·营养成分·

蘑菇含蛋白质、脂肪、糖类、膳食纤维、碳水化合物、胡萝卜素、无机盐、钾、磷、钙、硒、维生素 B_1、维生素 B_2、维生素 C、维生素 A、维生素 E。

·热　量·

每百克 27 千卡。

养生功效

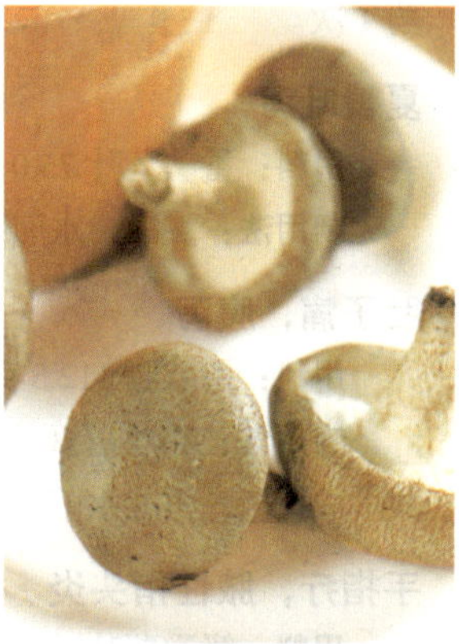

食用部： 蘑菇干燥的子实体。

药用部： 蘑菇子实体全体。

功能效用： 补脾益气，润燥化痰，平肝提神，开胃，解毒，透发麻疹。含有抗癌物质。蘑菇对金黄色葡萄球菌、大肠杆菌、伤寒杆菌均有抑制作用，并有降低血糖作用。

保健应用： 治脾虚气弱，食欲不振，倦怠，哺乳期乳汁分泌减少，高血压，神倦欲眠。人工栽培的鲜蘑菇中提取的多糖类，对于治疗白血球减少症、传染性肝炎有一定作用，子宫颈癌、胃癌等癌症手术后可持续服用。常用于脾胃虚弱引起食欲不振，身体倦息，肺虚痰多，糖尿病，肝硬变等症。

禁忌： 1. 大便不实者，慎用。2. 湿盛气滞者，慎用；气滞者，慎服。3. 有毒蘑菇和栽培种必须加以确认区别，以免误食中毒。

蘑菇的养生厨房

小儿腹泻

用料： 蘑菇 15.0 克，红糖 7.5 克，白糖 7.5 克。

制用法： 水煎，内服即愈。

妊娠水肿

用料： 鲜蘑菇 50.0 克，黄豆芽 250.0 克，冬瓜 250.0 克。

制用法： 先将黄豆芽去根，洗净，加水煮 30 分钟，下蘑菇片、冬瓜，然后放入精盐、葱再煮 5 分钟即成，佐餐食之。

白细胞减少症，传染性肝炎

用料： 鲜蘑菇 37.5 克（或加豆腐、葱、蒜煮食）。

制用法： 洗净切片，如常法当蔬菜炒食。

开胃健脾，补益强身

用料： 鲜蘑菇 37.5 克，猪瘦肉 75.0 克，酒、盐、葱、姜、胡椒等各少许。

制用法： 鲜蘑菇、猪瘦肉切片，加入调料炒食。

肩周炎

用料： 蘑菇 250.0 克，猪瘦肉 250.0 克，米酒 30 毫升，

黄酒 30 毫升，花椒适量。

制用法：先将花椒熬水冲入黄酒内，猪肉切片，与蘑菇、黄酒拌匀，蒸熟后食用，米酒为引，分 2 次服。

脾虚气弱，倦怠，食欲不振

用料：鲜蘑菇 100.0 克，食油、食盐少许。

制用法：将蘑菇切成小块，蘑菇柄切斜片，用食油、食盐炒至熟，再加适量水煮汤服用。

黄疸型肝炎

用料：槐树蘑菇 18.8 克。

制用法：水煎服，每日 2 次。

各种癌症，手术后防止转移

用料：鲜蘑菇或香菇适量。

制用法：煮汤常食。亦可配香菇同食，有强壮抗癌作用。

风湿性关节炎

用料：蘑菇 200.0 克，菠菜 50.0 克（或加小本牛乳埔 40.0 克）。

制用法：水煎，饮汤吃蘑菇。

糖尿病

用料：蘑菇 50.0 克，黑木耳 10.0 克，生姜 10.0 克，食盐 3.0 克。

制用法：水煎，饮汤食蘑菇及木耳。

促麻疹早透

用料：鲜蘑菇 18.8 克，鲫鱼 1 条，食盐少许。

制用法：共炖汤饮服。

胁痛

用料：鲜蘑菇 93.8 克，猪瘦肉 150.0 克，调味料适量。

制用法：将猪瘦肉切片，同鲜蘑菇加水适量共煮 20 分钟，食肉喝汤，亦可加调味料煮食。用于肝脾不和之胁痛。

治则：宜补肾，解痉痛。

鼻出血

用料：蘑菇 15.0 克，猪鼻肉 15.0 克，调料适量。

制用法：将蘑菇洗净，猪鼻肉洗净切碎，共加适量的水煮熟，加调料，饮汤食猪鼻肉和蘑菇。

高血压，消化不良

用料：鲜蘑菇 150.0 ~ 180.0 克。

制用法：炒食或煮食，分 2 次食用。可配茭白同食。

食用保健常识

1. 蘑菇含有多糖，有提高机体免疫功能及抗肿瘤作用。蘑菇对金黄色葡萄球菌、伤寒杆菌、大肠杆菌均有抑制作用，并能降低血糖。是肿瘤手术后、化疗后脾胃虚弱、气血不足、神倦乏力、贫血、食欲不振、白细胞减少等病症的调补佳品。

2. 蘑菇为药食两用品，健脾益气，脾胃虚弱，胃纳不开者的调补食品，经常食用蘑菇可补充营养、强壮体质，可预防脚气、降血压、降血糖，是糖尿病及病毒性肝炎患者等的食疗良品。

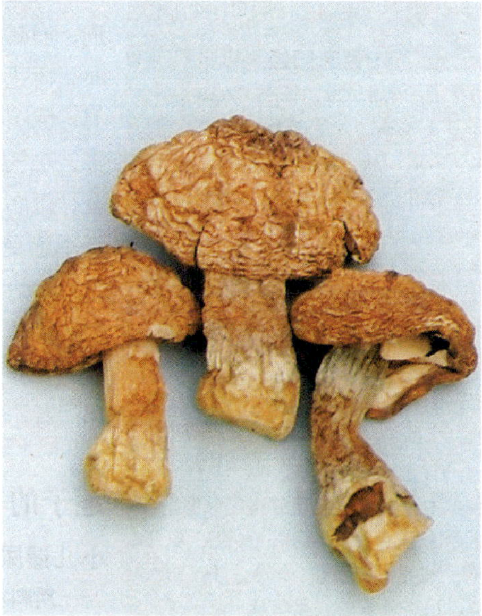

莲子

科名　睡莲科（Nymphaeaceae）
英文名　Lotus；Lotus seeds
學名　Nelumbo nucifera
别名　莲肉，莲实，莲蓬子

养心安神　清热降火

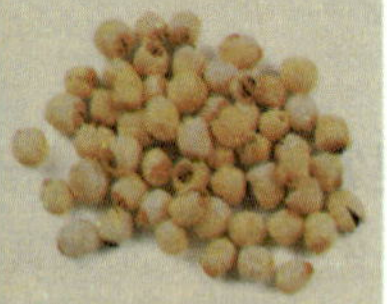

多年水生草本莲的果实，生于水中，地下茎肥大而长，有节。菜圆，如盾形。夏季水上抽梗，其顶开花，花大。萼片与花瓣区别不明显，有单瓣复瓣，大小各异，雄蕊甚多，花托上部延长，呈倒圆锥形。果期秋季。

·性味归经·

1. 莲子：味甘、涩，性平。入心、脾、肾、大肠经。2. 莲子心：味苦，性寒。入心、肺、肾经。3. 莲须：味甘、涩，性平。入心、肾经。4. 莲衣：味苦、涩，性凉。入心、脾经。5. 藕节：味甘、涩，性平。熟品：性温。入肝、肺、胃经。6. 根茎（藕）：味甘，性寒。入心、脾、胃经。7. 荷花：味苦、甘，性温。入心、肝经。8. 荷叶：味苦、涩，性平。入心、肝、脾、肾经。9. 荷梗：味微苦，性平。入心、肝、脾经。10. 荷叶蒂：味苦、甘、涩，性平。

·营养成分·

莲子含蛋白质、脂肪、水分、粗纤维、碳水化合物、灰分、钙、钾、磷、铁、氨基酸、生物碱。

养生功效

食用部：莲子。

药用部：全株。

用量用法：详见蔬菜篇。

功能效用：莲子：健脾止泻，益肾固精，养心安神，涩大肠，益耳目。石莲子：除湿热，开胃进食莲子心：清心火，熄肝火，降肺火，泻脾火，消暑去热，生津止渴，涩精，止血，降血压。莲房（莲蓬壳）：去湿化瘀，破血止血，收敛涩精，缩尿止带。莲须：清心肺虚热，清暑，生津止渴，益肾涩精，益血止血，止带缩尿。藕节：生品清热生津，凉血止血；熟用补益脾胃，生肌，收涩。藕：清热生津，凉血散瘀。荷花：消风去湿，清心凉血，解热毒，涩精气，养颜，活血止血。荷叶：清暑解热，升清降浊，散瘀止血，益脾胃，涩精气，升发脾胃之气。荷梗（叶柄）：清热解暑，通气行水，清心火，通气宽胸。荷叶蒂（叶柄周围的叶身，即荷叶中央近梗处之叶片）：消暑去湿，和胃安胎，止血止带。

保健应用：莲子：治失眠多梦，健忘症，遗精，淋浊，久痢虚泻，脾虚，食欲不振，心烦口渴，腰膝软痛。莲子心：治心烦失眠，热病口渴，目赤肿痛，高血压，遗精，吐血，清气血实热。莲房：治崩漏，尿血，便血，血淋，血痢，月经过多，血瘀腹痛，痔疮脱肛，产后恶露不尽，皮肤湿疹。莲须：治肾虚滑精，遗精遗尿，尿频，崩漏，带下，泻痢，吐血。藕节：治咯血，呕血，衄血，尿血，便血，血痢，崩漏。藕：治热病烦渴，咯血，吐血，衄血，便血，尿血。荷花：治月经过多，妇人血逆昏迷，打伤呕血，暑热烦渴，惊痫，疮疥。荷叶：治中暑，暑湿泄泻，肠炎，食蟹中毒，水气浮肿，眩晕，产后血晕，赤白带，白浊，慢性子宫炎，血崩，吐血，衄血，便血，尿血；清头目热。荷梗：治夏季感受暑湿，暑湿胸闷，痢疾，泄泻，妇女白带。荷叶蒂：治胎动不安，久泻脱肛，血痢，崩漏，带下。

禁忌：1. 大便燥结者，慎用。2. 腹胀者，不宜用莲子。3. 上焦邪盛、宜清降之患者，不宜用荷叶。4. 脾胃虚寒、腹痛泻者，少食。

莲子的养生厨房

小儿遗尿

用料：鲜莲子 56.3 克，山药薯 18.8 克，猪腰子 1 副。

制用法：水3碗，共炖食。

习惯性流产，妊娠腰痛

用料：莲子56.3克，糯米30.0克。

制用法：莲子去心，共煮成稀饭食之。

又方：莲子肉37.5~56.3克，龙眼肉37.5克。

制用法：水煎服。

效用：益气养血，固肾安胎。

脾虚泄泻

用料：鲜莲子56.3克，薏仁18.8克，白肉豆18.8克，红枣10枚。

制用法：水5碗煮成2碗，分2次饮。

久泻不止

用料：老莲子56.3克。

制用法：去心，研成细粉，每次用3.0克，以米汤调食，1日3次。

中暑烦热

用料：莲子心15.0克，白糖18.8克。

制用法：将其放入杯中，用开水冲泡当茶饮用。

体虚，气血两虚

用料：莲子适量，猪肚1个。

制用法：加水适量，炖食。

眼睛昏花，畏光流泪，目赤痛

用料：莲子心3.8克，菊花7.5克，枸杞根11.3克。

制用法：水煎2次，早晚各服1次。

口舌生疮，心烦不安

用料：莲子心3.8克，甘草3.8克。

制用法：水煎2次，早晚各服1次。

莲子酒

用料：莲子56.3克，益智仁22.5克，茯苓22.5克，甘草11.3克，冰糖112.5克，米酒2瓶。

制用法：将4味药捣碎，同冰糖浸泡于酒中，储存一个月后即可使用，存久越佳。于晚餐后或睡前饮之，每日量2杯。

效用：莲子酒尤适合女性滋补强健用，还能解毒、治胃肠疾病及镇咳。

滋补强健，泻痢

用料：莲子18粒。

制用法：洗净，炒熟后分3次吃，每次6个。

补养气血，健运脾胃

用料：莲子56.3克，桂圆肉37.5克，冰糖适量。

制用法：莲子去皮留心，磨成粉，用水调成糊状，放入沸水中，同时也放入桂圆肉及冰糖，煮成糊，每晚睡前食1小碗。

肺结核，咳嗽，潮热盗汗，气阴两虚

用料：莲子30.0克，百合30.0克，猪瘦肉187.5克。

制用法：加水煲熟，调味，分2次服。

治则：益气养阴，止咳。

高血脂，动脉粥样硬化

用料：荷叶5.6克，山楂18.8克，芦根18.8克，陈皮5.6克。

制用法：每天早晨将4味放入热水瓶中，加开水冲泡当茶喝，每日1剂，连服1个月为一个疗程。休息5天，可继续服第二个疗程。

气血两虚，神经衰弱，头晕眼花

用料：莲子48.8克，百合48.8克，猪

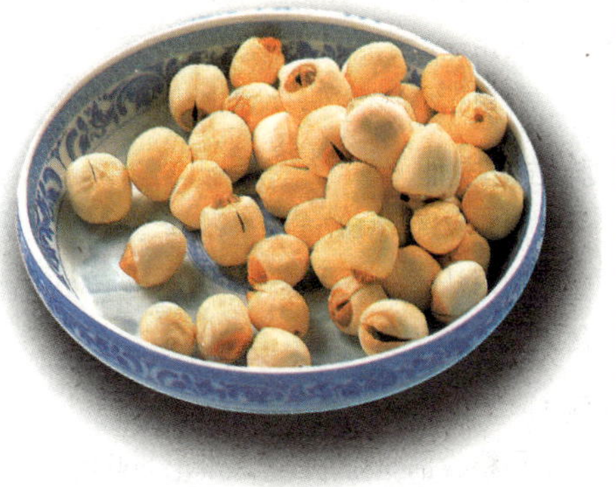

瘦肉 187.5 克。

制用法： 猪瘦肉切小块，然后同百合及莲子放入锅内，加水、调味料酒、葱、姜、食盐，味精各适量，共煲滚后用文火炖 1 小时即可。食肉、莲子、百合并饮汤，早晚各 1 次。

治则： 宜补心养血，安神。

气血两虚，面色萎黄倦怠、食少

用料： 莲子 56.3 克，龙眼肉 30.0 克，淮山药 30.0 克，冰糖适量。

制用法： 先将莲子去皮留心，磨成粉，用水调成糊状，再同淮山药、龙眼、冰糖、放入沸水中煮成粥食，每晚睡前吃 1 小碗。

治则： 宜补养气血，健运脾胃。

肾阴虚消渴症

用料： 荷叶 56.3 克，淮山药 30.0 克，冬瓜 93.8 克。

制用法： 水煎 2 次，早晚各服 1 次。

治则： 滋阴补肾。

高血脂

用料： 荷叶 30.0 克，秫米 30.0 ~ 48.8 克。

制用法： 将荷叶洗净，煎汤去渣，加秫米煮粥，常吃。

头痛

用料： 荷叶 18.8 克，苍术 15.0 克，升麻 15.0 克。

制用法： 早晚各煎 1 剂，饭后服。

又方： 荷花 30.0 克，菊花 15.0 克。

制用法： 水煎代茶。

效用： 清热散风，活血祛瘀。

肺结核咳血

用料： 莲藕 187.5 克，砂糖适量。

制用法： 将莲藕洗净，切片，蘸砂糖生食之。

尿血

用料： 藕 500.0 克，冬瓜皮 800.0 克。

制用法： 洗净切片，加水煎服，过滤去渣饮服。

效用： 止尿血。

肾炎兼尿血

用料： 藕节 150.0 克。

制用法： 洗净，用文火煎 20 ~ 25 分钟，代茶喝。

小儿发烧不退

用料： 鲜荷叶、鲜荷梗适量（或用干品）。

制用法： 加水适量，煎汤，适量饮服。

小儿肺炎咳嗽

用料： 鲜藕 187.5 克，蜂蜜 56.3 克。

制用法： 洗净，捣烂绞汁，鲜汁加蜂蜜调匀，分 5 次服。

漆疮

用料： 干荷叶适量。

制用法： 水煎，外洗患处。

腹泻

用料： 莲子 37.5 克，饭焦锅巴适量。

制用法： 加适量的水煮粥，熟后加调味料，随量食之。

妇女白带异常

用料： 莲子 37.5 克，山药 37.5 克，薏仁 37.5 克。

制用法： 将莲子去皮及心，共放入锅内，加水 3 碗，用文火煮熟，饮汤食山药、莲子及薏仁，1 日 2 次，连服 10 天。

小儿肺炎

用料： 荷叶 9.4 克，莲子心 5.6 克，冰糖 18.8 克。

制用法： 共水煎，去渣，加冰糖搅匀，分 3 次服。

产后恶露不尽

用料： 鲜藕节 56.3 克，红枣 10 枚，红糖适量。

制用法： 鲜藕节洗净去皮，切片，共煮熟，加红糖，分2次服。

早泄

用料：带心莲衣莲子56.3克，猪肚1个（洗净），食盐少许。

制用法：先将带心莲衣莲子装入猪肚内，放入锅中加适量的水煮烂，加食盐少许，分次饮汤食肉。可佐餐食用。

中暑昏迷

用料：荷叶30.0克，藿香叶18.8克，白扁豆叶18.8克，蜂蜜18.8克。

制用法：水煎，灌服。

肥胖病

用料：荷叶15.0克，山楂22.5克，白茅根15.0克，陈皮7.5克。

制用法：将4味药装入热水瓶内，沸水冲泡当茶饮。

荨麻疹

用料：荷叶20片，茵陈37.5克。

制用法：共捣碎过筛为散，每服9.4克，饭后调服。

预防中风

用料：莲子心1.9克，茉莉花茶叶适量。

制用法：开水冲泡，频服。

食用保健常识

1. 莲子主治心肾不交引起心悸、失眠、多梦、尿频、肾虚、遗精、脾虚泄泻、久痢、淋浊、食欲不振、崩漏、带下。

2. 莲子心含有莲子碱结晶，有短暂降血压、抗钙、抗心律不整的作用，莲子碱结晶为季铵盐则有持久的降血压作用。其所含的生物碱有强心作用。

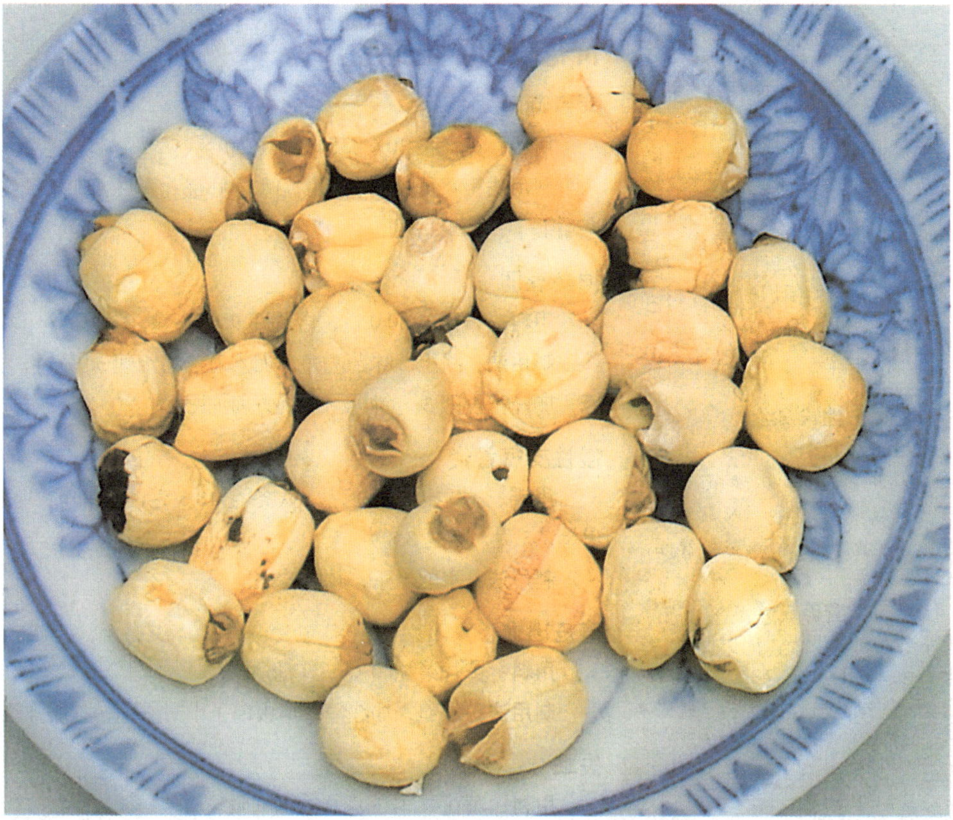

黄花菜

清热凉血 解郁安神

● 科名 百合科（Liliaceae）
● 英文名 Day-lily；Taway daylily；Common Orang Day-lily
● 学名 Hemerocallis fulva L
● 别名 萱草，金针菜（花蕾），忘忧草

多年生草本植物。茎高50～80厘米。根茎短，圆柱形，根状茎肉质，幼时白色，后变成黄色或褐色，偶尔根梢膨大似块根。叶丛生，线形。夏秋间开花，漏斗状红黄色，有香气，朝开暮闭，花茎由叶丛中抽出，比叶长。蒴果三角形。

·性味归经·

1.黄花菜（花蕾）：味甘，性凉。入心、肝、脾经。2.黄花菜根：味甘，性凉，有毒。入脾、肝、膀胱经。3.黄花菜嫩苗：味甘，性凉，无毒。

·营养成分·

黄花菜含胡萝卜素、维生素A、维生素B_1、维生素C、蛋白质、脂肪、糖类、碳水化合物、钙、磷、铁、钾等。药用成分含黄酮甙化合物。

·热　　量·

每百克32千卡。

养生功效

食用部：黄花菜（花蕾）。

药用部：黄花菜，黄花菜根，黄花菜嫩苗。

功能效用：黄花菜：清热凉血，解郁安神明目，利湿，开胸利膈。黄花菜根：利尿消肿，消炎，解热，止痛，清热利湿，凉血止血，解毒。黄花菜嫩苗：有清热利湿、抗氧化作用。

保健应用：黄花菜：治咯血，失眠，声音嘶哑，劳伤胸胁痛，小便短赤，吐血，衄血，发热口渴，黄疸，痔疮疼痛，产后缺乳。黄花菜根：治肝炎，全身水肿，水气，身体黄，小便赤涩，风湿关节痛，乳痈肿痛，扭伤腰痛，小便不利，血吸虫病，月经不调，风热咳嗽，乳汁不足，黄疸，淋浊，带下，衄血，便血，崩漏，瘰疬。黄花菜嫩苗：治胸膈烦热，黄疸，小便短赤，跌打瘀痛。

禁忌：1.黄花菜根生用有毒，过量损眼视力。手足发冷兼麻木者，不宜食用黄花菜。2.本品根生用有毒，不可和花蕾及叶混用。

黄花菜的养生厨房

声音嘶哑

用料：黄花菜30.0克，蜂蜜30.0克。

制用法：将黄花菜洗净，加水400毫升煮烂，加蜜调匀，慢嚼咽下，1日3次。

神经衰弱

用料：黄花菜30.0克，合欢花9.4克，蜂蜜适量。

制用法：将上2味药洗净，加入适量的水煎30分钟，去渣，加蜂蜜再煎3分钟即可，于睡前饮服。

慢性支气管炎

用料：黄花菜30.0克，款冬花18.8克，茯神11.3克，贝母7.5克，半夏3.8克。

制用法：水煎当茶，频频饮之。

痔疮出血

用料：黄花菜30.0克，红糖适量。

制用法：水煎，加红糖，早饭前1小时服用，连服4天。

失眠

用料：黄花菜37.5克，冰糖适量。

制用法： 加入清水煮30分钟，去渣，加冰糖再煮3分钟，入睡前1小时饮服。

又方： 黄花菜37.5克，夜交藤37.5克，麦门冬18.8克。

制用法： 水煎2次，下午及晚上睡前1小时各服1次。

黄疸

用料： 黄花菜根18.8克，虎刺56.3克，紫花地丁30.0克，铁扫帚（千里光）18.8克，猪瘦肉112.5克，白糖适量。

制用法： 共炖，白糖为引，饮汤吃肉。

又方： 黄花菜根30.0克。

制用法： 水煎服，1日3次。

月经不调

用料： 黄花菜根11.3克，茜草根15.0克，鸡蛋1个。

制用法： 将上2味洗净，加水煎去渣，取汤煮鸡蛋服之。

又方： 黄花菜15.0克，干芹菜30.0克。（也可加入茜草7.5克，六月雪11.3克。）

制用法： 将2味洗净，加水适量煎汤服。

风湿关节痛

用料： 鲜黄花菜根18.8克，五加皮18.8克，千斤拔30.0克，威灵仙9.4克，土牛膝11.3克。

制用法： 水煎服。

胃出血

用料： 鲜黄花菜56.3克。

制用法： 洗净，捣汁，冲服。

呕血

用料： 黄花菜37.5克，海带18.8克，紫菜15.0克。

制用法： 水煎服，每日2～3次。

眩晕

用料： 黄花菜15.0克，忍冬花11.3克（或加苍耳子11.3克，菊花7.5克）。

制用法： 水煎服，每日1次。

病毒性肝炎

用料： 黄花菜30.0克，泥鳅93.8克，调味料适量。

制用法： 煮汤调味食之。

全身发黄

用料： 黄花菜56.3克，猪瘦肉150.0克，调味糖适量。

制用法： 按常法蒸熟食用。

治则： 宜清热利尿，利胆退黄。

血虚经闭，体虚

用料： 黄花菜根15.0克，当归15.0克，猪瘦肉225.0克，食盐少许。

制用法： 先将猪瘦肉切块煮至半熟，再下黄花菜根、当归及盐少许共煮，饮汤吃肉。

治则： 可以补血活血，调经止痛。

腮腺炎

用料： 黄花菜18.8克，精盐少许。

制用法： 按常法煮汤服食，每日1剂。

治则： 清热，利尿，消肿。

乳腺炎

用料： 鲜黄花菜根18.8克，猪蹄1只，调料适量。

制用法： 按常法煮汤服。

治则： 滋阴解热，利水消肿。

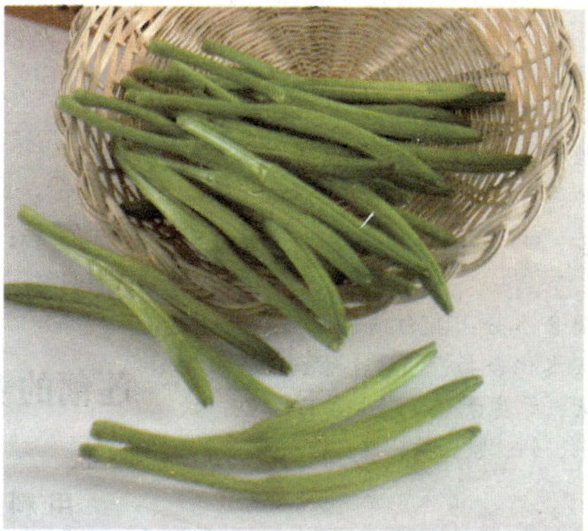

莲藕

清心凉血 开胃消食

- 科名：睡莲科（Nymphaceae）
- 英文名：East Indian Lotus
- 学名：Nelumbo nucifera Gaertn
- 别名：藕（莲的肥大根茎），藕节（莲根茎的节部）

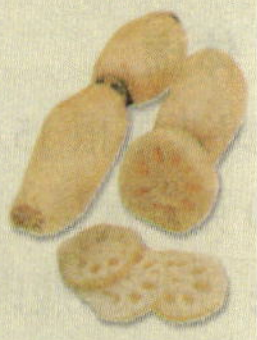

多年生水生草本植物莲的肥大根茎（藕）。根茎白色，多节，圆柱形。叶大，圆形，叶柄长，生于叶背中央撑柱。夏季抽出花梗开花，红色，淡红色，白色。夏秋间采收莲子。

·性味归经·

1. 藕节：鲜品，味甘、涩，性平。熟品，味甘，性温。入肝、肺、胃经。2. 藕（根茎）：味甘，性寒。入心、脾、胃经。3. 藕粉：甘、咸，性平。入脾、肝、胃经。4. 荷花：味苦、甘，性温。入心、肝经。5. 荷梗（荷叶梗）：味微苦，性平。入心、肝、脾经。6. 荷叶：味苦、涩，性平。入心、肝、脾、肾经。7. 荷叶蒂（荷叶中央近梗处的叶片）：味苦、甘、涩，性平。

·营养成分·

藕含水分、蛋白质、脂肪、纤维、碳水化合物、胡萝卜素、B族维生素、维生素C、维生素E、钾、磷、钠、钙、镁、铁、淀粉、鞣质。

养生功效

食用部：根茎（藕）。

药用部：藕，藕粉。

功能效用：生藕：清热生津，凉血止血，益气醒酒，健胃。熟藕：健脾益胃，止泻，养血生肌，开胃消食。莲子：补脾胃，止泻，补肾固涩，养心安神。补脾益肾，涩肠，涩精，缩尿，止带，对五脏不足亦有疗效。藕粉：健脾开胃，养血止血。荷花：清心凉血，活血止血，解热毒，涩精气，养颜，消风去湿。荷梗：清热解暑，通气行水，清心火，胸闷不畅，通气宽胸。荷叶：清热解暑，升清降浊，升发脾胃之气，益脾胃，涩精气，散瘀止血。荷叶蒂：消暑去湿，和胃安胎，止血，止带。

保健应用：莲藕：治肺热咳血，呕血，咯血，一切血症，慢性胃炎，小儿脾虚，热病生津，暑热口渴，感冒久不愈，肺脓肿，肺结核咳嗽，肝炎，贫血，结肠炎，便秘，低血糖综合征，盗汗，多汗症，慢性肾炎，血栓闭塞性脉管炎，痛经，遗精，痔核出血，痔疮，癫痫，白细胞减少症，白内障，眼睛外伤肿，鼻炎，风疹，咽喉肿痛，急性喉炎，声嘶，口腔溃疡，口疮，丝虫病，倒经，新生儿黄疸，新生儿脐炎，断乳，恶露，崩漏，妊娠，呕吐，妊娠出血，过敏性紫癜；解酒。藕粉：用于脾虚体弱，食少便溏，久痢下血，衄血，吐血。藕（根茎）：治衄血，吐血，咯血，便血，尿血，热病烦渴；解酒，清热。藕节：治各种出血症：咯血，呕血，尿血，便血，衄血，血痢，崩漏等。荷花：用于妇女血逆昏迷，暑热烦渴，打伤呕血，惊痫，疥疮。荷梗：夏季感受暑湿，暑湿胸闷不畅，痢疾，泄泻，白带，赤白带，慢性子宫炎，肠出血，遗精，遗尿。荷叶：治中暑，暑湿泄泻，肠炎，食蟹中毒，清头目热，吐血，衄血，便血，尿血，血崩，眩晕，产后血晕，赤白带，慢性子宫炎，白浊，水气浮肿，神经衰弱，遗精，大叶性肺炎，肺气肿，盗汗，冠心病，糖尿病，小儿麻痹症，产褥感染，断乳，慢性喉炎，白喉，白血病，内耳眩晕症。荷叶蒂：胎动不安，久泻脱肛，血瘀，崩漏，带下。

禁忌：1. 脾胃虚寒、腹痛泻者，少食莲藕。2. 大便秘结、中满痞胀者，勿吃莲子。3. 上焦邪盛、宜清降患者，不宜用荷叶。

莲藕的养生厨房

呕血

用料：鲜藕98.3克，鲜黄瓜112.5克，鲜白茅根

112.5 克。

制用法：将3味洗净，切碎，捣烂，榨原汁，分2次服。

肺热咳血

用料：鲜藕或藕节56.3克，鲜白茅根37.5克。

制用法：水煎，分2次服。

阴茎癌

用料：鲜藕37.5克，生薏仁56.3克，冰糖37.5克。

制用法：共加适量的水煮粥，常服。

慢性胃炎

用料：藕节18.8克，芡实18.8克。

制用法：水煎服。

多汗症

用料：藕节18.8克，浮小麦112.5克。

制用法：加水适量煎服，早晚各服1次。

血栓闭塞性脉管炎

用料：藕节37.5克，红花11.3克，鸡冠花30.0克。

制用法：水煎服，早晚各服1次。

呕吐

用料：鲜藕225.0克，生姜56.3克。

制用法：将上2味洗净，榨汁服。

咯血

用料：藕节37.5克，番麦须56.3克，蜂蜜18.8克。

制用法：将上2味加水适量煎汁，去渣，加蜂蜜调服。

解酒

用料：鲜藕适量。

制用法：将藕洗净，切片，绞汁50毫升服用。

鼻血

用料：莲房37.5克，白茅根37.5克。

制用法：水煎服，1日2～3次。

又方：藕节15.0克，白茅根15.0克，仙鹤草15.0克。

制用法：水煎，分2次服。

治则：清热，凉血止血。

肺热咳嗽，咽喉肿痛

用料：鲜藕汁100～150毫升，蜂蜜30毫升。

制用法：将藕汁加蜂蜜调匀服，1日1次，连服数日。

防中暑

用料：鲜藕262.5克，糖适量。

制用法：水煎当茶喝。

口腔溃疡，口疮

用料：鲜藕节37.5克，猪母乳草37.5克，蜂蜜30～50毫升。

制用法：将上两味药洗净，加水煎汤，去渣，加蜂蜜调服。

食用保健常识

1. 藕节含鞣质，有较好的收敛作用。对血小板减少性紫癜有一定疗效。也是著名的止血药。

2. 藕生用，性味甘寒多汁，常服能滋润肺脾，生津止渴。热病伤津，烦渴者能清热除烦，益胃生津，血热引起出血者亦有疗效。

3. 藕粉味甘入脾，咸入肾，调补脾肾，滋肾养肝，补髓益血，止血。常用于脾虚，食欲不振，肝肾虚损，都有调补后天之效。

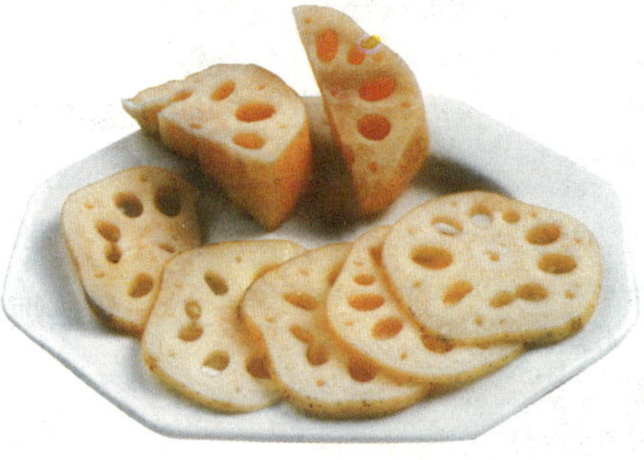

苦瓜

消暑止渴 清心明目

- 科名 葫芦科（Cucurbitaceae）
- 英文名 Bitter gourd；Balsam pear
- 学名 Momordica charantia L
- 别名 凉瓜

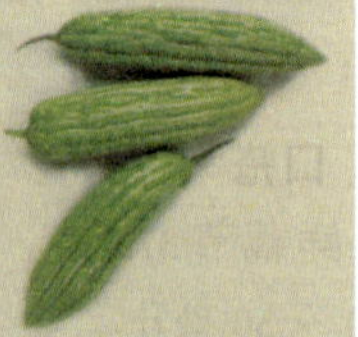

1年或2年生蔓藤草本。茎细长披细柔毛，由卷须攀援上升。叶掌状3~5深裂，锯齿缘。单性花，春夏或秋冬开黄色花，雌雄同株合瓣花冠。浆果，表皮粒状凸起，熟时呈黄色，果肉红色，种子淡黄色。另一品种外表青绿色。

·性味归经·

1. 苦瓜：味苦，性寒。入心、脾、肺经。2. 苦瓜花：味苦，性寒。3. 苦瓜子：味苦、甘，性凉。4. 苦瓜根：味苦，性凉。5. 苦瓜叶：味苦，性凉。6. 苦瓜藤：味苦，性寒。

·营养成分·

苦瓜含蛋白质、脂肪、胡萝卜素、膳食纤维、维生素C、维生素B_1、维生素E、维生素D、钾、镁，钙、磷，钠、铁、降血糖的苦瓜甙、苦瓜素等。种子含苦瓜素、脂肪酸、蛋白质、灰分、纤维、碳水化合物、脂肪油、苦瓜皂甙。

·热　量·

每百克18千卡。

养生功效

食用部：苦瓜肉。

药用部：苦瓜肉，根藤，种子，花，叶。

功能效用：苦瓜：清暑止渴，清心，清肝明目，滋阴降火，除邪热，滋养肝血，清热解毒，消暑。苦瓜子：温补肾阳。苦瓜菜：清热解毒。苦瓜根：清热解毒。苦瓜藤：清热解毒，退热。

保健应用：苦瓜：治暑热烦渴，赤眼疼痛，痢疾，疮痈肿毒，中暑，感冒，便血，伤寒，神经衰弱，牙痛，小儿痢疾，水肿，恶疮，丹毒，流鼻血，痱子，酒糟鼻，慢性结膜炎，蜈蚣咬伤；抑制口腔癌，鼻咽癌。苦瓜子：治肾阳不足，小便频数，遗尿，遗精，阳痿。苦瓜叶：治疮痈肿毒，梅毒，痢疾，胃痛，湿疹；驱虫。苦瓜花：治胃气痛，眼痛。苦瓜根：治湿热泻痢，便血，风火牙痛，疔疮肿毒，吐血。苦瓜藤：治风火牙痛，痢疾，疮痈肿毒，胎毒，小儿腹泻。

禁忌：1. 脾胃虚寒者，食后易吐泻，忌食。2. 腹痛、血糖较低者，不宜多食。

苦瓜的养生厨房

肝热目赤肿痛

用料：苦瓜487.5克（或加菊花11.3克，桑叶15.0克）。

制用法：苦瓜切片，炒熟食或水煎服，早晚各服1次。

慢性结膜炎

用料：苦瓜18.8克，木贼15.0克，菊花11.3克（或加青葙子7.5克）。

制用法：水煎汤，饮汤吃苦瓜，每日1次。

神经衰弱

用料：苦瓜37.5克，炙甘草7.5克，杏仁11.3克，灵芝3.8克。

制用法：加水煎汤，分2次服。

蜈蚣咬伤

用料：苦瓜1条。

制用法：捣烂，外敷患处。

暑热烦渴，心烦

用料：苦瓜487.5克，猪瘦肉75.0克。

制用法：苦瓜切片，共煎汤服或炒熟食。

痱子

用料：苦瓜 112.5 克，猪瘦肉 93.8 克，调味料少许。

制用法：先将苦瓜切片，猪瘦肉切块，共煲汤，食肉饮汤。

心火旺盛，心烦，口疮

用料：苦瓜 487.5 克。

制用法：切片，炒熟食。

又方：苦瓜干品 56.3 克，竹叶心 11.3 克，莲心 5.6 克，黄连 7.5 克。

制用法：水煎服，早晚各服 1 次。

见风流泪

用料：苦瓜 37.5 克，小蓟 30.0 克，黄花地丁 30.0 克（或加木贼 18.8 克）。

制用法：共煎汤服，早晚各服 1 次。

赤白痢

用料：苦瓜藤 1 把，酒适量。

用法：洗净。赤痢者，煎水服；白痢者，煎酒服。

感冒，预防流感

用料：苦瓜 1 条，生姜 3 ~ 5 片。

制用法：共蒸熟食之，早晚各 1 次。

小儿胎毒

用料：苦瓜茎适量。

用法：煎水洗。

呕吐

用料：苦瓜根 56.3 克，生姜 18.8 克，白糖适量。

制用法：将苦瓜根、生姜洗净，加水煎汤，去渣，加白糖调匀代茶饮服。

治则：宜降逆止呕。

疮毒

用料：鲜苦瓜藤适量。

制用法：捣敷患处或煎水外洗。

白喉

用料：鲜苦瓜根 37.5 克，鲜苋菜根 37.5 克（或加鲜龙葵适量）。

制用法：两味洗净，捣烂，以第二次洗米水送服。

鹅掌风（手癣）

用料：鲜苦瓜叶适量，米糠油少许。

制用法：将苦瓜叶煎水外洗，再以米糠油涂之。

胃脘胀痛

用料：苦瓜花 30.0 克。

制用法：将苦瓜花洗净，晒干研末，分 2 次用温开水送服。

食用保健常识

1. 苦瓜的苦味物碱类中的奎宁，有促进食欲、消炎退热、利尿、解疲倦、活血、清心明目等作用。

2. 苦瓜中含有类似胰岛素的物质，有显著的降低血糖的作用。其所含的纤维素和果胶，可加速胆固醇在肠道的代谢与排泄，降低胆固醇，刺激胃肠的蠕动，有防治便秘的作用。

3. 苦瓜含丰富的维生素 B_1，有防治脚气和增进食欲等作用。含的脂蛋白成分有提高机体免疫的功能，因此有抗病毒、抗肿瘤的作用。

4. 苦瓜含的维生素 C，有防坏血病、防动脉粥样硬化等作用。

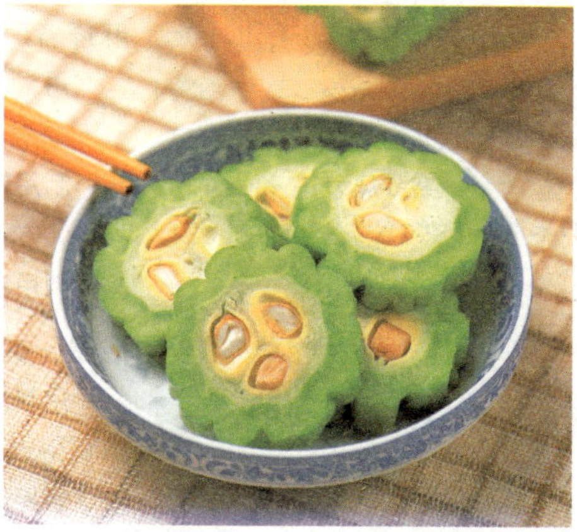

白菜

通利肠胃 消食下气

- 科名：十字花科（Cruciferae）
- 英文名：Celery Cabbage，Pak-choi，Pai-tsai
- 学名：Brassica Chinensis L
- 别名：小白菜，大白菜，包心白菜，菘，土白菜

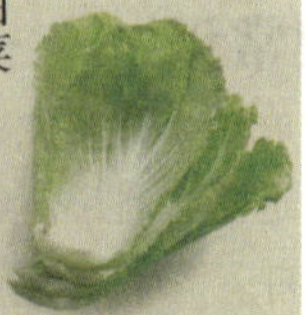

白菜为1～2年生草本植物。全株矮小，叶片每株6～8片，全缘。生长初期叶片向外散开伸展，中期叶片向内卷缩，后期就结成球状或半结球状，叶片大，呈圆长形。内叶白色，叶向内卷包成球状形，质脆。2月间开黄色花，3月果期，种子如芥子。

·性味归经·

味甘，性微寒。入肺、胃、大肠经。

·营养成分·

白菜嫩茎叶含蛋白质、脂肪、糖类、粗纤维、钙、磷、铁、胡萝卜素、维生素A、维生素C、核黄素、烟酸等。白菜中还含有预防肿瘤的成分，且富含B族维生素和维生素D。

·热　量·

白菜每百克13千卡，包心白菜每百克12千卡。

养生功效

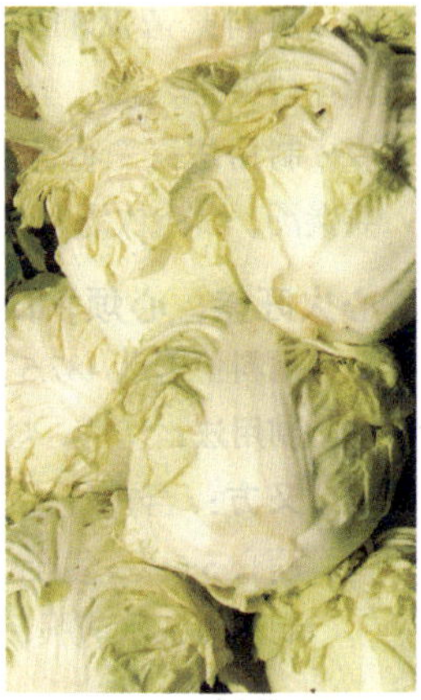

食用部：全株。

药用部：根，花，叶，种子。

功能效用：白菜：益胃生津，通利肠胃，清热除胸烦，解酒渴，消食下气，利大小便，治瘴气。种子：制油（涂头会长发）。干白菜根：清热利尿，解表，治风寒感冒。

保健应用：白菜：治感冒，咳嗽，咽炎，肝炎，慢性鼻炎，胃痛，头痛，百日咳，痔疮，糖尿病，眩晕，盗汗，咳血，冻疮，漆疮，木薯中毒，麻疹，水痘，牙龈出血，皮炎，肺热，便结，痔疮，白内障，急性肾炎浮肿，尿少；清肝泄热，止胃痛。根：治麻疹，头痛，肩周炎，水痘，口腔溃疡，三叉神经痛，感冒。花：治咯血，眩晕。种子：治酒醉不醒。

禁忌：肺寒咳嗽者，少吃白菜。肺寒者慎用。

白菜的养生厨房

清肝泄热，和胃止痛

用料：小株白菜2棵，白糖适量。

制用法：将白菜洗净，绞汁1杯，加入白糖调服，每日1次。

防麻疹

用料：白菜根30.0克，绿豆30.0克（或加荠菜18.8克）。

制用法：水煎当茶饮。

麻疹各期

用料：白菜根30.0克，绿豆18.8克（或加白茅根37.5克）。

制用法：水煎服，1日2次。

又方：白菜根30.0克，槐花3.0克。

制用法：水煎服，每日2次。

眩晕，头眩

用料：白菜花56.3克，杏仁9.4克，绿豆15.0克，冰糖18.8克。

制用法：水煎服，每日2次。

痔疮

用料： 白菜60.0克，生地30.0克，槐实18.0克。出血者加地榆7.5克。

制用法： 水煎服，1日2次。

肩周炎

用料： 白菜根30.0克，乌梢蛇15.0克，生姜3.0克（或加鸡血藤18.8克）。

制用法： 水煎服，每日1次。

水痘

用料： 白菜根30.0克，丝瓜藤7.5克，绿豆7.5克。

制用法： 水煎服，每日2次。

白内障

用料： 白菜叶56.3克，银耳30.0克，茶叶3.0克（或菊花11.3克）。

制用法： 水煎服，每日2次。

口腔溃疡

用料： 白菜根56.3克，蒜苗15.0克，红枣10枚。

制用法： 水煎服，每日2次。

牙龈出血

用料： 白菜93.8克，白糖18.8克。

制用法： 将白菜洗净，切碎挤汁，加入冰糖溶化，1次服下，1日2次。

青光眼

用料： 白菜375.0克，薏仁30.0克。

制用法： 将白菜洗净，切成段，与薏仁加适量的水，煎汤，饮汤食菜。

木薯中毒

用料： 白菜75.0克，白萝卜75.0克，红糖18.8克。

制用法： 将白菜和白萝卜洗净，捣烂取汁，加红糖调服，1日2次。

酒醉不醒

用料： 白菜子适量。

制用法： 将白菜子晒干，研细粉，以温开水调服。

预防感冒

用料： 连根白菜112.5克，葱白11.3克，生姜11.3克。

制用法： 将白菜洗净、切碎，与葱白、生姜一起加水煎煮，去渣饮汤，1日2次，连服3天。

急性肾炎水肿，尿少症

用料： 白菜487.5克，薏仁56.3克。

制用法： 先将白菜洗净，切段备用。将薏仁煮成稀粥，再将切好的白菜加入，煮3沸，白菜熟即可，不宜久煮，1日2次，不宜加盐食之。

烦热口渴，小便不利

用料： 白菜250.0克，香油、食盐、味精各适量。

制用法： 将白菜洗净、切碎，放入滚水中煮去生味，再加调味料即可食之。

风寒感冒

用料： 干白菜根1～2个，红糖56.3克，生姜3片。

制用法： 加入适量的水共煎汤服。

治则： 清热、解表、利尿。

夏令暑湿发热

用料： 白菜根5个，菊花15.0克，白糖适量。

制用法： 先将白菜根洗净、切片，与菊花共煎，再加入白糖趁热饮服之，然后盖被取汗，擦去汗，勿吹风。

治则： 清暑退热。

食用保健常识

1. 白菜中含有大量的粗纤维，能促肠壁蠕动，帮助消化，防止大便干燥，保持大便通畅等，亦能预防硅肺、乳腺癌、肠癌等。

2. 白菜不易久煮，以免失掉有效成分。

竹笋

通便润肠 开脾爽胃

科名 禾本科（Gramineae）

英文名 Green Bamboo Ma Bamboo

学名 Bambusa atrovirens Wen

别名 绿竹笋，绿仔笋，麻竹，吊丝麻，甜竹，正坭竹

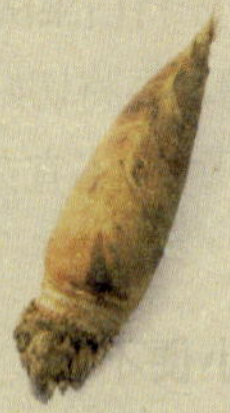

多年生常绿植物。绿竹秆合轴丛生，高5～10米，深绿色，无毛。笋舌灰绿色，背面及边缘殆无毛，笋耳小，卵形，缘有细毛，笋舌先端截形，有细齿，无毛；笋片三角形，先端尖，几乎无毛；叶鞘长6～8厘米，无毛；叶耳长椭圆形，先端有须毛；叶舌短，截形；叶片长椭圆状披针形，长8～21厘米，宽2～6厘米。小穗14～24簇生，各有5～8朵小花，长18厘米。

·性味归经·

味甘、微苦，性微寒。入肺、胃、大肠经。

·营养成分·

竹笋含有蛋白质、脂肪、糖类、膳食纤维、胡萝卜素、维生素B_1、维生素B_2、维生素C、钙、磷、铁、镁等12种矿物质及多种人体所需的氨基酸。

养生功效

食用部：嫩芽笋。

药用部：鲜笋，笋叶。

用量用法：一般用量37.5～150.0克，煮食或炒食。

功能效用：清热化痰，化热除烦，利膈下气，健胃消食，开脾爽胃，解酒，解油腻，利水，润肠通便。

保健应用：治热痰咳嗽，胸膈不利，心胃有热，烦热口渴，消渴，大小便不畅，胃肠胀满，腹胀，饱胀，酒毒，麻疸不出，久泻，久痢，肥胖症，冠心病，高血压，糖尿病，动脉硬化。

禁忌：1. 患尿路结石者，少吃；脾胃气虚弱、消化性溃疡、胃出血、肝硬化、慢性腹泻者，不宜食用；皮肤过敏搔痒者，勿食用。2. 本品性偏寒，患有结石、肾炎者，最好勿食用。

竹笋的养生厨房

久泻，久痢，消渴症

用料：鲜竹笋1支，粳米93.8克。

制用法：将竹笋去外皮切成片或刨丝，加入粳米共煮成粥，分2次食用。

补气，清热，利尿

用料：鲜竹笋56.3克，薏仁30.0克，粳米56.3克。

制用法：将竹笋去外皮洗净，切细，加入薏仁、粳米、适量清水，共煮成粥食用。

大肠有热，大便燥结

用料：鲜竹笋56.3克，粳米56.3克，猪油、食盐适量。

制用法：将竹笋去壳洗净，切片，加水适量，共煮成粥，再加猪油、食盐调味食之。

暖胃益气，补精填髓

用料：竹笋适量，鸡肉适量。

制用法：将竹笋洗净切片，鸡肉洗净切块，共煮或炒食，亦可加调味料煮食。体胖者可食用。

肥胖症，脂肪肝，糖尿病

用料：竹笋适量，猪肉适量，调味料少许。

制用法：将竹笋切块，猪肉洗净切片，共煮或炒食。亦用于积痰，咳嗽，便秘，积食，水肿等。

补肾，利尿

用料：竹笋适量，猪腰适量，调味料少许。

制用法：将竹笋、猪腰切片，共煮或炒食。

目赤肿痛，咽喉肿痛，肝火旺，黄疸，小便不利

用料：竹笋1～2支，枸杞适量。

制用法：将竹笋切块，加入枸杞，共煮汤食之。

冠心病

用料：竹笋56.3克，丝瓜56.3克，酱油适量，醋适量。

制用法：将上2味洗净、去皮、切片，加酱油、醋，调拌后食用，1日1～2次。

促麻疹早透，疹痘初起

用料：鲜竹笋1支，鲫鱼1条。

制用法：竹笋去壳，切片块，炖鲫鱼，饮汤服之。有清热、生津、解毒功效。

咯血

用料：竹笋150.0克，调料适量。

制用法：将竹笋去壳洗净、切片，稍微煮一下，再加调料煮至能搅烂，凉食，1日1～2次。

麻疹不透

用料：鲜笋187.5克，香菜18.8克。

制用法：将香菜洗净、切段，鲜笋切丝，加清水略煮一沸，去渣，饮汤。

肥胖，胸中痰热

用料：鲜竹笋187.5克，鸡肉112.5克，糖适量。

制用法：按日常煮法煮汤食之。

风湿性关节炎

用料：笋叶30.0克，薏仁30.0克，炙甘草11.3克。

制用法：水煎服，1日2次。

水肿

用料：陈竹笋被虫咬者56.3克。（虫蛀之笋，又名虫笋）

制用法：洗净，切片，水煎温服，每日2次。

水痘初起，小儿麻疹

用料：鲜竹笋1支，鲫鱼1条。

制用法：将竹笋洗净切片，鲫鱼去鳞及内脏后洗净，共煮汤食，1日3次，随量食之。

心脏病、肝硬化腹水

用料：竹笋100.0克，冬瓜皮50.0克。

制用法：水煎服。

食用保健常识

1. 竹笋具有低脂肪、高营养、多纤维的特点，经常食用或与肉同食皆能预防高血压、脂肪肝、冠心病、动脉硬化、老年性疾病、便秘、糖尿病、肺热咳嗽、痰稠黄等症。它还含有微量元素，有抗癌作用。常食竹笋还能减肥美容。

2. 竹笋粗纤维较多，脾胃气虚、消化性溃疡、胃出血、慢性腹泻、食道静脉曲张、肝硬化、皮肤痒、皮肤过敏者最好不要食用。竹笋含的草酸，会影响人体对钙的吸收，所以尿路结石者及儿童应少吃或不吃较好。

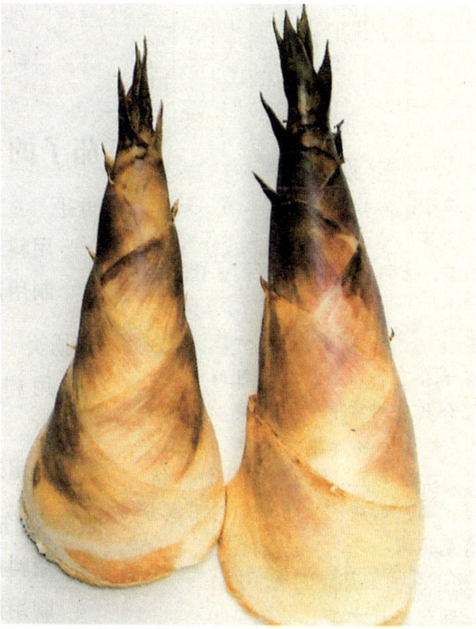

茄子

散痛消肿
利尿通便

- 科名　茄科（Solanaceae）
- 英文名　egg plant
- 学名　Solanum melongenal
- 别名　红茄仔，红茄，长茄

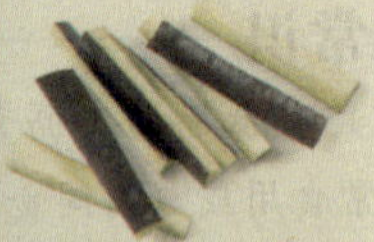

1年或2年生草本或半灌木。茎直立，根部木质化，绿色或紫色，无刺或有疏齿。披星状柔毛。叶互生，卵状椭圆形，边缘波状浅裂。聚伞花序侧生，花数朵，花冠紫蓝色。浆果长椭圆形，紫色。花果期春夏间。

·性味归经·

1.茄子：味甘，性凉。入胃、肠经。2.根茎：味淡，性凉。3.根：味甘、微苦，性平（寒）。4.茄叶：味甘、辛，性平。

·营养成分·

茄子含有蛋白质、膳食纤维、碳水化合物、胡萝卜素、糖类、维生素A、维生素B_1、维生素B_2、维生素C、维生素E、维生素P、钾、钙、镁、磷、烟酸、生物碱。药用成分有龙葵碱。

·热　量·

每百克25千卡。

养生功效

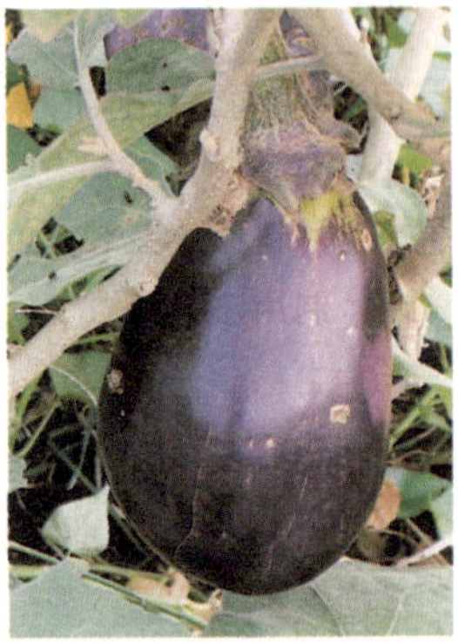

食用部：茄肉。

药用部：茄肉根茎，叶，花，蒂，茄皮。

功能效用：茄子：清热凉血，散疼消肿，活血化瘀，利尿，利大便。茄根茎：清热利湿，祛风通络，止痛，收敛止血，祛风止咳。茄叶：散血消肿，止痛解毒。茄蒂：凉血，解毒，烧炭存性治肠风下血、口疮。

保健应用：茄子：治胃痛，年久咳嗽，结肠炎，肝硬化，肾小球肾炎，半身不遂，痔疮，梅尼尔氏病，丹毒，寻常疣，阴囊痒，乳腺炎，小儿口疮，口角炎，流鼻血。茄根：治痛经，类风湿关节炎，风湿性心脏病，慢性腰痛，三叉神经痛，冻伤，胆石症，慢性支气管炎，手脚麻木，尿血，便血，久痢，痔疮肿痛，龋齿痛。茄叶：治发热，急性病毒性肝炎，猩红热，经水淋漓不止，子宫脱垂，乳头裂，疮痈疖肿，皮肤溃疡，乳癌溃烂，血淋，血痢，肠风下血，支气管炎。茄皮：治鼻出血，癫痫，胃痛。茄茎：治鼻疖。茄蒂：治疝气，肠风下血，牙痛，对口疮，痈肿。茄花：治金疮，牙痛。

禁忌：1.茄子多食动气，亦发痼疾，勿多食。2.肠滑腹泻者，少食。因其性寒滑，多食腹痛、下痢。3.秋后食，损目，忌秋后食。

茄子的养生厨房

痔疮

用料：茄子2个，食盐、油少许。

制用法：洗净，放锅中共蒸熟服用。

结肠炎

用料：茄子37.5克，车前子11.3～37.5克，苦参根15.0克。

制用法：水3碗煎8分碗，煎2次，早晚各服1次。

眼睛外伤肿痛

用料：茄子1个，白糖15.0克。

制用法：将茄子削去外皮，共捣烂，外敷眼睛外伤处。

肾小球肾炎

用料：老茄子1个，白坤草30.0克（或加白茅根30.0克，车前子18.8克）。

制用法：加适量水煎汤服，早晚各服1次。

又方：茄子适量。

制用法：晒干研末，用开水吞服，每服1.5克，1日3次。

治则：能利尿消肿，对慢性肾炎者有效。

久泻不止

用料：茄根18.8克，石榴皮18.8克，白糖18.8克。

制用法：将2药研细末，加糖、开水冲服。

跌打损伤

用料：老黄茄大者1个，米酒适量。

制用法：茄子洗净，切厚片，焙干，研细末，每服3.0～5.0克，温米酒送服。

皮肤溃疡

用料：茄子1个，冰片少许。

制用法：将茄子煨煅存性，研细末，加冰片混匀，干掺患处，外盖纱布敷。

风湿性关节炎

用料：白茄根或紫茄根112.5克，米酒1瓶。

制用法：将茄根洗净，切碎晒干，置玻璃瓶内，浸泡米酒7～10天，早晚各服1次，每次服15毫升。

流鼻血

用料：老茄子皮37.5克，侧柏叶11.3克，白茅根11.3克。

制用法：水煎2次，早晚各服1次。

妇女经水淋漓不止

用料：茄叶18.8克，炙甘草11.3克，丝瓜叶18.8克。

制用法：水煎，分2次服。

子宫脱垂

用料：茄叶37.5克，干姜7.5克，猪皮37.5克。

制用法：水煎，分2次服。

牙齿龋痛

用料：茄根适量。

制用法：捣汁，频涂之。

汗斑

用料：生茄子1个，芒硝3.0克。

制用法：先将生茄子切一个口，用芒硝涂上，外擦患处，3次可愈。

牙痛

用料：秋茄花适量（干品）（或加秋葵花适量）。

制用法：旋烧研末，涂痛处。

风蛀牙痛

用料：茄蒂适量（或加细辛末等分）。

制用法：将茄蒂烧灰掺之。或加细辛末等分，日用之。

食用保健常识

1.竹笋具有低脂肪、高营养、多纤维的特点，经常食用或与肉同食皆能预防高血压、脂肪肝、冠心病、动脉硬化、老年性疾病、便秘、糖尿病、肺热咳嗽、痰稠黄等症。它还含有微量元素，有抗癌作用。常食竹笋还能减肥美容。

2.竹笋粗纤维较多，脾胃气虚、消化性溃疡、胃出血、慢性腹泻、食道静脉曲张、肝硬化、皮肤痒、皮肤过敏者最好不要食用。竹笋含的草酸，会影响人体对钙的吸收，所以尿路结石者及儿童应少吃或不吃较好。

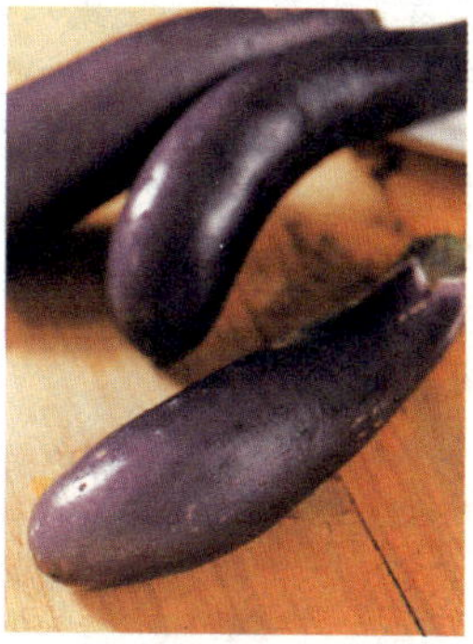

土豆

清热解毒 通利大便

● 科　名　茄科（Solanaceae）

● 英文名　Potato；White Potato

● 学　名　Solanum tuberosum L

● 别　名　洋芋，洋番薯，马铃薯

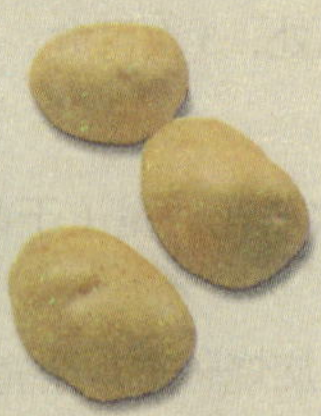

1年生草本植物。地下块茎椭圆形，长4～7厘米，外皮黄白色。羽状奇数复叶，小叶5～9片，卵形或椭圆形，基部斜心形，先端尖，叶片全缘。聚伞花序成圆锥状，顶生或腋生，白色或淡紫色，中央黄色。浆果球形。

·性味归经·

味甘，性凉，无毒。入胃、大肠经。

·营养成分·

含有蛋白质、脂肪、碳水化合物、胡萝卜素、膳食纤维、B族维生素、维生素C、维生素E、钾、磷、镁、钙、钠、铁、硒、龙葵碱，富含维生素D、维生素K。

·热　　量·

每百克81千卡。

养生功效

食用部：块茎。

药用部：汁，块茎。

用量用法：煮食或煎汤。外用：捣敷或磨汁涂。

功能效用：土豆：清热解毒，益气健脾，缓急止痛，通利大便。土豆汁：健脾益气。

保健应用：土豆：治习惯性便秘，胃溃疡，十二指肠溃疡，腹痛，脾胃虚弱，消化不良，脘腹痛，肠胃不和，急性胃肠炎，腮腺炎，胁痛，胃痛，心悸，伤寒，妊娠泄泻，扁桃体炎，烫伤，湿疹，婴儿湿疹，脚裂，白癜风。土豆汁：治消化性溃疡，健脾益气，烫伤，胁痛。

禁忌：1. 土豆发芽者或未成熟者，有毒，不宜食用，以免引起中毒甚至死亡。2. 消化不良者，不宜多食。

土豆的养生厨房

习惯性便秘

用料：土豆适量，白糖适量。

制用法：将土豆洗净，捣烂取汁，加白糖，每次服30～50毫升。早午饭前各服1次，连服1～2周。

慢性便秘

用料：鲜土豆37.5～75.0克，鲜莲藕112.5克。

制用法：洗净，共捣烂，挤汁服用，每日1次。

胃痛

用料：土豆适量，姜汁少许，白糖适量。

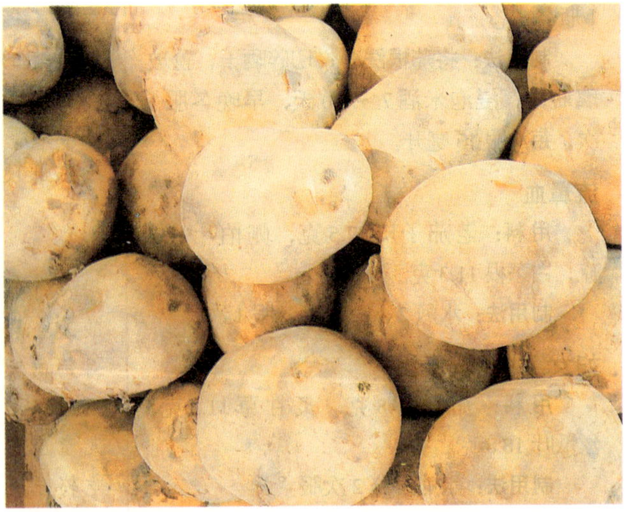

制用法：将土豆洗净，切片，用开水烫一下，立即取出，滴入姜汁拌适量的白糖，每日配稀饭吃，常吃有效。胃溃疡引起的疼痛亦有效。

烫伤

用料：鲜土豆1个。

制用法：洗净，去皮，切碎挤汁，外涂患处。

治则：消炎，止痛。

白癜风

用料：鲜土豆56.3克，丝瓜1条。

制用法：将土豆和丝瓜洗净，切碎，绞汁涂患处，1日2～3次。

头发脱落，头皮光滑

用料：鲜土豆56.3克，鲜茶叶7.5克。

制用法：共捣烂敷患处，1日2次。

妊娠泄泻

用料：土豆1个。

制用法：土豆洗净切片，焙干，研细末，每次服3.0克，温开水冲服，1日2次。

胃、十二指肠溃疡，习惯性便秘

用料：鲜土豆112.5克，蜂蜜适量。

制用法：将土豆洗净，切碎，捣烂，绞汁，每服2汤匙，加蜂蜜调匀，开水冲服。

恶心反胃呕吐

用料：鲜土豆93.8克，橘汁30毫升，生姜11.3克。

制用法：将土豆洗净，生姜榨汁，加入橘汁拌匀，倒入杯中热水烫温，饭前各服1～2匙。

腮腺炎

用料：鲜土豆1个，食用醋少许。

制用法：将土豆洗净，切碎，以醋磨汁涂患处，1日数次。

皮肤湿疹

用料：土豆1个。

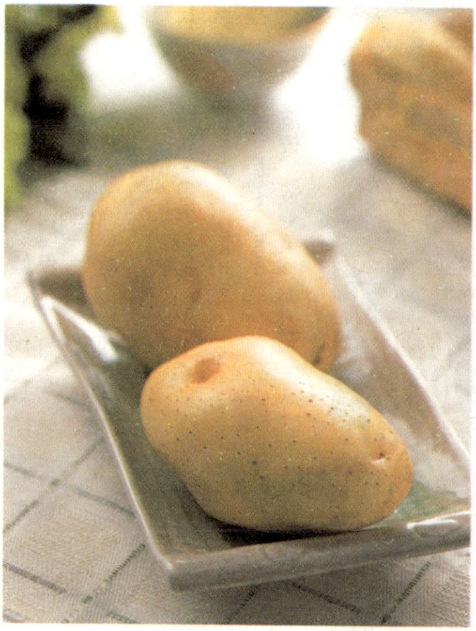

制用法：洗净，捣烂如泥，敷患处，用纱布包扎，每日换药4～5次，3天后可消退。

急性胰腺炎

用料：鲜土豆适量，蜂蜜少许。

制用法：将土豆去皮，洗净，切碎，捣烂取汁，加入少量蜂蜜，每服1匙，1日3次，空腹服用。

治则：宜和中调胃，益气健脾。

食用保健常识

1. 土豆中含有的龙葵碱能缓解胃肠平滑肌痉挛，减少胃液分泌，可治胃溃疡，便秘。若食用大量龙葵碱可引起中毒。

2. 由于发芽土豆中的龙葵碱含量高，所以发芽的土豆不可食用。误食轻者恶心呕吐、腹痛、腹泻，严重者可能出现脱水、血压下降、呼吸困难、抽搐、昏迷等症状，甚至会因心肺麻痹而死亡。

3. 土豆对消化不良有很好的疗效，也是胃病、心脏病、糖尿病、习惯性便秘、皮肤湿疹等病症的优质保健食物。

菠菜

润燥滑肠 有助消化

● 科　　名　藜科（Chenopodiaceae）
● 英 文 名　Spinach，Spinage
● 学　　名　Spinacia oleracea L
● 别　　名　波棱，菠菱菜，赤根菜

1年或2年生草本植物。全草软弱，根肉质红色，高20～35厘米。叶互生，具长柄，卵状三角形，先端锐尖，边缘半裂，春夏间开黄绿色小花，腋生穗状花序。果实夏季，胞果具刺，2枚。菠菜的花果期为春至夏季间。

·性味归经·

味甘，性平、无毒。入肠、胃经。

·营养成分·

菠菜含胡萝卜素、维生素C、维生素E、蛋白质、脂肪、糖类、钾、钠、钙、镁、磷、铁、叶酸、草酸等，富含维生素A、维生素D、维生素K。药用成分含皂甙类化合物。

·热　　量·

每百克22千卡。

养生功效

食用部：全株。

药用部：全株，根，菠菜子。

功能效用：菠菜：补血止血，利五脏，通血脉，润燥滑肠，清热除烦，生津止渴，养肝明目，助消化。菠菜子：清肝明目，止咳平喘。

保健应用：菠菜：治高血压，头痛，目眩，消渴，目赤，慢性便秘，痔疮，唇舌炎，口角溃疡，夜盲症，高血脂，妊娠便秘，迎风流泪，脱发，老人便秘，牙浮动，贫血，急性腰扭伤，风湿性关节炎。菠菜子：治胆囊炎，咳嗽，肺结核，慢性支气管炎，风火赤眼，肝炎，黄疸。菠菜根：治白发，糖尿病，高血压。

禁忌：1. 勿与含钙丰富的食物同煮食，以防结石。2. 肠胃虚弱者，不可生食。3. 肺结核、孕妇骨折、结石者，不宜多食菠菜。

菠菜的养生厨房

上消症

用料：鲜菠菜根112.5克，鸡内金11.3克，大米37.5克。

制用法：先将菠菜根洗净，切碎，加水同鸡内金共煎煮40分钟，然后下米煮成烂粥。1日2次，连菜与粥服食。

风火赤眼（急性结膜炎）

用料：菠菜子18.8克，野菊花18.8克（或加石决明18.8克，桑叶7.5克）。

制用法：水煎服，连服数日。

高脂血症

用料：菠菜56.3克，洋葱30.0克。

制用法：将两味洗净，切成段，共炒熟食之，1日2次。

脱发症，老人便秘

用料：菠菜56.3克，黑芝麻18.8克。

制用法：将菠菜洗净，切成段，共炒熟食，1天2次。

便秘

用料：鲜菠菜450.0克，猪血225.0克，调味料适量。

制用法：将新鲜菠菜洗净，切成段，猪血切成块，加适量的水煮汤，加调味料后服用，隔天1次，连服3天。

喘咳

用料：菠菜子50.0克。

制用法：炒黄，研细末，每次服 5.0 克，1 日 2 次，温开水送服。

病毒性心肌炎

用料：菠菜 18.8 克，黄花地丁 30.0 克，红根仔草 15.0 克。

制用法：水煎，分 2 次服。

治则：宜清热解毒，凉血止血。

夜盲症

用料：菠菜半斤，猪肝 187.5 克，食油少许。

制用法：先将菠菜洗净，切段，猪肝切薄片，共入锅内，炒熟食之，1 天 1 次。

效用：补肝养血，明目。

高血压

用料：鲜菠菜 250.0 克，鲜芹菜 250.0 克，麻油适量。

制用法：鲜菠菜、鲜芹菜分别洗净，芹菜去叶和根，各放于沸水中烫 2 分钟，捞出，切段，放入小盆中，加麻油、食盐少许和味精，拌匀即可。

白内障

用料：菠菜根 15.0 克，碗豆 18.8 克，乌梅 3 个。

制用法：水煎服，每日 2 次。

糖尿病

用料：菠菜根 150.0 克，黄芪 7.5 克，生地 7.5 克（或加枸杞 11.3 克）。

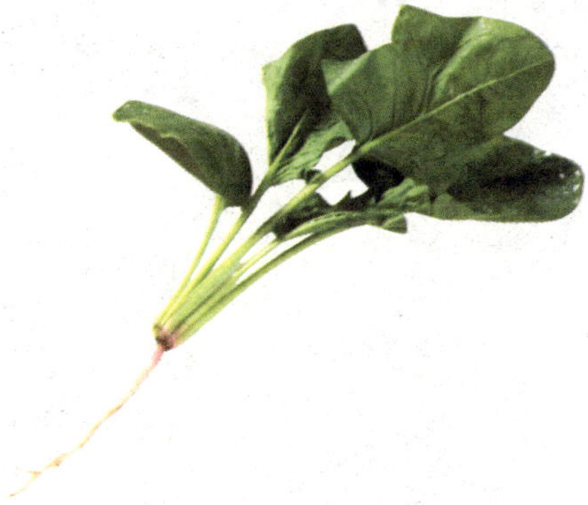

制用法：水煎，分 2 ~ 3 次服用。

又方：鲜菠菜根 112.5 克，鸡内金 11.3 克（或加何首乌 18.8 克）。

制用法：水煎服，1 日 2 次。

贫血

用料：菠菜 37.5 克，覆盆子 11.3 克，红枣 6 枚（或加何首乌 18.8 克）。

制用法：水煎服，1 日 2 次。

养血益肝

用料：菠菜 150.0 克，猪肝 250.0 克，食盐少许。

制用法：将菠菜洗净，放入滚水煮 3 分钟，去汤，再与猪肝同煮，猪肝熟后加食盐即可。

白血病，养血止血

用料：菠菜根 300.0 克。

制用法：洗净，用低温烘干，研细粉，每次服用 20.0 克。鲜根煮食即可。

通便，补血养胃，健脾

用料：菠菜 250.0 克，鸡血 200.0 克。

制用法：煮汤常服。

咳嗽气喘

用料：菠菜子适量。

制用法：将菠菜子用文火炒黄，研成细末，每次服 5.6 克，1 日 2 次，温开水送服。

效用：祛风明目，开通关窍，利肠胃。

食用保健常识

1. 菠菜能促进胰腺分泌，有助消化作用。常吃菠菜，对人体维持正常视力和上皮细胞的健康有一定作用，能防止夜盲，增强抵抗传染病的能力，预防口角溃疡、口唇炎、舌炎、皮炎、阴囊炎，促进儿童成长。

2. 菠菜营养丰富，能养血止血，敛阴润燥。常用于贫血、消渴、便秘、高血压、糖尿病的食疗。

落葵

润肠去燥 解毒消肿

- **科名**：落葵科（Basellaceae）
- **英文名**：Ceylon spinach；Red Malabar Nightshade
- **学名**：Basella alba Linn
- **别名**：白落葵，皇宫菜，蛶广菜，蛶菜，胭脂菜

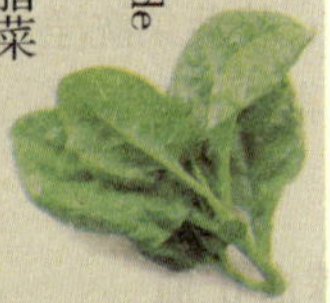

1年至多年生肉质藤本。全株光滑。叶互生，肉质厚，卵形，全缘，具柄。春至秋间开花，淡红色，穗状花序，腋生。浆果卵形，成熟时紫色带黑。

·性味归经·

1. 全草：味甘、淡，性凉。入心、肝、脾、胃、大小肠经。2. 叶：味甘、酸，性寒滑。

·营养成分·

落葵藤叶含蛋白质、胡萝卜素、维生素A、B族维生素、维生素C、糖类、阿拉伯糖、鼠李糖、半乳糖、多种氨基酸、钙、铁、锌。

·热　　量·

每百克40千卡。

养生功效

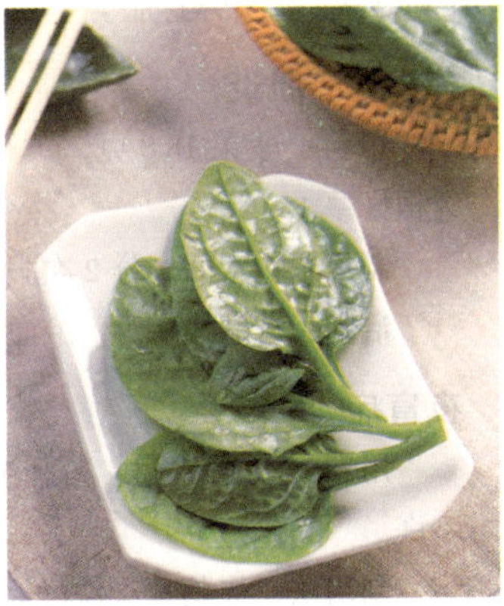

食用部：全草或茎叶。

药用部：全草，根藤，花，落葵子。

用量用法：落葵：干品11.3～18.8克，鲜品37.5～75.0克，水煎服。外用：捣敷或捣汁涂。子：外用：研末调敷。花：外用：鲜品捣汁涂。

功能效用：全草：润肠去燥，清热凉血，解毒，消肿，活血。花：清血解毒，解痘毒。花汁：清血解毒药。根：清热，解毒，利湿。落葵子：研末调敷。

保健应用：全草：治便秘，便血，小便涩赤，高血压，糖尿病，阑尾炎，肝病，咳嗽，湿疹，斑疹，疔疮，脓肿，无名肿毒，热毒疮疡，跌打损伤，小便短涩。根：治风湿关节痛。花：解痘毒，治乳头破裂。

禁忌：1. 脾胃虚弱者，勿用；大便溏泻者，慎用；孕妇，禁用。2. 落葵可滑中散热，利大小肠，如果被狗咬伤后吃落葵，就会终身不愈。

落葵的养生厨房

痈疮疖肿，无名肿毒

用料：鲜落葵适量。

制用法：洗净，捣烂，外敷患处。或加鲜龙葵叶及鲜水丁香叶同用。

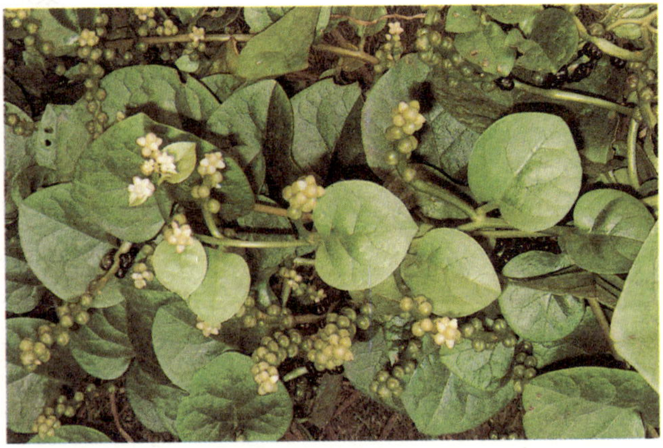

大便燥结

用料：落葵叶300.0克，调味料各少许。

制用法：先将落葵叶洗净，加水适量煮熟，用食盐、酱油、醋、味精等调味，饮汤食菜，1日2次。

便秘发热，紫癜症

用料：鲜落葵叶或子75.0克。

制用法：洗净，捣汁，温水冲服。

紫斑

用料：干落葵（子）37.5克，马兰根37.5克。

制用法：将两味药洗净，加适量水煎服。

小便热涩少疼痛

用料：落葵37.5克，车前草18.8克，灯心草11.3克。

制用法：水煎，分2～3次服。

又方：鲜落葵75.0克。

制用法：煎汤服。

外伤出血

用料：鲜落葵叶30.0克，冰糖7.5克。

制用法：共捣烂，外敷患处。

便秘，尿赤涩

用料：鲜落葵150.0克，白豆腐1块。

制用法：落葵洗净，切段，加水适量，共煮熟食用。

阑尾炎

用料：鲜落葵150.0克。

制用法：洗净，加水适量煎服。

皮肤湿疹

用料：鲜落葵75.0克，猪瘦肉112.5克。

制用法：将落葵洗净，加水适量，炖熟，饮汤食肉，1日2次。

小便黄赤，小便不利

用料：鲜落葵37.5克，鲜白茅根37.5克，五根草30.0克，珍冬毛18.8克。

制用法：煎成2碗，分2～3次服用。

关节肿痛

用料：鲜落葵根茎75.0～112.5克，前猪蹄适量。

制用法：加适量水共炖烂，分2～3次服，饮汤食肉。

久年下血

用料：落葵37.5克，白肉豆根37.5克，老母鸡1只。

制用法：老母鸡去头脚及内脏，加适量水共炖服。

咳嗽

用料：落葵37.5克，桑叶15.0克，薄荷3.8克。

制用法：水煎服。

手脚关节疼痛

用料：鲜落葵全茎37.5～75.0克，猪脚节1具（或老母鸡1只，去头脚及内脏）。

制用法：半酒水炖服。

疔疮

用料：鲜落葵叶10～15片。

制用法：洗净，捣烂，涂贴之。

使脸鲜华

用料：落葵子适量，白蜜适量。

制用法：将落葵子实蒸，烈日中晒干，剥去皮，取种仁细研，和白蜜敷之。

食用保健常识

1. 落葵性寒滑利，具滑肠通便、清热利湿、凉血活血之功效。落葵对肝火偏旺、大便秘结、小便短赤、便血、热毒疮疡等症者均有较好的治疗效用。捣烂外敷，治跌打伤、筋骨痛，有活血作用。

2. 落葵含的钙、磷等矿物质比较多，小孩及老年人都可食用。

花椰菜

益肾健脑
明目利水

● 科　名　十字花科（Cruciferae）
● 英文名　Cauliflower；Sprouting brocoli
● 学　名　Brassica oleracea var botrytis
● 别　名　菜花，花菜，白花菜，青花菜

1或2年生草本植物。花椰菜的头状花，叶狭长，具锯齿状，花蕾着生很多小花蕾及花梗，淡黄色，挤聚成花球形。花果期夏秋间。

·性味归经·

味甘，性平。入肾、脾、胃经。

·营养成分·

花椰菜含蛋白质、脂肪、碳水化合物、膳食纤维、胡萝卜素、尼克酸、维生素A、维生素B_1、维生素B_2、维生素C、维生素K、钾、钠、钙、镁、铁、磷。

·热　量·

花椰菜每百克23千卡，西兰花每百克31千卡。

养生功效

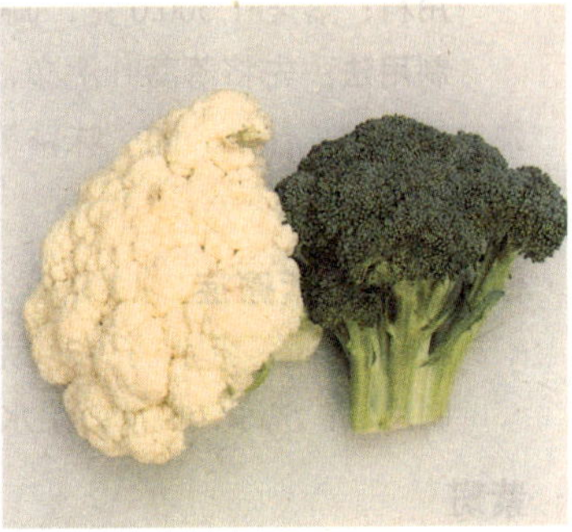

食用部： 头状花。

药用部： 头状花，茎叶。

用量用法： 花椰菜：做菜食用，适量。花椰菜汁：适量。花椰菜茎叶：75.0 ~ 150.0克，榨汁调蜂蜜服。

功能效用： 花椰菜：益肾健脑，明目利水，清血健身，抗毒，抗癌利水，润肺，止咳。茎叶：润肺止咳。

保健应用： 花椰菜：治食道癌梗喉，胃肠溃疡，便秘，皮肤化脓，牙周痛；阻止胆固醇氧化，预防血小板凝结。茎叶：治咳嗽，肺结核。

花椰菜的养生厨房

食道癌梗阻

用料： 鲜花椰菜487.5克，米醋9.4克，蜂蜜11.3克。

制用法： 将花椰菜剥开洗净，榨汁，加米醋、蜂蜜共拌均匀，1天分量，徐徐饮下，但需长期服用。

咳嗽

用料： 鲜花椰菜茎叶75.0 ~ 150.0克，蜂蜜适量。

制用法： 将花椰菜茎叶洗净，榨汁，煮沸，待稍温后加入蜂蜜调匀服之。

高脂血症

用料： 花椰菜适量，香菇适量。

制用法： 将花椰菜洗净，切开，香菇切片，炒食或煮食。

感冒咳嗽，肺癌

用料： 花椰菜487.5克，蜂蜜适量。

制用法： 先将花椰菜洗净，切碎，捣烂绞汁，加蜂蜜，煮熟，每日服3次，每次50毫升。

治则： 清热解毒，止咳化痰，抗癌。

肺结核

用料： 花椰菜茎叶112.5克，蜂蜜适量。

制用法： 花椰菜茎叶洗净，榨汁，调蜜服。

强肝解毒，防止坏血病

用料：花椰菜适量，土鸡肉适量。

制用法：花椰菜切开洗净，鸡肉切块，煮食。

慢性胃炎，消化不良

用料：花椰菜适量，土鸡蛋 2 个。

制用法：花椰菜洗净，切开，煮鸡蛋食用。

慢性胃炎，倦怠

用料：花椰菜适量，蚝油适量。

制用法：将花椰菜切开，洗净，用蚝油炒食。

提高免疫力

用料：花椰菜适量，土鸡肉适量。

制用法：花椰菜洗净，切开，鸡肉切块，共炒食或煮食。

贫血，疲倦

用料：花椰菜适量，鸡蛋 1 ~ 2 个。

制用法：先将花椰菜切开，洗净，共煮汤食。

肩痛，疲倦

用料：鲜花椰菜 112.5 克，苹果 1 个，蜂蜜适量，柠檬汁少许。

制用法：将花椰菜洗净，剥成块，苹果削皮去核切块，共放进果汁机中榨原汁，再加入蜂蜜及柠檬汁拌匀，1 次服完。

食用保健常识

1. 花椰菜又名花菜，富含维生素 C，而嘌呤含量低，能清热、清凉、通利大小便，对痛风患者很适宜，可常吃。

2. 花椰菜是含有类黄酮最多的食物之一，可以防止感染，也是最好的清血剂，能阻止胆固醇氧化，防止血小板凝结成块，减少心脏和中风的发病概率。

3. 花椰菜含有多种维生素和矿物质，有防治消化道溃疡，健脑，利内脏，补气及抗衰老等功效。所含的维生素 K，对损伤皮肤亦有很大的修护作用。

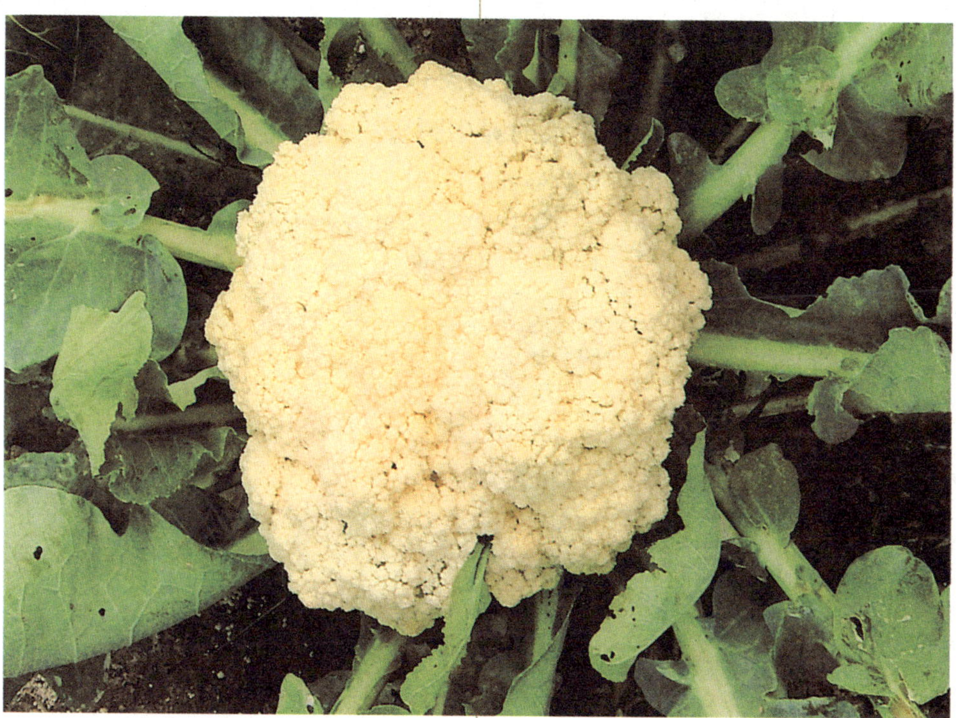

韭菜

补肾壮阳
行气散血

科名　百合科（Liliaceae）
英文名　Chinese Chives；Chinese leek
学名　Allium tuberosum Rotter
别名　山韭，起阳草

多年生草本植物。根茎横卧，生有须根多数，全株具有强烈气味。叶基生，线形扁平，端渐尖，全缘。伞形花序顶生，花茎由茎抽出，三棱形，花白色。蒴果倒心状，种子黑色，扁平卵圆形。夏至秋间为花果期。

·性味归经·

1. 韭菜：味甘、辛，性温。入肝、胃、肾经。2. 韭菜根：味辛，性温。3. 韭菜子：味辛、咸，性温。入肝、肾经。

·营养成分·

韭菜含有蛋白质、脂肪、膳食纤维、碳水化合物、维生素C、钾、钙、磷、镁、铁、锰、锌、硒、铜。韭菜富含维生素B_1。药用成分含有甙类、硫化物等。

·热　量·

韭菜每百克27千卡，韭黄每百克17千卡，韭菜花每百克28千卡。

养生功效

食用部： 茎叶，韭菜花。

药用部： 茎叶，韭菜子，根。

功能效用： 韭菜：补肾助阳，温中开胃，行气，散血，解毒。韭菜根：温中行气，散瘀，消食积。韭菜子：补肝肾，暖腰膝，壮阳，固精，补命门。

保健应用： 韭菜：治高血脂，肺结核，赤痢，虚寒久痢，脾虚咳嗽，胃肠痉挛痛，食物中毒，中暑昏迷，汗斑，荨麻疹，足癣，牙齿浮动，口角炎，闭经，痛经，月经不调，子宫下垂，乳痈，月经先后无定期，白带过多，贫血，健忘，性功能减退，胁痛，骨折，痔疮出血，疖肿，过敏性皮炎，噎膈，反胃，消渴症，脱肛，痔漏，胸痹，吐血，尿血，跌仆伤，虫蛇咬伤。韭菜根：治小儿遗尿，风湿性关节炎，自汗，噎膈反胃，下痢鲜血，虚寒性急性胃肠炎，胸痹，食积腹胀，吐血，衄血，赤白带下，倒经，跌打损伤，癣疮，癣。韭菜汁：治呃逆，跌打肿痛，妊娠恶心呕吐。韭菜子：治顽固性呃逆，健忘症，阳痿，早泄，肩周炎，胸痛，慢性腰痛，月经不调，跌打损伤，牙齿浮动，钩虫病，遗精，梦遗，遗尿，频尿，疝痛，泻痢，带下淋浊，少腹冷痛，腰膝酸软冷痛。

禁忌： 1. 眼疾、疱疹者，不宜多食韭菜。2. 阴虚内热及疮疡者，不宜食韭菜。3. 韭菜不宜久煎。

韭菜的养生厨房

跌打骨折

用料： 鲜韭菜18.8克，黄栀子5枚，生姜11.3克，葱白11.3克，白胡椒10粒，面粉75.0克，红糖37.5克。

制用法： 共捣烂，摊成饼状，外敷伤处包扎固定。

关节扭伤

用料： 鲜韭菜根93.8克，面粉30.0克，米酒少许。

制用法： 将韭菜根洗净，切碎，加面粉，捣烂如泥状，稍加米酒调成糊状，敷患处，每日1次。

肩周炎

用料： 韭菜子15.0克，艾叶11.3克，小茴香11.3克。

制用法： 加水适量煎服。

胸痹胸痛

用料： 韭菜子30.0克，瓜蒌子11.3克，黄酒适量。

制用法：将上两味共炒黄（文火炒），研细末，每服 2.0 克，黄酒送服，1 日 2 次。

牙齿松动

用料：韭菜子 18.8 克，杜仲 11.3 克，炙甘草 11.3 克。

制用法：水煎，早晚各服 1 次。

贫血

用料：韭菜 56.3 克，桑葚 30.0 克，生姜 3 片。

制用法：共煎水，分 2 次服。

尿频，遗尿

用料：韭菜子 11.3 克，金樱子 30.0 克，山药 15.0 克，土人参 18.8 克。

制用法：水煎，分 2 次服。

肾虚腰膝无力

用料：韭菜 37.5 克，女贞子 30.0 克，土枸杞 18.8 克，五加皮 15.0 克，杜仲 11.3 克，千斤拔 11.3 克。

制用法：水煎，分 2 次服。

骨质疏松症

用料：韭菜 150.0 克，虾米 56.3 克，食用油适量。

制用法：如常法炒食。

老年骨质疏松症

食疗方：鲜韭菜 150.0 克，虾米 56.3 克，食用油适量。

制用法：共炒食。

类风湿性关节炎

用料：韭菜子 11.3 克，五加皮 15.0 克，牛膝 15.0 克，威灵仙 11.3 克。

制用法：水煎，分 2 次服。

盗汗

用料：韭菜 18.8 克，胡萝卜 30.0 克，鲜桑叶 30.0 克。

制用法：水煎，分 2 ~ 3 次服。

疖肿

用料：韭菜 48.8 克，芹菜 30.0 克。

制用法：各用鲜品，捣烂涂患处，每日 1 次。

皮肤瘙痒症

用料：鲜韭菜 500.0 克，淘米水 1 盆。

制用法：将韭菜洗净，放入淘米水中浸泡，煮开洗澡，1 ~ 2 次可愈。

中暑昏迷

用料：鲜韭菜 1 把。

制用法：捣烂，取汁，滴入鼻孔。

腮腺炎

用料：韭菜根 56.3 克，香油适量。

制用法：将韭菜根焙干，烧存性，加香油调匀涂患处。

食用保健常识

1. 韭菜含挥发油和硫化物，能促进食欲作用。韭菜还含较多的纤维素，能增强肠胃蠕动，预防肠癌。韭菜味辛辣，有散瘀活血、行气散滞作用，可用于跌打伤、胸痛等症。

2. 韭菜根性味辛温，功能止汗，适用于盗汗、虚汗。一般用量为 30 ~ 50 根，水煎服。

3. 韭菜子有温肾壮阳、固精的功效，所以是肾阳虚衰引起的阳痿、遗精、腰膝酸软、尿频、遗尿等症的常用之品。

4. 韭菜对大肠杆菌、金黄色葡萄球菌、痢疾杆菌及伤寒杆菌均有抑制杀灭作用。

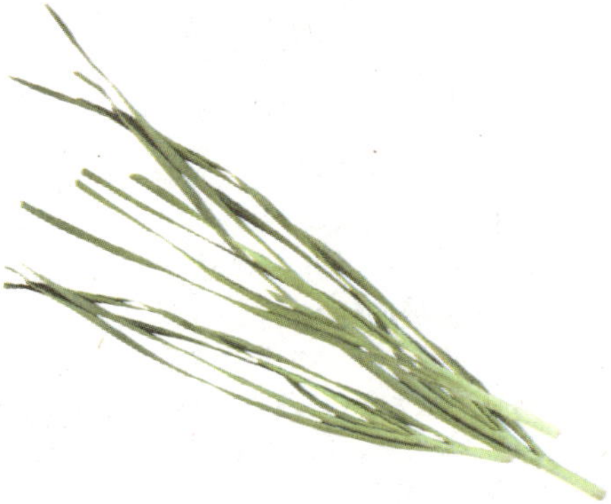

山药

滋肾涩精 强壮筋骨

- **科名** 薯蓣科（Dioscoreaceae）
- **英文名** Yam
- **学名** Dioscorea alata
- **别名** 山薯，田薯，山芋，薯蓣，山药薯，长薯，淮山

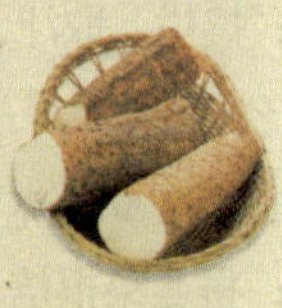

多年生缠绕草本山药的块茎，肉质，微呈圆柱形，垂直生长。外皮灰褐色，多须根。肉质脆，色白，带有黏性。茎多紫色，细长有棱线，光滑。叶对生成3片轮生，叶片三角状卵形至宽卵形。穗状花序，腋生，花小黄绿色。蒴果有3棱，呈翅状。种子扁圆形，有宽翅。花期7～8月间，果期10月间。秋季采挖，刮去外皮，烘烤干。零余子（叶腋间所生的株芽称零余子）亦秋季采收。

·性味归经·

1. 山药：味甘，性平。入肺、脾、肾经。2. 零余子：味甘，性温。入肾经。

·营养成分·

山药含蛋白质、脂肪、胡萝卜素、碳水化合物、维生素C、维生素E、膳食纤维、钾、磷、镁、钠、钙、硒、碘、铁、薯蓣皂甙。

养生功效

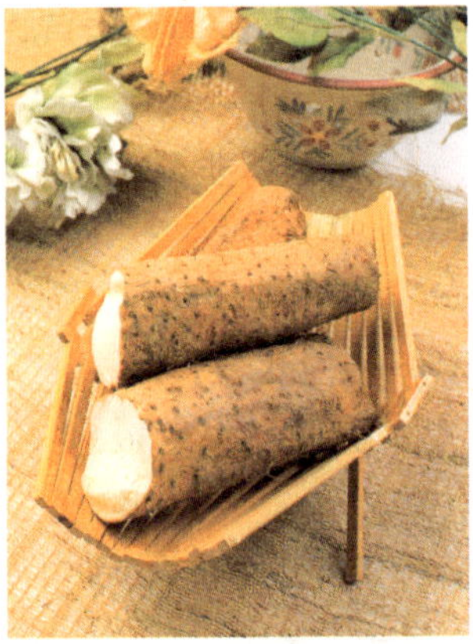

食用部：块茎。

药用部：块茎，零余子。

功能效用：山药：有补胃健脾，滋肾涩精，生津益肺，助五脏，强壮筋骨之用。补阴，宜生用；健胃止泻，宜炒黄用。零余子：功能同山药而力强。可补虚损，强腰膝，益肾。吃了很耐饿。

保健应用：山药：治贫血，化疗及放疗反应，慢性胃炎，胃痛，腹泻，呃逆，糖尿，遗精，早泄，小儿遗尿，脱肛，便血，产后乳汁少，闭经，肺结核，风湿性心脏病，内耳眩晕症，胸痛，胸膜炎，水肿，脾虚久泻，贫血，疝气，低血压，白细胞减少症，慢性腰痛，更年期综合征，半身不遂，痛经，心悸，子宫脱垂，产后腹痛，妊娠肿胀，角膜溃疡，鹅口疮，外伤出血。

禁忌：有实邪者不宜用。

山药的养生厨房

贫血

用料：山药37.5克，何首乌11.3克，红糖37.5克（或加红枣5枚）。

制用法：加适量的水共煎汤服，1日2次，饮汤。

妇女经闭

用料：山药37.5克，鸡血藤30.0克，土豆37.5克。

制用法：加水适量共煎汤饮服，早晚各1次。

糖尿病

用料：山药37.5克，猪胰脏1个（或加腰子草11.3克）。

制用法：猪胰脏切片，同山药加水炖烂食之，隔日1次。

小儿遗尿

用料：山药37.5克，太子参18.8克（或加龙眼干15.0克）。

制用法：共研细末，每次服用5.0克，开水冲服，1日3次。

小儿疳积

用料：山药15.0克，山楂9.4克，白糖26.3克。

制用法：水煎服，连服 1 星期。

治则：健脾益气，消积导滞。

早泄

用料：山药 37.5 克，麻雀蛋 2 个，红糖 37.5 克。

制用法：共放入锅中，加水适量共煎汤，吃蛋饮汤，1 日 1 ~ 2 次。

阳痿

用料：山药 30.0 克，莲子 30.0 克，枸杞子 30.0 克，芡实 18.8 克，山茱萸 11.3 克，覆盆子 11.3 克，五味子 7.5 克。

制用法：水煎，分 2 次服用。

更年期综合征

用料：山药 22.5 克，海带 37.5 克，山楂 15.0 克。

制用法：放入锅中加适量的水共煎汤饮服，早晚各 1 次。

脾虚久泻

用料：山药 37.5 克，炒扁豆 18.8 克，莲子 18.8 克，薏仁 37.5 克，五根草 15.0 克。

制用法：共研细末，每次用 15.0 克，加入冷水煮成糊状食之，连服 5 天。

肺结核

用料：山药 37.5 克，粳米 37.5 克，百合 37.5 克，冰糖适量。

制用法：先将山药切成小块，与百合、粳米共煮粥，再加冰糖调味食之。

小儿脾胃虚弱厌食

用料：山药 11.3 克，麦芽 11.3 克，莲子 11.3 克，山楂 15.0 克，茯苓 11.3 克，槟榔 11.3 克，鸡内金 15.0 克。

制用法：上药共研细末，混匀，每次 5.0 克，打入鸡蛋 1 个，加水调匀，放置笼中蒸熟食用。每日 1 ~ 2 次。

治则：健脾益气，消食开胃。

肾阴虚

用料：山药 37.5 克，冬瓜 112.5 克，荷叶 56.3 克。

制用法：水煎 2 次，早晚各服 1 次。

气血两虚

用料：山药 37.5 克，莲子 56.3 克，龙眼肉 30.0 克，冰糖适量。

制用法：先将莲子去皮留心，研成粉，加水适量，调成糊状，放进沸水中，再放入龙眼肉、山药、冰糖共煮成粥，每晚临睡前 1 小时食之。

内耳眩晕症

用料：山药 37.5 克，白萝卜 1 条，粳米 30.0 克。

制用法：白萝卜切碎，加适量水煮粥食用。

病后耳聋

用料：零余子 30.0 克，猪耳朵 1 对。

制用法：共炖汤，徐徐吞服。

胃、十二指肠溃疡

用料：山药 18.8 克，蒲公英 30.0 克。

制用法：水煎，分 2 次服。

效用：清热解毒、健脾。

食用保健常识

1. 山药含黏蛋白质、淀粉酶等成分。其所含的黏蛋白质在人体内水解为有滋养作用的蛋白质和碳水化合物；而所含的淀粉酶有将淀粉水解为葡萄糖的作用，对治疗糖尿病有一定作用。

2. 山药性味甘，温平，能补虚损，除寒热邪气，益气力，长肌肉，强阴固肾，为滋养强壮药，并微具收敛性。对于消化不良之慢性肠炎，遗精，夜尿，盗汗及糖尿病等有一定疗效，虚弱者亦可食用。

3. 山药含有的淀粉酶能分解成蛋白质及碳水化合物，有滋补作用。但淀粉酶若在持久高温中可能会失去其功效，所以不宜久煎。

海带

软坚行水 破积去湿

科名 海带科（Laminariaceae）

英文名 Kelp；sea tangle

学名 Laminaria japonica Aresch

别名 海白菜，江白菜，昆布

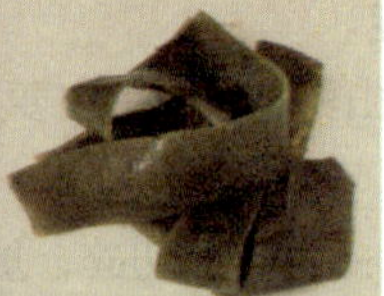

海带：多年生大型褐藻，片部绿褐色，完整带状，扁平柔滑，边缘深波状，基部具细短轴柄，柄下端有树枝状假根，附着在海底岩石上。

·性味归经·

1. 海带：味咸，性寒，无毒。入肝、肾经。2. 昆布：味咸，性寒，无毒。入肝、胃、肾经。

·营养成分·

1. 海带含蛋白质、脂肪、膳食纤维、碳水化合物、硫胺素、尼克酸、维生素 E、钾、钙、镁、磷、硒、钠、碘、锰、锌、藻胶酸、昆布素等，富含维生素 B_{12}。2. 昆布含蛋白质、脂肪、膳食纤维、碳水化合物、尼克酸、钾、钙、磷、硒、钠、锰、锌、铁、铜，还含降压的海带氨酸和降血脂的海带聚糖。

养生功效

食用部：裙带菜的叶状体。

药用部：裙带菜的叶状体。

用量用法：一般用量：11.3 ~ 37.5 克，水煎服。海带根：15.0 ~ 30.0 克，水煎服或研末，每服 3.0 克，1 日 3 次。

功能效用：海带：软坚行水，破积去湿。昆布：软坚散结，消痰利水。

保健应用：海带：治瘿瘤，瘰疬，睾丸肿痛，痰饮水肿，缺碘性甲状腺肿大。海带根：治咳嗽，慢性气管炎，气喘，高血压，头晕。昆布：治胸中气噎，不下食，喉中如有肉块，瘿瘤，瘰疬，脚气，睾丸肿痛；降低血脂和血压。

禁忌：1. 海带：脾胃虚寒蕴湿者，忌服；因海带有降压作用，低血压者慎用。2. 昆布：脾胃虚寒者，不宜食用；瘦弱气虚者，不宜长期当蔬菜食用。

海带的养生厨房

甲状腺肿大

用料：海带 30.0 克，黄药子 12.0 克。

制用法：将海带洗去盐，切段，同黄药子加水煎服。

又方：昆布 15.0 克，海藻 15.0 克，射干 11.3 克。

制用法：水煎服。

用料：海带 30.0 克，薏仁 56.3 克，白芥子 11.3 克，白豆腐 2 块。

制用法：将海带洗净，加水共炖烂，白芥子以中药专用过滤袋包住煎，以免散开，分 2 次服用。

颈项瘰疬

用料：海带 18.8 克，海藻 18.8 克，小茴香 7.5 克。

制用法：3 味分别洗净，水煎服。

高脂血症

用料：海带 150.0 克，豆腐 187.5 克，调味料适量。

制用法：先将海带洗净，切段，按日常法煮汤食之，连服 15 ~ 20 天。

急性肾炎

用料：海带 30.0 克，玉米须 30.0 克，草决明 15.0 克。

制用法：加适量水煎煮，取汤分 2 次服。

治则：宜清热利尿降压。

前列腺增生，小便不畅，短赤灼热感，小腹胀满

用料： 海带93.8克，带皮冬瓜150.0克，薏仁56.3克。

制用法： 共煮汤服，每日1剂。

治则： 有清热利湿作用。

淋巴腺肿大

用料： 海带、昆布、紫菜、海藻、龙须菜各18.8克。

制用法： 水煎代茶服。

治则： 有消坚散结作用。

用料： 海带18.8克，夏枯草18.8克，海藻11.3克，白芥子11.3克（包煎）。

制用法： 水煎2次，药液混合，分2次服。

治则： 软坚散结，清热解郁。

白血病

用料： 昆布30.0克，海藻30.0克，别甲30.0克，土鳖虫9.4克，穿山甲15.0克。

制用法： 水煎服。

使头发光亮

用料： 海带粉末200.0克，黑芝麻450.0克，蜂蜜少许。

制用法： 先将黑芝麻炒香，同海带粉末拌匀，加蜂蜜，每服1匙半，常服食。

肥胖症，高血压，高脂血症

用料： 海带75.0克，绿豆75.0克，白糖适量。

制用法： 共煮汤食之。

神经衰弱

用料： 海带56.3克，绿豆112.5克，白糖适量。

制用法： 先将海带用清水泡浸后洗净，绿豆洗净，然后共放入锅内，加适量的水，用武火煮沸后，转为文火煮至绿豆熟，加白糖再煮沸即成，分2次服用。

慢性咽喉炎

用料： 海带500.0克，白糖500.0克。

制用法： 海带洗净，用开水烫一下即取出，切成小块，以白糖腌3天后即可食用，每天30.0克。

骨质疏松症

用料： 海带150.0克，猪排骨1000.0克，调料适量。

制用法： 海带洗净，加2000毫升水共炖服（如常法煮）。

急性扁桃体炎

用料： 海带30.0克，菊花15.0克（或加蒲公英11.3克，忍冬花11.3克）。

制用法： 水煎服，每日2次。

又方： 海带30.0克，丝瓜1条，黄花地丁30.0克。

制用法： 水煎，分2次服。

病毒性肝炎，早期肝硬化

用料： 海带50.0克，番麦须50.0克，牡蛎30.0克，柴胡5.0克。

制用法： 将上四味洗净，加水煎，分次服之。

治则： 有清热软坚、疏肝利尿作用。

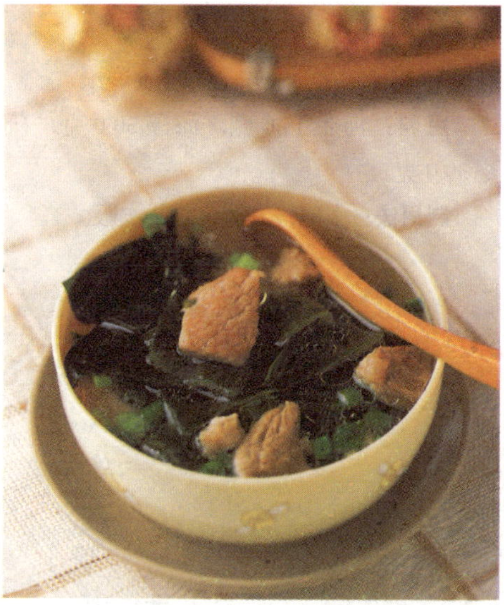

神经官能症

用料： 海带30.0克，薏仁30个，红枣10枚。

制用法： 水煎服，早晚各1次。

盗汗

用料： 海带56.3克，冬瓜子15.0克，芦根30.0克。

制用法： 水煎，分3次服。

颈淋巴结核

用料： 海带15.0克，海藻15.0克，夏枯草30.0克，蒲公英30.0克，玄参15.0克，牡蛎30.0克。

制用法： 水煎，分2次服。

支气管炎咳嗽，咳痰

用料： 昆布11.3克，百部11.3克，知母30.0克。

制用法： 水煎2次，将煎液混合，早晚各服1次。

支气管炎，肺炎

用料： 昆布30.0克，海带根30.0克，桔梗9.4克，浙贝母9.4克，知母15.0克。

制用法： 水煎2次，2次煎液混合，分2次服。

治则： 宜清热化痰止咳。

肝硬化腹水

用料： 海带15.0克，海藻30.0克，茯苓30.0克。

制用法： 水煎，去渣，分2次服。

急性肾炎水肿，高血压病，水肿

用料： 海带18.8克，玉米须30.0克，草决明15.0克，车前草11.3克。

制用法： 水煎，分2次服。

水痘

用料： 海带18.8克，绿豆37.5克，红糖适量。

制用法： 将2味分别洗净，加水煮烂，加红糖调服。

慢性气管炎

用料： 海带根18.8克，生姜5.6克，红糖适量。

制用法： 水煎，加红糖服。

老人骨质疏松症

用料： 海带适量，猪排骨适量。

制用法： 洗净后放入锅内煮食，常食之。

慢性胰腺炎

用料： 海带30.0克，决明子11.3克。

制用法： 水煎，1日2剂。

治则： 宜清热润肠，通经利水，化瘀软坚。

食用保健常识

1. 昆布在临床上常用于治疗缺碘引起的甲状腺机能降低，亦有降血压、平喘镇咳等作用。

2. 海带中含有丰富的碘质，是甲状腺素的主要成分，因此可防治地方性甲状腺肿大。提取物褐藻氨酸有降压作用，可使血液中的胆固醇含量降低，而且对高血压、动脉硬化、脂肪过多症均有预防和辅助治疗作用。

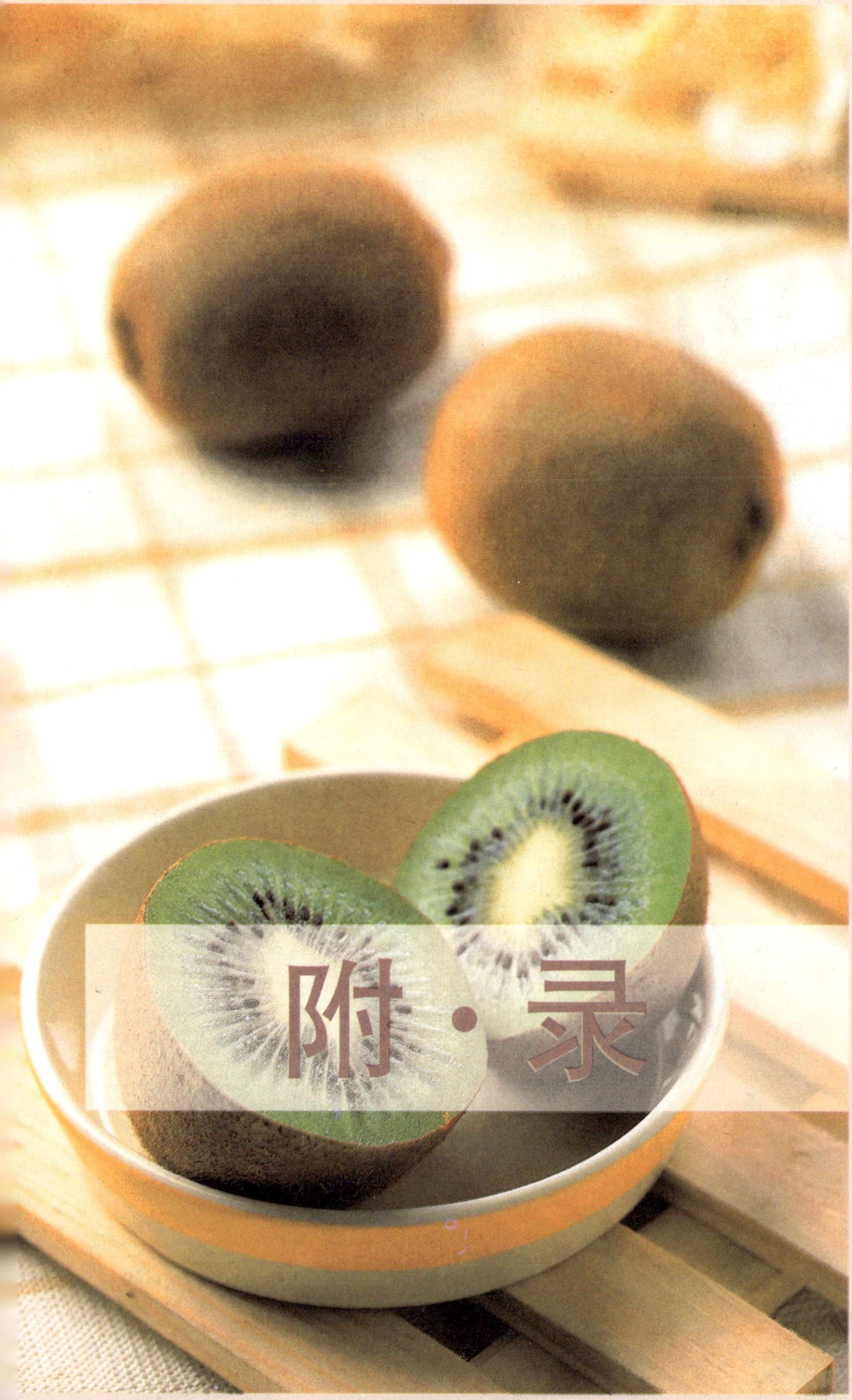

附·录

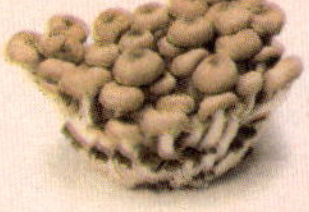

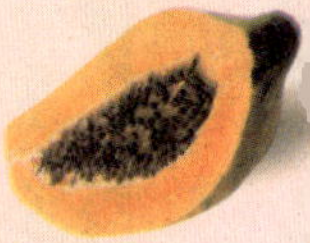

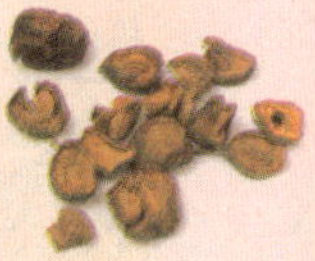

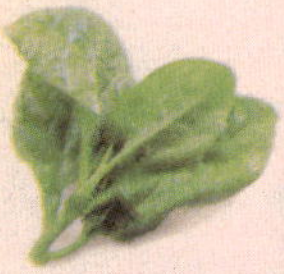

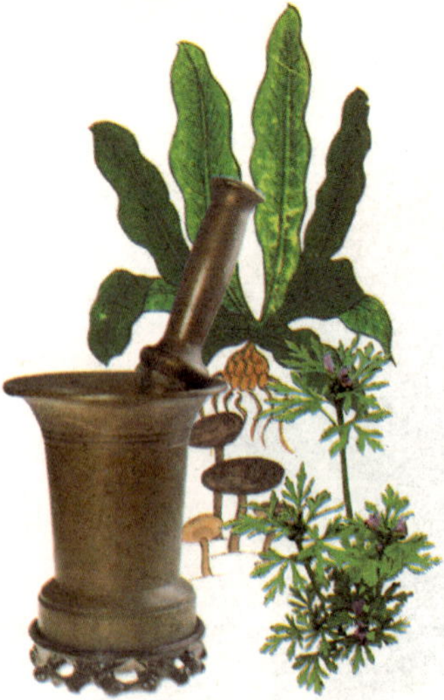

（一）不建议食用的食物

1. 冰冷、凉性食物：任何冰品，西瓜，山梨，柚子，葡萄柚，橘子，椰子，硬柿子，山竹，绿豆，莲藕，白萝卜，苦瓜，丝瓜，冬瓜，黄瓜，大白菜，西红柿。

2. 辛辣、燥热食物：辣椒，大蒜，老姜，葱，香菜，沙拉酱。

3. 热性食物：茴香，韭菜，肉桂，羊肉，狗肉。

4. 热性水果：龙眼，荔枝，芒果，榴莲。

5. 刺激性食物：腌渍品，咖啡，咖喱。

（二）建议食用的食物

1. 水果类：番石榴，葡萄，苹果，柳橙，草莓，木瓜，樱桃，桑葚。

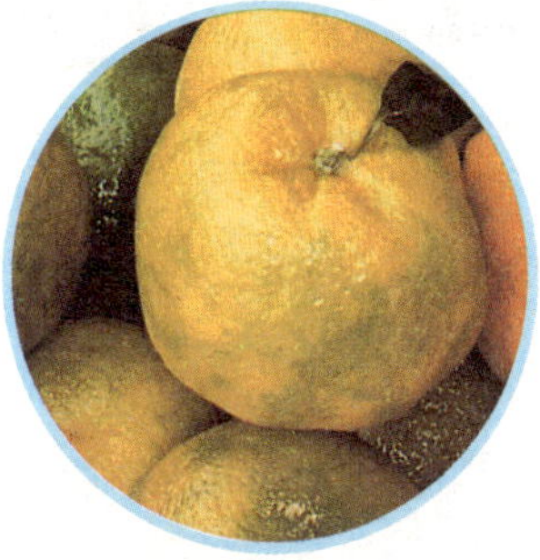

2. 蔬菜类：空心菜，菠菜，花椰菜，茼蒿叶，胡萝卜。

3. 肉类：鱼肉，鸡肉，猪肉，猪小肠，排骨。

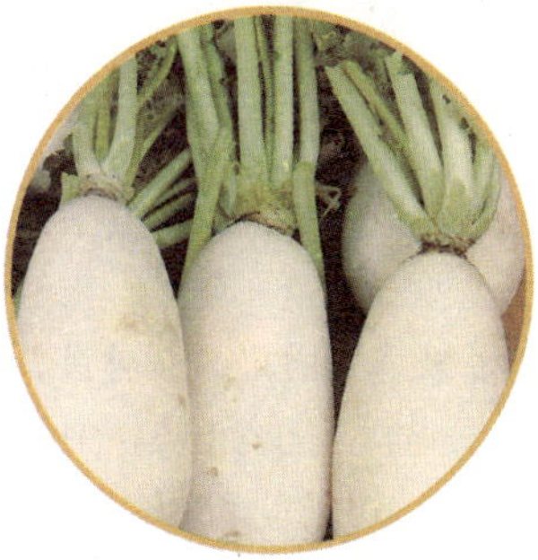

4. 其他：鸡蛋，牛奶，豆浆，米饭等。

（三）一般服药期间饮食禁忌

忌食生冷、油腻食品，以免影响药物吸收。

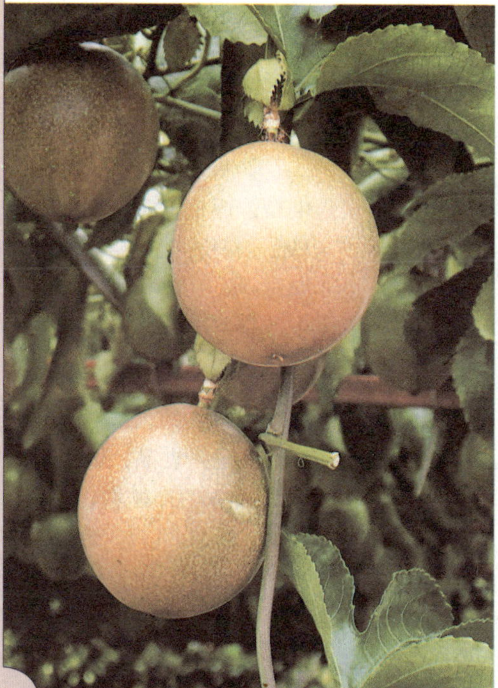

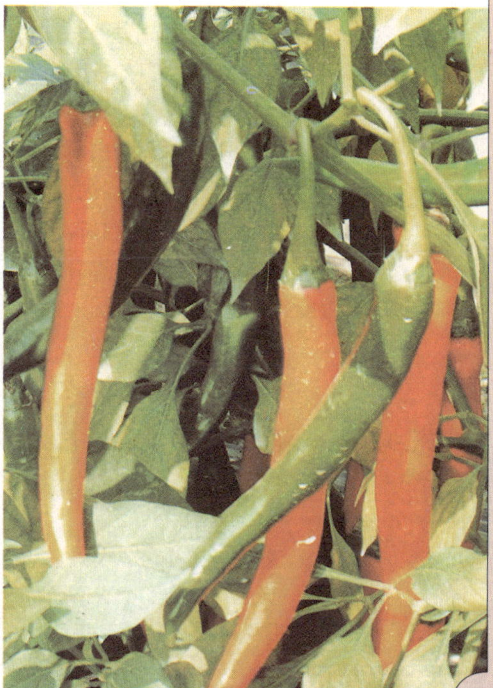

常见病症适宜食用的蔬果及应忌食少食的食品

病症	适合食用的蔬果	忌食或少食的食品
感冒	马蹄，南瓜，苦瓜，萝卜，莲藕，山药，香菜，白菜，青葱，生姜，大蒜，茼蒿，西兰花，辣椒，橄榄。枇杷，草莓，菠萝，芒果，梨，山楂	辣椒，蒜头，花生，腰果，橘子，胡椒等油腻辛辣燥热食物，冰冷食物，汽水，可乐等。龙眼：风寒感冒不宜食。柠檬：伤风感冒发烧，咳嗽者少食。西瓜：初期少食。柿子：风寒感冒不宜吃
咳嗽	土人参，牛蒡子，百合，野百合，向日葵，盘龙参，乌梅，马蹄，鼠曲草，黄花菜根。白萝卜，南瓜子，茄子，香菜，白菜，韭菜，芹菜，菠菜，土豆，银耳，芥菜。柿饼，杏仁，白果，红甘蔗，枇杷，葡萄柚，柑橘。柠檬：化痰止咳，中暑烦渴。梨：热咳。乌梅：止久咳。红枣：润肺，止咳。土芋：去热咳。苹果：润肺化痰，补脑益血，消食顺气。生花生：润肺，治燥咳	蒜头，橘子，腰果，炒花生，胡椒等辛辣燥热食物，油炸食物，酒类。白梨寒咳忌食
百日咳	丝瓜，马蹄，胡萝卜，白菜，梨，橘子，荔枝，杏，红枣。干咳：生花生，百合，野菊花	辛辣油腻食品，生冷水果
哮喘	白萝卜，马蹄，白萝卜子，鼠曲草，灵芝，桃子，葡萄。杏仁：去痰止咳、平喘、润肠。核桃：虚寒喘咳、温肺。甜瓜，柿子。喘咳：山药，莲藕，洋菇，莲子，韭菜，芝麻	辛辣油腻食品。百香果，生梨，西瓜，香蕉，柿子，马蹄。柳橙：肺寒喘者慎用
气喘	南瓜，山药，杏仁，石榴，杏仁，白果，核桃，山药。咳喘：橙子，柚子，洋菇，莲子，莲藕、芝麻	竹笋，蒜头，香蕉，芥末，百香果，柠檬，可乐，油炸食品，虾，蟹，小卷，烟酒，糯米食品，罐头类，泡面。橘子，柳橙，辛辣食品
气管炎	南瓜，芹菜	辛辣油腻食品，温补食品，烟酒，忌过食甜品

病症	适合食用的蔬果	忌食或少食的食品
支气管炎	水梨，木瓜，板栗，白果，豆浆，豆腐，牛乳，白萝卜，马蹄，茄子，菠菜，银耳，丝瓜，白菜，芝麻，黄豆类制品，胡萝卜，花生，芦笋，杏仁，柿子，核桃，番石榴，苹果，草莓，葡萄，枇杷，菠萝，樱桃，银杏，红甘蔗，柚子，杨桃，芒果，橘子，橘饼，梅子，西瓜	辣椒，芋头。辛辣油腻食品，温补食品，烟，酒，忌过食甜品，荔枝，核桃，腰果，炒花生
肺炎	山药，马蹄，黄瓜，莲藕，大蒜，野菊花，鱼腥草，梨子，甘蔗，薏仁，柿子，杏，柚子，雪梨，荔枝，红枣	辛辣油腻食品，过量饮酒
肺结核	莲藕，山药，南瓜，西红柿，菠菜，韭菜，西洋菜，大蒜，黄花菜，白萝卜，白果，李子，芭蕉，梨子，桃子，枇杷，木瓜，水蜜桃，西洋梨，藕，红枣。肺炎：梨子，甘蔗，薏仁，山药，柿子，红枣，杏，柚子，荔枝，马蹄，雪梨	辛辣食物，烟，酒，忌多食甜味食品，生冷食物，肥腻油炸及腥发食物等
肺气肿	莲藕	烟，腥膻发物，甜腻食物，田螺，海蜇，蚌肉，牛肉，鸡爪等
肺脓肿	莲藕，冬瓜，山药，梨，甘蔗，薏仁，百合	辛辣食物，燥热食品，酒等
肺脏病	枇杷，梨，桃，橘，乌梅，白柿，甘蔗，白果，水蜜桃，草莓，柑橘，苹果，葡萄柚，红枣，西瓜子，甜瓜子，南瓜子。香蕉：润肺。核桃：温肺	烟，酒及辛辣食物
发烧	胡萝卜，茄子，西瓜汁	辣椒，生姜，炒花生，蒜头，腰果，烟，酒等
咽喉痛	马蹄，白菜，胡萝卜，乌甜菜，橄榄，干冬菜	辣椒，腰果，蒜头，花生，橘子，胡椒
急性喉炎	丝瓜，马蹄，芒果，橄榄，白梅	辛辣、油炸食物，烟，酒，辛腥发物，生冷食物等

病症	适合食用的蔬果	忌食或少食的食品
扁桃体炎	土豆，杨桃，水梨，枇杷，牛蒡，橄榄，无花果，白柿，白梅，西瓜，杏仁，梨子，芒果，马蹄 咽喉炎：橘子，香蕉，马蹄，鸭梨	辛辣，油炸食物，酒，烟，荔枝，龙眼，红枣，葡萄干，香菜，羊肉，公鸡肉
白喉	白萝卜，龙葵	油腻辛辣燥热食物
声音嘶哑	枇杷，葡萄，乌梅，无花果	龙眼，荔枝，葡萄干，红枣，辛辣食物，热性食物，烟酒
胸膜炎	南瓜，冬瓜，南瓜子，天门冬	辛辣，烟，酒，腰果
胸痛	韭菜，莴笋	辛辣食品，烟，酒，腰果
头痛	黄瓜，马蹄，白萝卜，胡萝卜，白菜，菠菜，甜椒，苹果，龙眼，杏。偏头痛：荞麦，白萝卜，杨梅，猪脑	油腻辛辣燥热食物。偏头痛：忌高盐，烟酒，高脂肪食物，辛辣刺激食物，浓茶，虾蟹，忌过饥过饱，奶酪，熏鱼，海产类，蛋类，牛奶，巧克力，咖啡，啤酒，茶叶，橘子，西红柿等
眩晕症	南瓜，冬瓜，芹菜，白菜，核桃仁，黑芝麻，葡萄，红枣，橘子	辛辣燥热食物
耳鸣	凤果，核桃仁，莲子，柿	马蹄，红枣
梅尼尔氏症	凤果，葡萄，橘子，红枣	凤果：体虚者不宜多食。忌烟酒，高脂肪食物，咖啡，浓茶
伤寒	土豆，苦瓜，冬瓜	辛辣燥热、油炸食物

病症	适合食用的蔬果	忌食或少食的食品
腮腺炎	甜椒，土豆，赤小豆，野菊花，白菜心，绿豆	燥热、辛辣食物，酸菜，杨梅，香菜，韭菜，咖啡，浓茶，生冷水果
淋巴结核	马蹄，马兰，无花果根，栗花，泥胡菜，荔枝	黄豆，白萝卜，包菜，菠菜，豌豆，其他禁忌同腮腺炎
淋巴结肿大	芋头	同上
中暑	莲藕，西红柿，白萝卜，冬瓜，苦瓜，韭菜，白扁豆，丝瓜，菱，绿豆，土枸杞子	辛辣油腻燥热食物
痢疾	甜椒，油菜	忌饮食过饱，辛辣肥腻食品
多汗症	莲藕，冬瓜，丝瓜	辛辣燥热食物，油炸食物，冰冷食品等
盗汗症	莲藕，黄瓜，白菜，芹菜，韭菜，香菜	同多汗症
食物中毒	白菜，韭菜，野百合，绿豆，凤尾草，乌蕨，鲜石蒜鳞茎	不新鲜食品，油腻、辛辣、燥热食物等
酒精中毒	南瓜，马蹄，莲藕，番薯，白萝卜，空心菜，红豆，乌豆，扁豆，绿豆，凤尾草，野菊花，红梅消，柚子，菱角，菠萝蜜，西瓜，橄榄	
解酒	西红柿，苹果，杨梅，葛花，枳椇子，柳橙	
呕吐	白萝卜，生姜汁，莲藕，丝瓜，苦瓜，香菜，芹菜，芥菜，甘蓝，甘蔗，苹果皮，芒果，猕猴桃，黄橘皮，山楂	辣椒，香瓜蒂，红毛丹，油腻燥热食物等
呃逆	白萝卜，马蹄，生姜汁，韭菜，南瓜，刀豆，甘蔗，荔枝，山楂，柿蒂，红柿，山楂汁，枇杷，葡萄	辛辣食品，燥热食物。肾衰竭者吃杨桃易引起不断地打嗝

病症	适合食用的蔬果	忌食或少食的食品
吐血	芹菜，大蒜，韭菜，银耳，板栗，柿饼	油炸食物，辛辣食品和酒
咯血 咳血	莲藕，冬瓜，白菜，银耳，白萝卜，大蒜，紫菜，西瓜，橄榄，枇杷，柿饼，白果，枇杷叶，薏仁	辛辣、油炸燥热食物，酒等
外风 出血	山药，山茶花，泥胡菜	辛辣油炸燥热食物，酒等
昏迷	韭菜	
嗜睡	甘蓝	
肥胖症	黄瓜，冬瓜，花椰菜，竹笋，玉米，魔芋，蘑菇，白菜，柳橙，黄豆，木瓜，山楂	芋头，番薯，甜食，甘蔗，咖啡，龙眼，辣椒，沙茶酱，沙拉，鸡肉，动物内脏，牛肉，羊肉，肥肉
口腔炎	梨子，石榴，橘子	辛辣食物，烟酒，高脂类，温补类。忌过多甜食。西瓜少食
口疮	西红柿，茄子，甜椒，白萝卜汁	辛辣、油炸食品，羊肉，牛肉，酒等
口干 口臭	苦瓜，莴笋，白萝卜汁，西红柿，苹果，柳橙	油炸燥热食物，烟，酒等
口干 舌燥	西红柿，白萝卜汁	同上
牙周炎	丝瓜，杏	烟、酒，辛辣、燥热食物
牙痛	甜椒，丝瓜，苦瓜	同上

病症	适合食用的蔬果	忌食或少食的食品
牙龈出血	西红柿，芹菜，白菜，芥蓝菜，黄豆芽	同上
牙齿疾病	草莓，李子，橘子，西红柿。牙周炎可食杏	龙眼，荔枝，辛辣，山楂。梅子：多食损齿、伤脾胃。杨梅：多食伤胃损齿
食欲不振	芹菜，辣椒，莴笋，青葱，香菜，韭白，干猕猴桃果，核桃仁，梨子，木瓜，猕猴桃，苹果	苦瓜，芦笋，甜食
眼睛视力障碍	枇杷，小蓝莓，葡萄，樱桃，荔枝，马蹄，枸杞叶，枸杞，菟丝子	辛辣、油炸食物，酒
白内障	莲藕，菠菜，番薯	辛辣肥腻食品，烟酒，高胆固醇饮食，高糖饮食
青光眼	丝瓜，马齿苋，鸡冠花，夏枯花，红枣，龙眼	禁饮水过量，大量饮酒，吸烟，辛辣刺激性食品，浓茶和咖啡，热性和甜腻食品
夜盲症	菠菜，胡萝卜，南瓜，西红柿，甜椒，土枸杞叶，薏仁，橘子，红柿子，木瓜，芒果	辛辣、油炸食物，酒，燥热食物
迎风流泪	西红柿，胡萝卜，菠菜，苦瓜	辛辣刺激性食品，腥荤发物，肥甘油腻食品
结膜炎	马蹄，苦瓜，鲜枸杞嫩叶，野菊花，甘蔗	辛辣食品，发物，烟酒，热性食物
眼底出血	西红柿，草决明	同上
慢性结膜炎	苦瓜，马蹄	同结膜炎
麦粒肿	黄瓜，野菊花，蒲公英	辛辣食物，糯米，荞麦，蚕豆，豌豆，海带，苦菜，鸭肉，鸭蛋，螃蟹，牡蛎，羊肉，狗肉，烟酒等

病症	适合食用的蔬果	忌食或少食的食品
鼻病	柿子，红枣，桃，杏，甜瓜	
慢性鼻炎	白菜	大量饮酒，辛辣刺激性食物，咸菜，咸鱼，生冷食物，烟
鼻出血	菠菜，空心菜，韭菜，藕节，板栗，白萝卜，大蒜，椰子，西瓜，木耳，石榴花，枇杷叶	芥末、辣椒、蒜头等辛辣燥热食物，烟，活血类药物等
衄血	菠菜，萝卜，韭菜，藕，板栗	同上
鼻息肉	杨梅，甜瓜，葫芦	辛辣食物如辣椒、芥末等，百香果，柠檬，烟酒。鱼虾蟹等易过敏海产品
中耳炎	黄瓜，虎耳草	辛辣刺激性食物，烟酒
心脏病，心绞痛	南瓜，山药，芹菜，香菜，茄子，酪梨，苹果，猕猴桃，菠萝，核桃，香蕉	过量饮食，高脂肪食物，烟酒，辛辣刺激性食物，浓茶和咖啡
风湿性心脏病	龙眼，山药	同上
充血性心脏衰竭	椰子汁，山楂，南瓜	同上。再加龙眼和西瓜
心律不整	南瓜，甘蔗，龙眼肉。山楂：有强心、抗心律不整的功效，对冠心病和老年性心脏衰弱有明显效果	同心脏病
心悸	莲藕，土豆，龙眼，葡萄，桃，红枣，山楂，鸭梨	同心脏病
心肌炎	香椿，菠菜，油菜，胡萝卜，丝瓜	同心脏病
冠心病	甘蓝，油菜，莲藕，胡萝卜，黄瓜，黑木耳，绿豆芽，洋葱，山楂，香蕉，椰子汁，橘子，海带，金橘，桃，杏，红枣	同心脏病。不宜多饮可乐及甜食

病症	适合食用的蔬果	忌食或少食的食品
动脉硬化	西红柿，番薯，番薯叶，银耳，黑木耳，花生，黑芝麻，空心菜，海带，洋葱，绿豆芽，黄豆芽，黄花菜，山楂，茶叶，苹果，草莓，橘子，核桃，香蕉，红柿，杏仁，核桃仁，淡菜	烟酒，高胆固醇食物，动物性脂肪，高热食物
血管脂肪化	橘子，西红柿，苹果，草莓，核桃，香蕉，火龙果	长期食用高热食物，抽烟，胆固醇含量高的食物，暴饮暴食。血管硬化要少食椰汁
高血压病	甘蓝，芹菜，菠菜，马蹄，芥菜，西红柿，胡萝卜，银耳，黑木耳，黄瓜，茄子，香菇，莴笋，茭白，淡菜，海参，酪梨，香蕉，葡萄，梨子，柿子，西瓜，核桃，菠萝，山楂，椰子，爱玉子，莲雾，猕猴桃，葡萄柚，火龙果，红枣，桃子，柑，橙，苹果，白萝卜，莲子心	辣椒，炒花生，核桃，蒜头，腰果，咖啡，油炸食品，动物内脏，龙眼，荔枝，番荔枝
高脂血症	白萝卜，银耳，黑木耳，香菜，菠菜，韭菜，南瓜，黄瓜，冬瓜，茄子，竹笋，黄花菜，香姑，蘑菇，玉米，芹菜，燕麦，红枣，麦麸，荷叶，山楂，红柿，香蕉，红枣，腰果，火龙果，芥菜	辣椒，花生，核桃，蒜头，腰果，咖啡，油炸食品，动物内脏，龙眼，番荔枝，荔枝
高胆固醇	葡萄麦芽，山楂，何首乌，灵芝，山竹，核桃，柑，菠萝，香蕉，火龙果	辣椒，花生，核桃，蒜头，腰果，咖啡，油炸食品，动物内脏
脑血管意外	马蹄，香蕉，红枣	忌长期食用高脂肪、高胆固醇食物，饮酒过量，抽烟，长期饱餐，温热食物，油炸、燥热食物，忌过多摄入盐
中风	芹菜，甜椒，菠菜，白菜，马蹄，黄瓜，冬瓜，西瓜，绿豆，薏仁，豆浆，苹果，猕猴桃，柿子，菠萝，梨子，山楂，梅子	燥热油炸食物，豆类，烟酒，高脂肪食物，高胆固醇食物，止血药
半身不遂	茄子	酒，油炸燥热食物，豆类。忌过食肉类

病症	适合食用的蔬果	忌食或少食的食品
痛风	葡萄柚，丝瓜，芥蓝，菠萝，猕猴桃，火龙果茎	高嘌呤食物，鱼虾类，豌豆，菠菜，糙米，花生，果糖，酒等应禁食或少食用。核桃，竹笋，黄豆芽，香菇，芦笋，杨桃，酸菜，杨梅
肝病	甘蓝，马蹄，草莓，橘子，李子，苹果，葡萄，香蕉，灵芝，荠菜，乌蕨	辣椒，龙眼，炒花生，腰果，咖啡，小卷，鸡肉，鸭肉，鹅肉，羊肉，动物内脏，烟酒
肝炎	西红柿，白菜，香菜，胡萝卜，茄子，莲藕，南瓜，银耳，菠菜，苦瓜，甘蓝，红枣，洋菇，甘蔗，李子，柳橙，乌梅，红枣，雪梨，山楂，梅子，葡萄	同上。再加甲鱼，生姜，大蒜，小麦，土豆等
肝硬化	茄子，西瓜，刀豆，红豆，绿叶蔬菜，山楂，苹果，红枣，李子，橙子，桃。肝硬化腹水：西瓜翠衣，竹茹，楤木	长期饮酒，食肥甘厚腻食品和高蛋白食品，高嘌呤食物，油炸食物，强烈调味料。过食食盐，炒花生，炒黄豆，炒腰果，蚕豆，竹笋，芹菜，韭菜，空心菜，生胡萝卜等
胆囊炎	甘蓝菜汁，菠菜，冬瓜，南瓜，苹果，李子，乌梅，山楂	芋头，豆类
胆石症	甘蓝，冬瓜，丝瓜，茄子，莲藕，玉米须，乌梅，苹果，李子，包菜，山楂，红枣，梅子，石榴	芋头，豆类，辛辣食物，茶，咖啡。含纤维素多的蔬果不宜吃
脾脏病	山药，莲子，黑芝麻，荔枝，腰果，龙眼，红枣，樱桃，甘蔗，干柿，木瓜，菠萝，西瓜子，甜瓜仁	燥热食物，冰冷食品等。脾胃虚寒、口淡不渴者勿多食猕猴桃
脾胃虚寒	山药，黑芝麻，大蒜，菠菜，干姜，葱，龙眼肉，荔枝，无花果，腰果	竹笋，莲藕，西红柿，马蹄，苦瓜，大白菜，西瓜，椰子，水梨，甘蔗，香瓜，百香果，香蕉，猕猴桃（少食），杨桃，杨梅（少食），橄榄，罗汉果

病症	适合食用的蔬果	忌食或少食的食品
消化不良	西红柿，白萝卜，香菜，山药，韭白，山楂，梨子，枇杷，草莓，猕猴桃，木瓜，火龙果，苹果	竹笋，生冷、辛辣食品，暴饮暴食，浓茶，咖啡，糯米类，不新鲜食物，咸菜，西红柿，仙桃（少食）。龙眼，桑葚不宜食
胃胀食积	山药，红麴，香菜，莴笋，乌梅，橄榄，香蕉，菠萝，苹果，水蜜桃，葡萄柚，柳橙，豆角	竹笋，百香果，芒果，红柿子，柠檬，糯米类，鱿鱼，浓茶，咖啡，不新鲜食物
胃肠病	马蹄，西红柿，莲子，苹果，橘，柿子，杨梅，柑，乌梅，葡萄，红枣，山楂，无花果，橄榄，杏仁，橙，板栗，龙眼，核桃，草莓，木瓜，葡萄柚	芹菜，酸菜，榨菜，香蕉，南瓜，柠檬，菠萝，百香果，竹笋，蒜头，猕猴桃，芒果
胃肠炎	白萝卜，茄子，韭菜，无花果，乌蕨，苹果，酪梨，葡萄，木瓜，柚子，枣子，橄榄，核桃，马蹄，山楂，乌梅	芹菜，酸菜，榨菜，香蕉，南瓜，柠檬，菠萝，百香果，竹笋，蒜头，猕猴桃，芒果，橘子，桃子。不宜大量喝啤酒
急性胃炎	土豆，甘蓝，乌梅，山楂	芹菜，酸菜，榨菜，香蕉，南瓜，柠檬，菠萝，百香果，竹笋，蒜头，猕猴桃，芒果
慢性胃炎	山药，莲藕，马蹄，甘蓝，芋头，西兰花，葡萄干，未成熟核桃	酸菜，竹笋，辣椒，大白菜
胃下垂	红枣，马蹄，龙眼肉，枳壳	不易消化食物
胃痛	山药，芋头，土豆，胡萝卜，白萝卜，茄子，白菜，南瓜，灵芝，小茴香，韭菜子，木瓜，柚子，甘蔗，梅子，杏，橘子，石榴，红枣，葡萄，荔枝，橄榄，苦瓜	同上。寒滞胃痛，消化不良者少食仙桃
胃出血	莲藕	辛辣、烟熏、发霉食物，油炸食物及过咸食物，大量吃糖、烟酒、咖啡等。杨梅，山楂，酸菜，醋，鸡汤

腹泻肠炎	榴，干柿，杨梅，乌梅，无花果，山楂，红枣，橘子，龙眼，荔枝。久泻者：无花果。泄泻者：香蕉，西瓜，木瓜加黑糖搅拌	水，可乐，竹笋，牛蒡，木瓜，柚子，黑芝麻，花生，菠萝，橄榄，西红柿（少吃）
消化性溃疡	包菜，黄花菜，土豆，生姜，豆浆，豆芽，胡萝卜	同胃癌
消化道癌	菱角，薏仁，猴菇菌，水杨梅，龙葵，猕猴桃	辛辣刺激食物，榴莲
痢疾	山药，芋头，西红柿，白萝卜，苦瓜，香椿，芹菜，韭菜，油菜，马蹄，大蒜头，石榴皮，白扁豆	不新鲜食物，油炸食物，糯米类，酸笋，香蕉，酒等

病症	适合食用的蔬果	忌食或少食的食品
小儿腹泻	苦瓜	同上
肠炎	番石榴，葡萄，西红柿，菠萝，香蕉，苹果：生者通便、熟者止泻。石榴，橄榄，板栗，莲子。干柿：痢疾可食柿饼。马蹄，无花果，荔枝，韭菜，山药，萝卜	文旦柚，木瓜，花生，牛蒡，竹笋，黑芝麻，菠萝（少吃），菠萝蜜，香蕉少吃
结肠炎	白萝卜，莲藕，茄子	同上
糖尿病	山药，香椿，莲藕，胡萝卜，白萝卜，南瓜，冬瓜，菠菜，芹菜，油菜，苦瓜，黄瓜，空心菜，红豆，木瓜，黄豆，玉米，柳橙，蛤，海参，酪梨，番石榴，西红柿，梨子，桃子，枇杷，文旦柚，李子，梅子，红枣，西瓜，石榴，葡萄柚，火龙果	甜食，龙眼肉，甘蔗，莲雾，苹果，仙桃，辣椒，巧克力，咖啡，油炸食品，肥肉，牛肉，沙拉，沙茶酱，动物内脏，西瓜（少食），番荔枝，荔枝，龙眼
肾脏病	山药，苹果，莲子，菠萝，山楂，野菊花。板栗：补肾气。葡萄：对慢性肾炎有效	花生，腰果，辣椒，大蒜，蒜头，龙眼，沙拉，食盐，鸡肉，鸭肉，鹅肉，羊肉，牛肉，动物内脏，腌渍食物，油炸食物，蛋类，猪油，牛油。榴莲少食
肾脏炎	西瓜，苹果，梨子，菠萝，橘子，桃子，草莓，酪梨，猕猴桃，香瓜，葡萄	红柿子，杨桃，芒果，香蕉，哈密瓜。肾衰竭者禁食番荔枝和哈密瓜
慢性肾炎	山药，芋头，莲藕，茄子，冬瓜，芹菜	花生，腰果，辣椒，大蒜，蒜头，龙眼，沙拉，食盐，鸡肉，鸭肉，鹅肉，羊肉，牛肉，动物内脏，腌渍食物，油炸食物，蛋类，猪油，牛油
急性肾炎	玉米须，瓠瓜，洋葱，胡萝卜，西瓜翠衣，冬瓜皮，红菜头	同上

病症	适合食用的蔬果	忌食或少食的食品
水肿	山药，白萝卜，黄瓜，苦瓜，莴笋，玉米须，白扁豆，赤小豆，马蹄，萝卜老根，西瓜，梨子，葡萄，椰子浆	大蒜，辣椒，花生，腰果，龙眼肉，油炸食物，腌渍食品，蛋类，动物内脏，猪油，鸡，鸭，羊，牛等肉。全身浮肿，排尿困难者不宜食用西瓜。禁食柿子
四肢浮肿	黄瓜	同水肿
小便不利	莴笋，马蹄，芦根，玉米，菠菜，梨子，西瓜，葡萄，椰子，莲雾，爱玉，红甘蔗，柑橘，杨梅，火龙果，芹菜	银杏、莲雾、西瓜等少吃，辛辣油腻燥热食品，白果，酒
前列腺肥大	莲藕，南瓜子，紫茉莉根	乌梅，芡实，五味子，辛辣油炸食物，寒性药
摄护腺肥大	南瓜子，南瓜，土豆根。前列腺炎：可吃荔枝，枣，橘子，西瓜，杏	乌梅，芡实，五味子。寒性药，辛辣刺激、油炸食物
尿路感染	莲藕，香椿，冬葵菜，苋菜，鲜萝卜，莲子，白果，甘蔗，柿子	酒，辛辣油炸燥热食物
尿道炎	绿豆芽，碎米荠，鲜芭蕉根，桃子，葡萄，梨子，西瓜	辛辣油炸燥热食物，烈酒
膀胱炎	黄瓜，苦瓜，香椿，车前草，竹菜草，鲜芭蕉根，南瓜子，碎米荠，黄鹌菜，乌蕨，西瓜，桃子，梨子，葡萄	忌过食辛辣油腻食物，服温热药
膀胱结石	冬瓜，马蹄，芹菜，玉米须，瓠瓜，黄瓜，苦瓜，核桃仁，冬瓜子，红梅消	菠菜，冬笋，韭菜，葱，大蒜，辣椒，面粉，巧克力，坚果类，糖
尿血、血尿	黄瓜，芹菜，梅子，石榴，韭菜，冬瓜，大蒜，莲子，芝麻，柿子，乌梅，柿饼	辛辣油炸食品，烈酒

病症	适合食用的蔬果	忌食或少食的食品
便血	白萝卜，胡萝卜，山药，南瓜，苦瓜，香椿，油菜，菠菜，银耳，马蹄，芝麻，香蕉，乌梅，板栗	辛辣油炸食物，荔枝，腰果，龙眼，咖啡，烈酒
黄疸	马蹄，茭白，番薯	辣椒，糯米类食品，动物内脏，小卷，鸡、鸭、鹅肉
尿酸	菠萝，丝瓜，猕猴桃，香蕉，柑，火龙果茎	果汁，蜂蜜
大便燥结	山药，莲藕，芋头	同便秘
便秘	番薯（叶），马蹄，土豆，牛蒡，菠菜，木耳，笋类，香菇，金针花，桃子，桑葚，芝麻，核桃仁，香蕉，西瓜，木瓜加乌糖搅拌，木耳，柿子，梨子，橘子，杏仁，火龙果，柚子，枇杷，甘蔗，山楂	辣椒，胡椒，蒜头，龙眼肉，荔枝，腰果，番石榴，苹果，咖啡，烈酒，油炸食物，熏烤肉，樱桃，山楂，石榴，白果
尿闭症	葱白	辛辣刺激性食物，油炸食品，油腻厚味食物，酒，咖啡，浓茶等
尿失禁	桃子，李子，土人参，韭菜子，金樱，杜仲。尿频：核桃仁，芡实	少食西瓜，尿频者少食莲雾
尿道结石	猕猴桃，西瓜，莲雾，椰子，马蹄，玉米须，核桃仁	菠菜
肛门瘙痒	南瓜	辣椒，蒜头，芥末，胡椒，姜，烟酒，燥热食品，长期使用泻药
痔疮	冬瓜，西瓜，空心菜，菜心，葡萄，水梨，橄榄，芝麻，西红柿，番薯，番薯叶，马蹄，莲藕，茄子，香菜，白菜，韭菜，木耳，笋类，苦瓜，牛蒡，金针花，香菇，柿子，桃子，无花果，香蕉，板栗，菠菜，丝瓜，橙子，乌梅，柿饼。木瓜：加乌糖搅拌	同便秘

病症	适合食用的蔬果	忌食或少食的食品
痔疮出血	丝瓜，冬瓜，菠菜，橙子，柿饼，香蕉，银耳，黄花菜，韭菜，香菜	同痔疮
疝气	香椿，山药，南瓜，甜椒，茄子，丝瓜，白萝卜，荔枝，龙眼，橘子，山楂，柑	油炸食品，生冷食品
脱发	菠菜，核桃，胡萝卜，香蕉，土豆，芹菜	辛辣刺激性食物，油炸食品
斑秃	甜椒，土豆	同脱发
少年白	胡萝卜，菠菜	同脱发
血淤	莲藕，韭菜，红凤菜	辛辣刺激性食物，生冷食品，高脂、高胆固醇膳食，烟。骨折有血淤血肿的患者忌食花生
失眠	莲子，芹菜，红枣，龙眼，鲜仙人掌汁，鲜百合	茄子，浓茶，咖啡，干姜，蒜头，辣椒，油炸食物，沙茶酱，烈酒，少食梅子
疲劳失眠	西红柿，苹果，柳橙	咖啡，浓茶，刺激性食物
健忘	莲藕，莲子，胡萝卜，南瓜，韭菜，核桃仁	茄子，浓茶，咖啡，干姜，蒜头，辣椒，油炸食物，沙茶酱，烈酒
神经衰弱	甘蓝，苦瓜，番薯，菱角，茼蒿，菠菜，黄花菜，莲藕，黑豆，龙眼肉，红枣，板栗，苹果，樱桃，何首乌藤，花生菜，葡萄，百合	茄子，浓茶，咖啡，干姜，蒜头，辣椒，油炸食物，沙茶酱，烈酒
贫血	西红柿，胡萝卜，山药，莲藕，菠菜，南瓜，韭菜，红凤菜，红刺苋，香菇，葡萄，枸杞，苹果，樱桃，橘子，龙眼，荔枝，红枣，桃，山楂，杏	柿子、柚子少食，柳橙，牛奶，浓茶。缺铁性贫血：忌偏食含铁量少的食物，浓茶。再生贫血者：忌食或少食碱性食物，忌食过多脂肪、烟等

病症	适合食用的蔬果	忌食或少食的食品
低血压	莲藕	不宜挑食
男性性功能失调	山药，刀豆，黑芝麻，韭菜，大蒜，南瓜子，生姜，黑豆，白果，龙眼，荔枝，核桃，番石榴，干姜，淡菜	白菜，空心菜，芹菜，咖啡，浓茶，烟酒，辛辣刺激性食物，寒凉生冷食品，油腻食品，腌渍食品，椰子，豌豆
阳痿	韭菜，苦瓜，干姜，淡菜，核桃仁	同上
早泄	韭菜，山药，芡实	同上
遗精	山药，莲藕，油菜，核桃仁，白果，芡实，韭菜子，核桃	同上
内分泌失调	苹果，酪梨，葡萄，猕猴桃，桃子，香瓜，木瓜	
月经不调	甜椒，芹菜，冬瓜，玫瑰花，山楂。月经过多者：莲子，乌梅，荠菜，菱	冷饮，肥腻食品，空心菜，白菜，酸笋，辛辣燥热食品，肥胖者忌食高糖食品
痛经	茄子，韭菜。虚寒性痛经者：核桃仁	酸味，烧成炭的食品，冷饮，辛辣肥腻食品，油炸食品，收涩中药，止血药物等
闭经、经闭	莲藕，山药，山楂，桃子，桃仁	生冷和刺激性食物，收涩药物，五味子，五倍子，山茱萸，肥胖人忌食高糖食品
崩漏	莲藕，荠菜，鲜韭菜汁，银耳，莲子，淡菜，马蹄，核桃仁，豆浆	暴饮暴食，辛辣刺激及热性食物
白带过多	香椿，枸杞叶，白扁豆，紫茉莉根，莲子，芡实，核桃仁，豆角，扁豆，秫米，白果，大蒜，淡菜	空心菜，白萝卜，茶，竹笋，黄面条，冰冷食物，白菜，酸笋

病症	适合食用的蔬果	忌食或少食的食品
习惯性流产	莲藕，莲子，葡萄，红枣	辛辣刺激性食物，油腻和生冷食品，不易消化食品，烟酒等
妊娠泄泻	土豆	不新鲜食物，糯米类，香蕉，油炸食物，酒，生冷食品
妊娠便秘	菠菜，韭菜，芹菜，荠菜	辣椒，石榴，酒类，羊肉，狗肉，过食精细纤维素食物
妊娠呕吐	莲藕，新鲜蔬菜，水果，梨，柿子，橘子，石榴，苹果，孕妇食口淡可食柚子	辛膻食物，豆腐乳，臭豆腐，油腻食物，暴饮暴食，厌恶之物
孕妇胎动不安	葡萄，白扁豆，柠檬，多食新鲜蔬果	大量食用水果罐头，辛辣、油炸食品，肥肉
产后恶露不尽	山楂，柿蒂，小蓟，桃仁，益母草，红枣	柑，少食柿子
产后体力恢复	黑芝麻，核桃，苹果，酪梨。流产可吃葡萄，红枣。产后腹痛可食红枣，山楂	山竹、柿子、火龙果不宜多食
产后乳汁少	炒黑芝麻，花生，莴笋，豌豆，赤小豆，丝瓜，茭白，金针菜，鲤鱼，菠萝蜜，无花果，龙眼肉，凉粉果，红枣	柿子，麦芽，枳壳，少食盐。烧焦成炭食物
急性乳腺炎	柳橙	乌梅，石榴皮，五味子，五倍子，辛辣食物，蘑菇
更年期综合征	黄豆，莲子，豌豆，石榴	高糖、高脂肪饮食，鱼腥发物，辛辣、热性食物，香菜，橘子，荔枝，龙眼，公鸡肉，羊肉，狗肉，虾，蟹，猪头肉，咖啡，浓茶等
妊娠腹痛	南瓜	同妊娠泄泻

病症	适合食用的蔬果	忌食或少食的食品
子宫出血	甜椒，荠菜，韭菜汁，菱角，香菇，薏仁，乌梅，牛蒡，杏仁，甜瓜，凉粉果，魔芋	暴饮暴食，辛辣刺激及热性食物，寒冷食品。含防腐剂、色素、糖精、香精等食品，烧焦成炭的肉类及过冷过烫饮食
子宫颈炎	莲藕，油菜	辛辣刺激食品，含防腐剂，油炸燥热食品，过冷过烫食物
子宫颈癌	菱角，魔芋，薏仁，香菇，牛蒡，乌梅，杏仁，甜瓜	辛辣刺激食物，易致癌食物，含防腐剂、色素、香精、糖精等食物
小儿支气管炎	黄瓜。小儿咽喉炎：橄榄，枇杷	辛辣油腻食品，温补食品及过甜食品
小儿厌食	马蹄，苹果，石榴，梨子，木瓜，猕猴桃，山楂，西瓜，红枣，酪梨，草莓，香蕉，香瓜。小儿疳积：梨子	冰冷、燥热等食物，甜食
小儿遗尿	山药	咖喱，浓茶等辛辣刺激食物
小儿麻痹	白萝卜	辛辣刺激食物
小儿痱子	胡萝卜，苦瓜，黄瓜，香菜	致过敏食物，辛辣油腻食物及刺激饮料等
婴儿黄疸	黄瓜	
婴儿脐炎	莲藕	
老人增加体力	黑芝麻，土人参，土枸杞子，韭菜子，酪梨，香蕉，核桃，黑芝麻	山竹，长期吃素

病症	适合食用的蔬果	忌食或少食的食品
老人胃口不佳	新鲜蔬果	不新鲜食品
骨质疏松症	香菇，莲子，黑木耳，小白菜，骨碎补	高盐食品，咖啡，杨梅，山楂，过食糖及高蛋白食物
手术后伤口愈合	甘蓝，草莓，包菜，含锌的食物	油腻辛辣燥热食物，南瓜，香菜，韭菜，蒜苗，羊肉，猪头皮，狗肉，鲫鱼，醋
背痛	猕猴桃，柑橘，梨子，西瓜，薜荔，葡萄，板栗，核桃仁，灵芝	百香果，芒果，柠檬，香蕉
肩痛	桃子，桑枝，首乌，生姜	百香果，芒果，肥肉，油炸食品，奶油，香蕉
腰痛	莲藕，南瓜，冬瓜，甜椒，香椿，茄子，韭菜，莴笋，土枸杞子，小茴香，葡萄，核桃，骨碎补，梨子，西瓜，猕猴桃，核桃，板栗，山楂，莲子	少吃橘子，香蕉，芒果，百香果，柠檬等
腰扭伤	菠菜，甜椒，南瓜，冬瓜，薜荔果	同上
骨折	韭菜，骨碎补，红苋菜，葡萄，接骨木	酒，花生，醋，肉骨汤，香蕉，竹笋，酸菜
失血诸症	藕节，藕粉，莲藕	
肩周炎	南瓜，丝瓜络，甜椒，生姜，白菜，韭菜，木瓜，小茴香，鸡血藤	海带，海菜，海参，海鱼等海产品
跌打损伤	韭菜，黄花菜，生姜，黄瓜，萝卜，绿豆粉，木瓜，核桃，乌梅，金针根，桑叶，红枣，李子	骨风者忌食醋。跌打损风者忌香蕉、花生、竹笋、酸菜

病症	适合食用的蔬果	忌食或少食的食品
多发性神经炎	小麦，莴笋，腰果。肋间神经痛：南瓜。风湿性神经痛：芹菜	辛辣食物，烟酒。神经痛者：香蕉，百香果，芒果，柠檬，豆类等
风湿性关节炎	香椿，菠菜，韭菜，甜椒，丝瓜，茄子，冬瓜，薏仁，葡萄，鼠曲草，紫茉莉根	柠檬，百香果，香蕉，芒果，西瓜，水梨，葡萄柚，西红柿
关节炎	葡萄，枇杷。类风湿关节炎可吃苹果	肥肉，芒果，百香果，香蕉，柠檬
坐骨神经痛	芋头，骨碎补，桑葚，凉粉果	柠檬，百香果，香蕉，芒果，西瓜，水梨，葡萄柚，西红柿
三叉神经痛	茄子，桃仁，向日葵盘	柠檬，百香果，香蕉，芒果，西瓜，水梨，葡萄柚，西红柿
肋痛	土豆，南瓜	香蕉，橘子，百香果，芒果等
手脚心肿	甜椒	
惊风	黄瓜	
鱼刺鲠喉	香椿	辛辣燥热食物
烫伤	甘蓝，白菜，土豆，芋头，白萝卜，西瓜，橘子，小麦，绿豆粉，黑豆，核桃	辛辣助火食物，烟酒，茶，狗肉，羊肉，鹿肉，猪头皮肉，鲫鱼，南瓜，香菜，韭菜，蒜苗等，少喝白开水

病症	适合食用的蔬果	忌食或少食的食品
火伤	甘蓝，白菜，土豆，芋头，莲藕，胡萝卜	同上
防止老化	酪梨，胡核，香蕉，猕猴桃	柠檬，百香果，芒果
皮肤美容	西红柿，白木耳，绿豆芽，胡萝卜，甘蓝，油菜，甜椒，苦瓜，小白菜，苹果，柳橙，猕猴桃，葡萄柚，白柿，乌梅，樱桃	荤腥发物，辛辣刺激性食物，过饮酒类，浓茶，咖啡，荔枝，龙眼，山药，番薯，芋头。番荔枝：肥胖者少食
皮肤病	西红柿，丝瓜，冬瓜，苹果，草莓，木瓜，核桃，梨子，南瓜，菜瓜。湿疹：橄榄，核桃仁	同上。榴莲不宜食用，皮肤过敏者少食菠萝蜜
皮炎	白菜，韭菜	辣椒，蒜头，花生，金瓜，芒果，腰果，核桃仁，虾，蟹，小卷，鱿鱼，蛋类，油炸食品，秋刀鱼，白带鱼，吴郭鱼，咸鱼，麻油鸡，姜母鸭
风疹	西红柿	辣椒，大蒜，韭菜，芥末，煎炸油腻食物
荨麻疹	芹菜，莴笋，芋头，虎耳草，桃仁，酢浆草	生冷瓜果，膻腥食物，刺激性食物，草莓，板栗，竹笋，菠菜，蘑菇，香菇，白果，西瓜，柑，李子，茄子
湿疹	苦瓜，芹菜，土豆，橄榄，核桃仁	辣椒，大蒜，韭菜，芥末，煎炸油腻食物
痱子	胡萝卜，香菜，苦瓜，绿豆	辣椒，大蒜，韭菜，芥末，煎炸油腻食物

病症	适合食用的蔬果	忌食或少食的食品
带状疱疹	莴笋，天门冬，盘龙参，蛇莓	辣椒，大蒜，韭菜，芥末，煎炸油腻食物。慎食酸涩收敛食品及肥肉、饴糖、牛奶、甘甜等食物
乳糜尿	鲜青茎芹菜，荠菜，碎米荠，鲜凉粉果	油腻辛辣食物，烟酒
白癜风	莲藕，土豆。宜高维生素饮食	辣椒，大蒜，韭菜，芥末，煎炸油腻食物，烟，酒
鸡眼	芋头，大蒜头（外用）	辣椒，大蒜，韭菜，芥末，煎炸油腻食物
牛皮癣	莲藕，芋头	辣椒，大蒜，韭菜，芥末，煎炸油腻食物
腋臭	甜椒	辣椒，胡椒，咖喱，芥末，过浓的香料、香精等辛辣刺激食物，烟，酒，茶
脚裂	土豆	
水痘	白菜，胡萝卜，马蹄，营养丰富的食物	辛辣油腻食物，南瓜，香菜，韭菜，生姜，大蒜，肉类
疥疮	香椿，胡萝卜	同上。加烟，酒，香茸，蘑菇
鹅口疮	莴笋，鸡内金	同疥疮
黄水疮	莲藕，甜椒，芋头	同上
疮疖	油菜，苦瓜，葱白，赤小豆，黄豆，绿豆粉	同上
痈疽	胡萝卜，苦瓜，油菜	同上

病症	适合食用的蔬果	忌食或少食的食品
瘢痈	莲藕，茄子，黄瓜	同上
无名肿毒	油菜，鲜茄子，大黄粉末	同上
风热肿毒	油菜	同上
蜈蚣咬伤	苦瓜，鲜凤尾草、鲜酢浆草捣敷	
蚊，虫，犬咬伤	甜椒，芋头，韭菜	
丹毒	白菜，油菜，茄子	肥甘、油腻、辛辣食物，糖及海腥河鲜食物
小儿丹毒	油菜	同上
漆疮	香椿，白菜，清热解毒食物	辛辣、油腻、鱼腥等发物
癌症	猕猴桃，木瓜，葡萄，菠萝，柠檬，乌梅，牛蒡，核桃，香菇，昆布，菱，埔银，龙葵，蛇莓，仙鹤草，小蓟，苍耳，桑寄生，半枝莲，白花蛇舌草，蒲葵，鱼腥草，桑白皮	榴莲 1. 癌症寒证者，勿服寒凉食物。2. 癌症热证者，勿食温补食品。3. 原则：肝病禁辛，心病忌咸，脾病忌酸，肺病忌苦，肾病忌甘
癌症化疗后	绿豆芽，黄豆芽，芦笋，冬虫夏草，猕猴桃，草莓，核桃	
癌症放疗后	猕猴桃，草莓，绿豆芽，冬虫夏草，核桃	
白细胞减少症	蘑菇，胡萝卜，灵芝，木耳，红枣，茄子，葡萄，洋菇	忌过食生冷食品或冷饮，各种糖类

病症	适合食用的蔬果	忌食或少食的食品
坏血病	西红柿，菠菜，黄豆芽，草莓，土豆	辛辣温燥食品，油炸食品
紫癜症	红枣，梅子，龙眼，葡萄，带皮花生	生菜，大白菜，萝卜，牛乳，蛋类，鱼，虾
神经官能症	莲子，黄花菜，白木耳，小麦，百合，龙眼，红枣，石榴	辛辣食物，烟酒
淋症白浊	苋菜，紫菜，绿豆芽，藕节，豆角，白果	腌渍食品，酒，花生，油炸、冰冷食物
甲状腺肿大	紫菜，海带，鲜牛蒡根，小麦，马蹄，昆布，淡菜，红柿子，黄药子，白芥子，白豆腐	补品，竹笋，豆类，橘子，烟酒，芦笋，过食菠菜、卷心菜等含有致甲状腺的物质的绿色蔬菜
甲状腺机能亢进	柿子，苹果，黄药子，荔枝，樱桃，橘子，杏	药酒，补气助阳药，羊肉，狗肉，母鸡肉，油腻食品
下肢溃疡	茄子，苋菜，黄豆，豆腐	油炸、辛辣、燥热食物
痔疮出血	柿子，板栗，猕猴桃，马蹄，无花果，山竹，橄榄，黄花菜，丝瓜，黑木耳	油炸食品，辣椒，蒜头，芥菜，腰果，苹果
子宫脱垂	韭菜，棉花子，枳壳，铜锤玉带草，龙眼，荔枝，梅子，柿子，橘子	生冷辛辣食物，生梨，黄瓜，丝瓜，茄子，茭白，马蹄，香蕉，西瓜，橙，绿豆汤
咳嗽无痰	马蹄，竹笋，藕，银耳，冬瓜，茼蒿，甘蔗，柠檬	辣椒，蒜头，炒花生，香蕉，腰果
咳嗽有痰	梨子及其皮，苹果肉，柚子，荔枝，杨桃，生姜，柿饼，杏子，橄榄	油腻辛辣食物，烟酒

附方应用

1.牙龈出血

用料：白茅根 18.8 克，小飞扬 18.8 克，大蓟 18.8 克，小蓟 18.8 克。

制用法：共水煎，分 3 次服。

2.突发口眼歪斜，手足麻木，语言不清

用料：镇静草 18.8 克，鸡血藤 18.8 克。或加五加皮 11.3 克，红花 7.5 克。

制用法：共水煎，早晚各服 1 次。

3.预防流行性乙型脑炎

用料：鲜芦根 56.3 克（干品者减半），忍冬花 11.3 克，连翘 11.3 克，甘草 11.3 克。

制用法：加适量水煎服，连服 3 ~ 5 天。

治则：清火解热。

4.高脂血症

用料：何首乌 15.0 克，草决明 15.0 克，山楂 15.0 克，丹参 18.8 克，枸杞 11.3 克。

制用法：用文火水煎当茶饮。

用料：干花生壳 37.5 ~ 75.0 克。

制用法：洗净，水煎服，每天 1 剂。

5.化脓性疖肿

用料：鲜鼠尾癀 56.3 克，白毛夏枯草 30.0 克。

制用法：水煎服，每日 1 剂。

6.生疔

用料：鲜鲫鱼适量，乌糖适量。

制用法：共捣烂敷患处。

7.小儿遗尿

用料：龙眼干 15.0 克，西洋参 15.0 克，猪腰 1 对。

制用法：3 味共蒸熟食用，一般 1 次即好。

8.肝炎，肝病

用料：芦荟 2 ~ 3 片，蚬（带壳）300.0 克。

制用法：芦荟洗净，去外皮取汁，蚬洗净，共放入锅内，不可加水，芦荟汁会溶化成汤，蚬肉也会流出汤，共炖成 1 碗左右，喝汤，蚬肉亦可吃。

9.声哑，失声

用料：桂花叶 1 撮，乌糖或冰糖适量。

制用法：将桂花叶洗净，加水煎 30 分钟，去渣，加乌糖调匀，适温时服用，服 2 次可愈。

10.颈椎坚硬酸痛

用料：鲜生黑麻子 37.5 克（熟品无效）。

制用法：用 500 毫升沸开水冲泡饮服，可冲泡 2 次。

11.鼻咽癌

用料：七叶一枝花 15.0 克，蒟蒻 30.0 克，鸭跖草 30.0 克，枸杞根 30.0 克。

制用法：共水煎，早晚各服 1 次。

12.滋阴补肾，乌须发

用料：何首乌 18.8 克，枸杞子 15.0 克，红枣 6 枚，鸡蛋 2 个。

制用法：将上 4 味同煮至熟，去药渣后，食蛋饮汤，连服半个月。

13.气血双补，乌发荣颜

用料：龙眼肉 11.3 克，莲子 15.0 克，红枣 10 枚，粳米 56.3 克。

制用法：将 4 味共煮成粥，每日 2 次，连服 15 ～ 30 天。

14.肥胖症

用料：生山楂 15.0 克，赤小豆 15.0 克，红枣 5 枚。

制用法：水煎服，每日 1 剂。

治则：清热利湿，祛瘀降脂。

15.盆腔炎

用料：蒲公英、紫花地丁、忍冬藤、大青叶、鱼腥草、穿心莲、白花蛇舌草、珍珠菜各 11.3 ～ 37.5 克。

制用法：任选上药 2 ～ 3 种，水煎服。

16.更年期综合征（一）

用料：百合 56.3 克，枸杞子 30.0 克，鸡蛋黄 2 个，冰糖适量。

制用法：先将百合、枸杞子洗净，加水 5 碗煎成 2 碗，再取鸡蛋黄 2 个，搅烂，倒入煎液中，加冰糖调味，分 2 次服。

17.更年期综合征（二）

用料：冬虫夏草 11.3 克，鸡肉 225.0 克。

制用法：先将鸡肉洗净切块，放入锅中，加适量的水煮沸，捞去水面的浮油末，再加入洗净的冬虫夏草，用文火炖至鸡肉熟烂即可。饮汤吃鸡肉，分 2 次服，最好冬天时常服用。

18.前列腺炎

用料：白花蛇舌草 30.0 克，白茅根 30.0 克，田螺 225.0 克。

制用法：先将田螺用清水养净，多次反复洗干净，剪去尾尖，放入锅内，加适量清水和白花蛇舌草、白茅根同煎，去渣，当茶饮。

19.淋巴结肿大，甲状腺肿大

用料：海藻 18.8 克，紫菜 18.8 克，昆布 18.8 克，海带 18.8 克，龙须菜 18.8 克。

制用法：水煎代茶饮。

治则：消坚散凝。

20.急性淋巴管炎

用料：紫花地丁 30.0 克，夏枯草 30.0 克，连翘 9.4 克。

制用法：水煎服。

治则：清热解毒。

21.肺结核

用料：鱼腥草 30.0 克，百合 15.0 克，鸡蛋 1 个。

制用法：将鱼腥草洗净，和洗净的百合共煎汁，然后将鸡蛋打入碗内，搅匀，再将煎好的药汁趁沸冲熟鸡蛋，1 次服下。每日 1 剂，连服半个月。

治则：益气养阴，清热解毒。

22.白血病

用料：葵树子 56.3 克，红枣 10 枚。

制用法：葵树子洗净捣烂，红枣洗净，共放入锅中，加水适量，煎汤，分 2 次服，连服 20 天为一个疗程。

23.子宫颈癌

用料：鲜红苋菜 187.5 克。

制用法：洗净切碎，清水 4 碗煎成 1 碗服用，1 日 2 ~ 3 次。

24.白血球减少症

用料：黄芪 18.8 克，灵芝 15.0 克，鸡血藤 15.0 克，黄精 15.0 克。

制用法：将上药 4 味洗净，加水 5 碗，浸泡 2 小时，再煎煮 1 小时，取汤温服。药渣用水 3 碗煎煮 40 分钟，早晚各服 1 次。

治则：补气养血，使白细胞强壮。

25.脂肪肝

用料：夏枯草 37.5 克，鲜丝瓜 56.3 克，冰糖适量。

制用法：先将夏枯草洗净，丝瓜洗净，切片带皮，加适量水煎成 1 碗，将冰糖溶化服，1 日 2 次，冬天饮食。

26.痱子

用料：枸杞叶 112.5 克，白糖少许。

制用法：将枸杞叶洗净，加水煎，饮用时加少许糖调味，分 2 次服。

又方：枸杞梗带叶适量。

制用法：洗净，煎水，冷后擦洗。

27.神经衰弱

用料：夜交藤 11.3 克，合欢花 11.3 克，官桂 7.5 克，黄连 7.5 克。

制用法：水煎服。

28.肺炎

用料：一点红 18.8 克，忍冬藤 18.8 克，白茅根 18.8 克，紫花地丁 18.8 克，野菊花 30.0 克。

制用法：共水煎，分 2 次服。

29.面部带状疱疹

用料：鲜一点红适量，凡士林适量。

制用法：将一点红洗净，捣烂，加少量凡士林调敷患处，每日 1 次。

30.荨麻疹

用料：枫树果（又名路路通）56.3 克，茵陈 56.3 克。

制用法：共水煎，外洗患处。

又方：鲜浮萍 56.3 克，黑芝麻 30.0 克，猪肺适量。

制用法：洗净，将 2 药和猪肺同蒸，饮汤吃猪肺，连服 5 次。

31.全身瘙痒

用料：鲜莎草 75.0 克。

制用法：洗净，水煎，擦洗全身。

又方：枫树叶适量。

制用法：水煎加盐外洗。

32.预防流行性脑膜炎

用料：忍冬花 11.3 克，大青根 11.3 克，芦根 11.3 克，连翘 11.3 克，甘草 7.5 克。

制用法：水煎代茶饮，连服 3 ~ 5 天。

33.尿酸脚肿

用料：金钱草 22.5 克，车前子 18.8 克，牛膝 18.8 克，金狗脊 15.0 克，北耆 15.0 克，甘草 11.3 克，埔盐根 18.8 克。

制用法：水 3 碗煎成 1 碗，渣用 2 碗水煎成 8 分服。

又方：鲜埔盐叶适量，桐油少许。

制用法：洗净捣烂，加桐柚少许炒热，外敷痛处。

34.痛风，尿酸，酸痛

用料：掇鼻草根 37.5 克，海茄莛 37.5 克，白花野牡丹根 37.5 克，小本山葡萄 37.5 克，山芙蓉根 37.5 克，土枣仔根（可用李仔根）37.5 克，五德藤 37.5 克。

制用法：共水煎，分 2 ~ 3 次服。

35.老年痴呆症

用料：益智仁 80.0 克，菖蒲 80.0 克，远志（去心）500.0 克，黄酒少许。

制用法：共研粉末，每服 6.0 克，用少许黄酒送服，或饭后服，1 日 3 次。

36.肺虚喘咳

用料：玫瑰花 10.0 克，冰糖适量。

制用法：共炖服，频饮之。

又方：淮山药、大红枣、黄芪、党参、白术各适量。

制用法：水煎服，1 日 3 次。

37.神经性头痛

用料：白芷 30.0 克，白菊花 30.0 克，川芎 30.0 克，防风 15.0 克，鸡蛋 1 个。

制用法：将 4 味药加水煮沸后，放入鸡蛋（用筷子打裂痕后用）煮 5 分钟，再倒出，先吃鸡蛋后喝汤，连服 5 剂。

38.高血压头痛

用料：夏枯草 30.0 克，杜仲 30.0 克，菊花 11.3 克。

制用法：共水煎，分 2 次服。

39.糖尿病

用料：黄芪 112.5 克，薏米 56.3 克，消渴草 37.5 克，腰子草 18.8 克，猪胰 1 条。

制用法：将上药洗净，加猪胰，用适量的水煎服，连服 10 天。

40.鼻血

用料：鲜白茅根 56.3 克，鲜小蓟 30.0 克，川牛膝 15.0 克。

制用法：水 5 碗煎成 2 碗，分 2 ~ 3 次服。

41.牙痛

用料：玄参 30.0 克，生地 30.0 克，枸杞根 30.0 克，猪瘦肉 225.0 克。

制用法：加适量的水煮熟，吃肉饮汤，连服 3 剂。

42.蜂螫伤

用料：鲜夏枯草适量。

制用法：洗净捣烂，外敷患处，用纱布包扎。

民间常用简方

1.寒湿风湿性关节炎，遇寒则痛者

简方：五加皮 48.8 克，杜仲 30.0 克，枸杞子 30.0 克，高粱酒 1500 毫升。

制用法：将 3 味药加入高粱酒，浸泡 10 天后可服用，每晚睡前饮用 20 ～ 30 毫升。

2.原发性血小板减少性紫癜

简方：乌豆 93.8 克，塘虱鱼 2 条。

制用法：塘虱鱼挖去颈花和肠脏，洗净，加入洗净的乌豆，加水适量，用瓦锅文火煮熟食之。

3.病后体虚，乏力，表虚自汗

简方：黄芪 37.5 克，枸杞子 30.0 克，乳鸽 1 只。

制用法：乳鸽去毛和内脏，共放入炖锅内，加适量的水，隔水炖熟，饮汤吃鸽肉。3 天炖服 1 次，3 ～ 5 次见效。

4.单纯性肥胖症（属痰浊内蕴者）

简方：冬瓜 225.0 克，白萝卜 225.0 克，秫米 93.8 克。

制用法：共煮粥，分 3 次服。

5.咳嗽痰多

简方：鼠麴草 37.5 克，冰糖 30.0 克。

制用法：加适量水煎，早晚各服 1 次。

6.急性支气管炎

简方：桑根皮 18.8 克，紫苏叶 7.5 克，枇杷叶 15.0 克，陈皮 9.4 克，天冬 9.4 克。

制用法：枇杷叶去毛，共洗净，水煎，早晚各服 1 次。

7.痢疾

简方：小本红乳仔草 37.5 克，老茶叶 15.0 克，蜂蜜少许。

制用法：水煎，冲蜂蜜服。

8.近视

简方：枸杞子 18.8 克，红枣 6 枚，鸡蛋 2 个。

制用法：加水同煮，鸡蛋熟后去壳，再用文火煮 30 分钟，饮汤吃鸡蛋，隔天 1 次。

9.咳嗽

简方：柚皮 30.0 克，冰糖适量。

制用法：柚皮洗净切块，加冰糖、适量水炖汁，早晚各服 1 次。

又方：柑皮 30.0 克，冰糖少许。

制用法：加适量水煎服，1 天 3 次。

又方：橘皮 30.0 克。

制用法：洗净，水煎当茶，1 日数次。

10.干咳

简方：款冬花 15.0 克，百部 56.3 克，冰糖 22.5 克。

制用法：共水煎，分早晚服，连服 4 ～ 7 日。

11.预防流行性脑膜炎

简方：马蹄 150.0 克，生石膏 18.8 ～ 37.5 克。

制用法：加水煮当茶饮。

12.霍乱吐泻

简方：桃树叶 37.5 克。

制用法：洗净，水 3 碗煎煮，分 2 次服用。

13.霍乱

简方：木瓜 7.5 克。

制用法：洗净，水煎服即愈。

14.肺痈吐脓血

简方：橘叶适量。

制用法：洗净，捣烂，取浓汁 1 杯，温服，即愈。

15.降血压，冠心病，泄泻

简方：银杏叶 3.8 ～ 11.3 克。

制用法：洗净，水煎服，常饮服。

16.血脂高，高血压

简方：山楂 10 个，冰糖少许。

制用法：山楂洗净捣烂，加冰糖水煎服。

17.高血压

简方：西瓜二层皮 18.8 克，草决明 9.4 克。

制用法：水煎代茶。

又方：散血草 30.0 克，夏枯草 15.0 克，草决明 11.3 克，乌药 11.3 克。

制用法：水煎 2 次，早晚各服 1 次。

18.口舌生疮，高血压

简方：西瓜皮 37.5 克，番麦须 18.8 克，草决明 11.3 克。

制用法：水煎代茶喝。

19.胃气痛

简方：樱桃枝 112.5 克，酒少许。

制用法：洗净，烧灰存性，研细末，每服 3.0 ～ 5.0 克，调酒服。

20.肠热下血

简方：白石榴花 6 ～ 10 朵，冰糖 11.3 克。

制用法：水煎，空腹时服用。

21.大便出血

简方：枣树根 37.5 ～ 75.0 克（干品）。

制用法：水 1 碗半煎成 1 碗服，1 ～ 2 次可愈。

22.大便不通

简方：鲜桃叶适量。

制用法：洗净，捣烂取汁 10 毫升服用。

23.水肿

简方：葡萄根（嫩根头）18.8 ～ 30.0 克。

制用法：水煎，2 次服。

24.高脂血症，降血脂

简方：山楂 11.3 克，决明子 15.0 克，菊花 11.3 克。

制用法：水煎代茶。

25.预防中风

简方：莲子心 1.9 克，茉莉花适量。

制用法：2 味放入杯中，开水冲泡，频频饮之。

26.晕车，晕船

简方：红糖或白糖适量，食用醋适量。

制用法：搭乘车船前 30 分钟，喝 1 杯糖醋水即可。

27.盗汗

简方：龙眼肉 18.8 克，蜜制枇杷 15.0 克。

制用法：水 2 碗煎成 1 碗，睡前 30 分钟温服，连服 5 天。

28.老年支气管炎

简方：罗汉果 18.8 ～ 30.0 克。

制用法：将罗汉果放入杯中，沸水冲泡，盖上杯盖，15 分钟后代茶喝。

29.老年性皮肤痒

简方：苹果1个。

制用法：苹果洗净，切片擦患处，每天数次，连擦3～5天即可止痒。

30.疹发不畅、发不出

简方：樱桃汁1杯。

制用法：略温时饮服，或灌服。

31.喉闭，多种咽喉肿痛

简方：柿蒂10个。

制用法：洗净，水煎当茶喝。

32.避孕

简方：白鸡冠花75.0克，红鸡冠花75.0克，猪瘦肉337.5克。

制用法：水3碗煎成7分，1日3次，连服3天。

说明：避孕时间为1年。

33.脾虚水泛，全身水肿迁延日久

简方：砂仁7.5克，甘草末3.8克，土鲫鱼1条（约490.0克）。

制用法：先将鲫鱼洗净去内脏，再将洗净的砂仁、甘草末纳入鱼腹内，用线缝好，清炖煮烂食，每日1次。

34.外寒内热引起慢性支气管炎，痰稠难咯

简方：白萝卜300.0克，豆腐187.5克，葱白3根，生姜3片。

制用法：先将白萝卜、豆腐用清水煮，将熟时加入生姜、葱白，食之，每日1次。

治则：宜散寒清热，止咳。

35.风热感冒

简方：苦瓜187.5克，猪瘦肉56.3克。

制用法：猪瘦肉洗净切片，苦瓜洗净切片，共煮汤食，1日2次。

治则：宜宣肺清热。

36.风热咳嗽，痰黄而稠

简方：新鲜萝卜汁1碗，麦芽糖56.3克。

制用法：麦芽糖放入萝卜汁中，置放蒸锅内，隔水炖15～20分钟，分次服，随量热饮，连用5天。

治则：宜清泄肺热，化痰降气，止咳利咽。

37.热哮喘痰黏黄

简方：生萝卜汁1碗，麦芽糖56.3克，豆腐490.0克。

制用法：上3味混合共煮开，分2次服。

治则：宜温热宣肺，化痰降逆。

人体中各种营养素的功用

营养素	功用	缺乏症	补充食品
维生素A	促进骨骼成长，强壮骨骼，增强抵抗力	夜盲症，干眼症，视力减退，皮肤干燥，记忆力减退，心情烦躁失眠，头发枯干	海带，海苔，南瓜，葱，胡萝卜，菠菜，韭菜，茶，甜椒，紫苏叶，萝卜叶，茼蒿，荠菜，空心菜，苋菜，蛋黄，艾，柿子，西瓜，马蹄，芒果，橘子
维生素B_1	促进碳水化合物的代谢，增进食欲，维持神经机能正常，促进成长	食欲不振，胃肠障碍，发育迟缓，脚气病，心脏扩大症，疲劳，神经衰弱，心肌炎	米糖，小麦胚芽，牛蒡，海苔，大蒜，芝麻，玉米，豆类，花生，核桃，芹菜，香菇，荞麦粉，酵母，豆芽，豌豆苗，柿子，枇杷，马蹄，西瓜，苹果，梨，桃，杏
维生素B_2	促进成长、健康的保持和细胞的再生，为细胞酸化所必需物	口腔炎，唇炎，舌炎，角膜炎，溃烂，阴囊炎，红斑，机能障碍，抵抗力减退，嘴角破裂溃烂，各种皮肤疾病	萝卜叶，菠菜，韭菜，茶，海苔，香菇，米糠，红豆，紫苏叶，海带，酵母，芹菜，小麦胚芽，发酵大豆，可可，小米，蛋，动物肉，肝脏，马蹄，苹果，柿子，桃，梨，西瓜
维生素B_6	为人体内一种氨基酸，帮助代谢，促进消化、吸收蛋白质和脂肪	舌炎，头痛，眩晕，食欲不振，消化不良，贫血，皮肤炎，多发性神经炎，呕吐，腹泻，嘴唇浮肿，头皮多，口腔黏膜干燥，脂溢性皮炎，动脉硬化	南瓜，大豆，糙米，海苔，小麦胚芽，蛋黄，酵母，沙丁鱼，动物肝脏，葡萄
维生素B_{12}	促进红血球形成再生，增血以防贫血，促进成长，增强体力	恶性贫血，记忆力障碍，舌炎，舌溃疡，烦躁不安	香菇，海带，海苔，牛肉，猪肉，牛乳，动物肝脏
维生素C	对人体的组织细胞、骨骼、牙齿、血管有益，增加抵抗疾病能力，促进损伤愈合	坏血病，牙龈炎出血，血液中的胆固醇降低，手术后恢复愈合慢	菠菜，甜椒，萝卜叶，油菜，紫苏叶，茼蒿，甘蓝，白菜，萝卜，海苔，山俞菜，荷兰芹，草莓，菠萝，柠檬，橘子，葱，韭，茶，艾，山楂

营养素	功用	缺乏症	补充食品
维生素D	促进钙质和磷质吸收，强健骨骼和保障牙齿正常发育	儿童软骨症，老人骨质疏松症，牙齿生长迟缓，蛀牙，肺结核，高血压，冠心病	香菇，西红柿，胡萝卜，牛乳，奶油，肝油，沙丁鱼，鲫鱼，秋刀鱼，青花鱼，鲑鱼，鳟鱼，蛋黄，酵母，柑橘，猕猴桃，柚子，苹果，柿子，菱角，桃子，西瓜，杏，梨子，草莓，杨梅，菠萝，椰子，枣
维生素E	减缓人体老化的速度，保持性功能正常，防止血液的凝固，和维生素A一起作用，保护肺脏	引起流产，不孕症，肌肉萎缩，贫血，生殖机能失调，高血脂，动脉硬化，白内障，手脚冰冷	甘蓝，香菇，花生，芹菜，香蕉，西红柿，橘子，芜青菜，蛋黄，油菜，牛肉，猪肉，南瓜，杏仁，葵花子，豆类，鱼类
维生素F	防止动脉血液中的胆固醇沉积，辅助维生素B_6，维护健康的皮肤和助长毛发，有利于心脏病的防治	发育障碍，引起小儿皮肤炎，湿疹面疱	大豆油，向日葵油，玉蜀黍油，沙拉油，小麦胚芽油，奶油，牛乳，大麦胚芽油，肝油，羊脂，人造乳酪，牛油
维生素K	促进血液的凝固及肝脏正常作用，止血，利尿，解毒，抗菌等	容易出血，造成血液凝固不完全，大量的出血，小儿慢性肠炎，结肠炎	甘蓝，菠菜，胡萝卜叶，白萝卜叶，胡萝卜，西红柿，小麦胚芽，糙米，牛乳，牛猪肝脏，鸡蛋，海草，西兰花，花生油，苜蓿
维生素P	防止维生素C被氧化，维持毛细血管壁正常，防止瘀血	毛细血管变弱，容易出血，出血性紫斑病	甜椒，荞麦，草莓，杏，西红柿，橘子，柠檬
维生素U	维持消化系统黏膜的抵抗力	胃溃疡，十二指肠溃疡	甘蓝，芥菜，荷兰芹，鸡蛋，牛乳

营养素	功用	缺乏症	补充食品
蛋白质	促进生长和发育，补充体内代谢的消耗，供给热能，保持营养均衡	生长发育迟缓，消瘦，癌症，水肿，多食蛋白质会引起风湿病，肾脏炎，失眠，便秘，神经衰弱，头痛，眩晕，呕吐，胃溃疡，中风，动脉硬化，高血压，胆结石，膀胱结石，皮肤痒，荨麻疹，湿疹	大豆，小麦，大米，小米，玉米，花生，牛奶，瘦肉，面
钙（Ca）	构成骨骼和牙齿的健康，帮助血液凝固及肌肉收缩，强化神经系统，维持心脏跳动的规律，缓和失眠症	身体机能的调整变成恶化，神经松弛，骨质疏松，软骨症，牙齿发育不全，容易蛀牙	大豆，青菜，葡萄，麦麸，胡萝卜叶，油菜，菠菜，芥菜，莴笋，甘蓝，南瓜，菜豆，茼蒿，紫苏，芝麻，海带，金针花，芦笋，杏仁，腰果，蛋，牛乳，小鱼干
脂肪	供给热能、脂肪酸，促使脂溶性维生素的吸收	与人体缺乏维生素A与维生素D的病症相同。另还有身体消瘦，容易得脂溶性维生素缺乏症	大豆，花生，芝麻，玉米，椰子，植物油，蛋黄，牛奶，动物油
糖类（碳水化合物）	供给热能，帮助肝脏解毒	乏力，容易疲劳，体重减少，发育迟缓	水果类、淀粉类食品
磷（P）	细胞核的主要成分，也是骨骼、骨髓、乳汁、牙齿、生殖细胞的主要成分	骨骼、牙齿发育不全，齿槽脓漏，软骨症，脑神经细胞核缺滋养	小麦胚芽，糙米，荞麦粉，花生，红豆，豌豆，海苔，大豆，蚕豆，芦笋，玉米，南瓜子，大蒜，沙丁鱼干，豆腐皮，酵母，菜豆，芝麻，冷冻豆腐，蛤，蛋黄，乳粉
铁（Fe）	非常重要的造血成分，可治疗缺铁性贫血	贫血，缺铁性贫血，疲劳	菠菜，海带，紫苏叶，菜豆，芝麻，山俞菜，海苔，红苋菜，甘蓝，黄花菜，葡萄干，红枣，猪蹄

营养素	功用	缺乏症	补充食品
碘（I）	甲状腺素的主要成分，促使甲状腺功能正常，平衡碘的代谢	甲状腺分泌失调，新陈代谢作用降低，甲状腺萎缩，地方性甲状腺肿大，浮肿	海藻，海带，海苔，大麦，玉米，土豆，石花菜，甘蓝，大豆，紫菜，昆布，海产食物，文蛤，乳酪，牡蛎，鲑鱼
铜（Cu）	制造血色素的重要元素，帮助铁的吸收，振作活力	贫血症，骨骼疾病，浮肿，使红血球与铁不易融合	豆类，糙米，香菇类，玉米，核桃，全麦，西兰花，杏仁，芝麻，酪梨，柳橙，牡蛎
钠（Na）	促使水分代谢，保持酸碱平衡，防止体液过热，引起疲劳或中暑。在肌肉收缩作用中，协助神经和肌肉正常	消化液分泌减少，使碳水化合物的消化不良，或引起神经痛，身体虚弱	海带，味噌，酱油，食盐，咸梅，酱菜，鱼肉松，奶油，火腿，腊猪肉，乳酪
钾（K）	血液、肌肉、脏器等重要构成的成分，帮助体内细胞内液处理废物，降低血压	心肌、手脚肌肉、内脏肌肉的肌力降低，低血糖症，浮肿	甘蓝，莴笋，芹菜，水芹，菠菜，胡萝卜，薄荷叶，柑橘类，西红柿，香瓜，香蕉，土豆，葵花子，绿叶菜，番薯，玉米，菠萝，酪梨，柿子，番荔枝，葡萄干，杏仁
锌（Zn）	蛋白质合成时的主要物质，平衡体内酸碱的重要物质，保持血液的状态，帮助胰岛素形成	前列腺肥大，生殖机能障碍，动脉硬化	南瓜子，芥末粉，小麦胚芽，大豆，牡蛎，蛋黄，沙丁鱼，核桃

营养素	功用	缺乏症	补充食品
镁（Mg）	保持神经镇静（与钙同用），预防钙质沉积于组织和血管壁内，促进心脏，血管健全，防心脏病，促使神经和肌肉机能的正常，与钙质相抗衡	痉挛，消化不良，大便不通，痰多臌胀，心脏病，肾结石，胆结石	菠菜，玉米，莴笋，芜菁菜，花生，橘子，苹果，葡萄，李子，樱桃，石榴，柠檬，昆布，甘蓝，黄豆，香蕉，酪梨，腰果，牛乳，乌贼鱼
锰（Mn）	强化人体内组织细胞，健全心脏和血管，增进发育，是肝脏生成尿素必要的酵素，解除疲劳，预防骨质疏松症	运动失调，生殖器发育受阻	绿叶菜，甜菜，豌豆，荷兰芹，菜豆，莴笋，蚕豆，糙米，小麦胚芽，板栗，核桃，菠菜，酪梨，菠萝，蛋黄，海藻，鸡蛋
硫（S）	使皮肤健康、毛发光泽，抵抗细菌感染，有解毒功能	易疲劳，迟钝	甘蓝，干豆类，韭菜，小麦胚芽，菠菜，大蒜，洋葱，蛋，肉类，鱼类，红高丽菜，胡萝卜，黄瓜，土豆，板栗，无花果，橘子，葡萄，樱桃，苹果
石灰质	增强抵抗力、生活力及预防心理忧郁等作用	抵抗力差，动脉硬化，容易中风，脑神经细胞亢奋，牙齿脆弱	茶叶，山芋，大豆，山药，葱，葡萄，蜜橘，蛋黄，牛乳，人参，黄芪，当归，甘草

常见水果、蔬菜属性表

属性	水果名称
热	榴莲，樱桃核
温性	金橘，板栗，核桃，樱桃，荔枝，柑，桃，蒟蒻，佛手，番石榴，苹婆，青梅，金枣，红枣，杏
平性	菠萝蜜，菠萝，李子，生红枣，印度枣，白果，甘蔗，木瓜，葡萄，橄榄，凉粉果，火龙果，人心果，红毛丹，柠檬，番荔枝，爱玉，酪梨，番龙眼，乌梅
凉性	柳橙，草莓，枇杷，梨，罗汉果，白梨，橘子，沙梨，仙桃，百香果，青苹果，金苹果，胖大海，生藕，无花果，柿子
寒性	香蕉，水梨，柚子，西瓜，香瓜，猕猴桃，山竹，葡萄柚，哈密瓜
偏性	山楂（微温，温），木瓜（温，平），甘蔗汁（平，微寒），杨桃（平，微寒），菠萝（微寒，平），西瓜（凉，寒），芒果（温，凉），李子（微温，凉），咖啡豆（平，温），龙眼（平，温），柑子（平，凉），桃子（平，微温），柠檬（凉，微寒，平），桑葚（凉，微寒），梨子（微寒，寒），甜橙（平，微温），梅（平），苹果（平，微凉），番石榴（平，温），无花果（凉，平），杨梅（温平），椰子（寒，凉，平）

属性	水果名称
热性	辣椒，山葵，干姜，花椒，胡椒
温性	熟藕，韭菜，洋葱，芥菜，大蒜，香菜，葱，生姜，淡菜，九层塔，糯米，刀豆，灵芝，高粱，香椿子，八角，茴香，罗勒，小茴香，韭白
平性	胡萝卜，花椰菜，青椒，茼蒿，甘蓝，四季豆，香菇，扁蒲，银耳，黑木耳，番薯，芋头，黄豆，玉米，芝麻，黑豆，花生，山药，熟萝卜，藕节，豌豆，蚕豆，豆角，土豆，莲子，包菜，猴头菇，燕窝，赤小豆，番杏，燕窝菜，土人参，黄大豆，白扁豆，蘑菇，油菜，南瓜，油菜子，香椿叶
凉性	黄瓜，红凤菜，菠菜，洋菇，莴笋，丝瓜，生萝卜，大头菜，发菜，茄子，芹菜，黄花菜，薏仁，生菱角，芥蓝，大麦，枸杞幼芽，牛蒡根、叶，水芹菜，豆薯，白菜叶，苦麦菜，芦笋，落葵全株，豆腐
寒性	绿豆，绿豆芽，苦瓜，竹笋，西洋菜，空心菜，茭白笋，海带，冬苋菜，马齿苋，生藕，马蹄，芦荟，海藻，蕨菜，冬葵嫩叶，山韭菜，海带，石花菜，落葵叶
偏性	刀豆（平、温），大头菜（温、凉），白菜叶（凉），白菜全株（微寒），白地瓜叶（微凉），竹笋（微寒），黄花菜（微寒、凉），红豆（平、偏凉），茭白（凉、寒），马蹄（凉、微寒），苋菜（微凉、凉），瓠瓜（微寒、平），紫菜（凉、平、寒），黄豆芽（微寒、平），莴笋（微寒、凉），绿豆（凉、寒），荞麦（凉、寒），冬瓜（微寒），金针菇（寒、平），生藕（凉寒），西红柿（平、凉、微寒）

富含维生素的蔬菜、水果

维生素	蔬菜名称
维生素A	黄瓜，南瓜，蛇瓜，香橼瓜，黄花菜，番薯，木薯，花椰菜，西兰花，菠菜，韭菜，芥蓝，红凤菜，蕨菜，莴笋，苋菜，小白菜，大白菜，芹菜，茼蒿，油菜，甘蓝，芥菜，落葵，芦笋，茭白，芋头，土豆，牛蒡，胡萝卜，莲子，洋葱，香菜，葱，罗勒，茴香，茄子，甜椒，黄秋葵，菜豆，皇帝豆，鹊豆，豌豆，玉米，甜菜，辣椒
维生素B_1	豌豆苗，黄豆，花生，毛豆，黄花菜，青花菜，花椰菜，韭菜，莴笋，苋菜，芹菜，油菜，茼蒿，小白菜，芥菜，芋，土豆，豆薯，牛蒡，胡萝卜，白萝卜，芦笋，竹笋，莲藕，马蹄，大蒜，葱，茴香，茄子，黄秋葵，丝瓜，越瓜，苦瓜，冬瓜，花豆，菜豆，四季豆，皇帝豆，赤小豆，绿豆，鹊豆，香菜，大豆，蚕豆，番薯，木薯，黄瓜
维生素B_2	甘蓝，碗豆，黄豆，韭菜，蕨菜，红凤菜，莴笋，大白菜，油菜，土豆，豆薯，芦笋，竹笋，莲藕，马蹄，洋葱，香菜，姜，葱，越瓜，花豆，四季豆，皇帝豆，绿豆，豌豆，花生，蚕豆，玉米，扁豆，冬瓜，黄瓜，绿叶蔬菜
维生素B_3	毛豆，花生
维生素B_5	花椰菜，花生，黄豆，香菇
维生素B_6	土豆，白菜，花生，大头菜，花椰菜，豌豆，毛豆，深绿蔬菜，荚豆类，莴笋，甘蓝，小麦胚芽，大豆，燕麦，糙米
维生素B_{12}	海藻，海带，香菇
维生素B_{13}	根茎类蔬菜

食物中尿酸含量表

食物名称	尿酸	食物名称	尿酸	食物名称	尿酸	食物名称	尿酸
桃子	0	橘子	0	苹果	0	葡萄	0
菠萝	0	香蕉	0	西红柿	0	番薯	0
洋菜	0	菠菜	0	黄瓜	0	麦片	0
大麦	0	米	0	土司	0	牛乳	0
乳酪	0	鹅卵	0	红葡萄酒	0	日本酒	2
面	2	土豆	2	芦笋	3	胡萝卜	3
啤酒	5	黑啤酒	5	乌龙茶	5	甘蓝	6
青椒	8	花椰菜	8	金菇	8	蕎麦粉	8
海参	9	大头菜	11	豆腐	15	四季豆	17
豌豆	18	毛菇	18	海参	18	海瓜子	19
火腿	24	菜豆	27	酱油	28	猪脑	28
香菇	28	荷兰豆	28	鲫鱼	28	虾	31
蟹	32	墨鱼	32	青蚵	34	小麦粉	35
兔肉	38	羊肉	38	鹿肉	39	鲤鱼	39
猪肉	40	鲢鱼	43	赤鱼章	44	红豆	45
火鸡	50	目孔	51	蛤	53	鳊鱼	54
鸽子	58	黄豆	67	鲔鱼	73	牛肉	79
冷豆腐	82	牛肝脏	90	四破鱼	117	黄豆粉	388

注：表中所列均为100.0克食物所含尿酸单位。

说明

1. 每100克食物中含有40单位以上的尿酸，这样的食物应少吃。

2. 健康人的血液正常状况pH值为7.35，呈微碱性，此时交感神经最活跃，精神最旺盛，不易感觉疲劳。

3. 凡是食物中钙量超过其含磷量的为碱性，反之则是酸性。

4. 尿酸与钠结晶易患痛风症，尿酸积聚在神经就产生神经炎与坐骨神经痛，多摄食泛酸与维生素E，则可以预防。

5. 多吃蔬菜水果等碱性食物，可以使尿酸的酸度降低，从而变成碱性，随尿液排出体外。

6. 水果醋含钾量高，加在果汁内饮用，可治关节炎。

7. 痛风发作时，多喝牛奶、果汁或水，可减轻疼痛。

常见酸性食物的酸度表					
食物名称	酸度	食物名称	酸度	食物名称	酸度
鸡肉汤	0.6	虾	3.2	鲍鱼	3.6
乳酪	4.3	牛肉	5.0	泥鳅	5.3
鱼卵	5.4	猪肉	6.2	马肉	6.6
干貝	6.6	蛤蜊	7.5	鳗鱼	7.5
生三文鱼	7.9	牡蛎	8.0	鲷鱼	8.6
鲤鱼	8.8	鸡肉	10.4	章鱼	12.8
鲔鱼	15.3	蛋黄	19.2	小鱼干	24.0
鱿鱼	29.6	鲷鱼卵	29.8	鲣鱼片	37.1
鸡肉	10.4	味精	0	酱油	0
白芦荀	0.1	略炸豆腐	0.2	奶油	0.4
油炸豆腐	0.5	清酒	0.5	面包	0.6
啤酒	1.1	慈菇	1.7	豌豆	2.5
面粉	3.0	麸	3.0	大麦	3.5
白米	4.3	蚕豆	4.4	干紫菜	5.3
花生	5.4	荞麦粉	7.7	碎麦	9.9
酒糟	12.1	胚芽米	15.5	燕麦	17.8
麦糠	36.4	米糠	85.2		

注：表中所列均为100.0克食物所含酸度单位。

常见碱性食物的碱度表

食物名称	碱度	食物名称	碱度	食物名称	碱度
豆腐	0.1	牛乳	0.2	人乳	0.5
豌豆荚	1.1	什锦酱菜	1.3	福神菜	1.3
薇	1.6	茶	1.6	洋葱	1.7
香菇	1.8	扁豆	1.8	茄子	1.9
咖啡	1.9	西瓜	2.1	大黄瓜	2.2
葡萄	2.3	葡萄酒	2.4	梨	2.6
柿	2.7	蛋白	3.2	苹果	3.4
橘子	3.6	玉蕈	3.7	莲藕	3.8
小芋	4.1	芜	4.2	竹荀	4.3
红薯	4.3	南瓜	4.4	萝卜	4.6
甘蓝	4.9	黄萝卜	5.0	牛蒡	5.1
土豆	5.4	草莓	5.6	三菜叶	5.8
百合根	6.2	京菜	6.2	小松菜	6.4
胡萝卜	6.4	松茸	6.4	莴笋	7.2
红豆	7.3	芋	7.7	板栗	8.3
香蕉	8.8	大豆	10.2	撮菜	10.6
菠菜	15.6	香菇	17.5	红姜	21.1
海带	40	魔芋粉	56.2	裙带菜	260.8

注：表中所列均为 100.0 克食物所含碱度单位。

常见食物中的胆固醇含量表

单位：每100克含量（mg）

食物名称	胆固醇（mg）	食物名称	胆固醇（mg）	食物名称	胆固醇（mg）
蛋白	0	海参	0	葵花油	0
牛奶	24	海蜇	24	羊肚	41
山羊肉	60	瘦猪肉	60	曹白鱼	63
兔肉	65	绵羊肉	70	草鱼	85
猪肉	126	三文鱼	86	比目鱼	87
草鱼	90	鲫鱼	90	鸡	60 ~ 90
鸭	70 ~ 90	羊油	89 ~ 122	牛羔	90 ~ 107
黄鱼	98	火腿	100	猪排骨	105
牛肉	106	牛油	110	猪油	110
鸽	120	肥牛肉	125	鲳鱼	125
小牛肉	140	猪肉	140	芝士	145
牛心	150	牛肚	150	猪肠	150
猪肚	150	腊肠	150	虾	154
蟹	164	蛤	184	鳗鱼	186
白带鱼	244	奶油	300	墨鱼	348
牛肝	376	猪腰	380	牛腰	400
猪肝	420	蚬	454	鱼肝油	500
羊肝	610	鱿鱼	1171	蛋黄	2000
牛脑	2300	猪脑	3100	鹌鹑蛋	3640
猪蹄膀	6200				